腰椎侧方经腰大肌入路解剖与手术技术

Surgical Anatomy of the Lateral Transpsoas Approach to the Lumbar Spine

原　著　R. SHANE TUBBS　ROD J. OSKOUIAN
　　　　JOE IWANAGA　MARC MOISI

主　译　王　兵　陈凌强

主　审　王　岩　赵学凌

副主译　张　帆　张　源　娄振凯
　　　　董俊杰　杜开利

译　者（以姓氏笔画为序）
　　　　毕航川　全娅群　李兴国　李宏昆
　　　　李昊天　杨　晋　肖　瑜　张春强
　　　　周子然　郭培宇　龚志强　龚宏达
　　　　雷　宇

秘　书　周子然

北京大学医学出版社

YAOZHUI CEFANG JING YAODAJI RULU JIEPOU YU SHOUSHU JISHU

图书在版编目（CIP）数据

腰椎侧方经腰大肌入路解剖与手术技术 ／（美）沙恩·
塔布斯（R. Shane Tubbs）等原著 ；王兵，陈凌强主译 .
北京 ：北京大学医学出版社，2024. 9. -- ISBN 978-7-
5659-3229-8

Ⅰ．R681.5

中国国家版本馆 CIP 数据核字第 2024LU7504 号

北京市版权局著作权合同登记号：图字：01-2024- 4480

Elsevier (Singapore) Pte Ltd.
3 Killiney Road, #08-01 Winsland House I, Singapore 239519
Tel: (65) 6349-0200; Fax: (65) 6733-1817

腰椎侧方经腰大肌入路解剖与手术技术

主　　译：王　兵　陈凌强
出版发行：北京大学医学出版社
地　　址：（100191）北京市海淀区学院路 38 号　北京大学医学部院内
电　　话：发行部 010-82802230 ；图书邮购 010-82802495
网　　址：http ://www.pumpress.com.cn
E – mail：booksale@bjmu.edu.cn
印　　刷：北京信彩瑞禾印刷厂
经　　销：新华书店
责任编辑：冯智勇　　　责任校对：靳新强　　　责任印制：李　啸
开　　本：889 mm × 1194 mm　1/ 16　印张：13.25　字数：420 千字
版　　次：2024 年 9 月第 1 版　2024 年 9 月第 1 次印刷
书　　号：ISBN 978-7-5659-3229-8
定　　价：150.00 元

版权所有，违者必究
（凡属质量问题请与本社发行部联系退换）

原著者

Darius Ansari, MD
Swedish Neuroscience Institute
Seattle, WA, United States

Stephen J. Bordes, Jr., MD, BA
Research Fellow
Department of Anatomical Sciences
St. George's University School of Medicine
St. George's, Grenada, West Indies

Halle E.K. Burley
Swedish Neuroscience Institute
Seattle WA, United States

Christopher E. Childers, NP-C
Department of Neurosurgery
Detroit Medical Center
Detroit, MI, United States

Beom Sun Chung, MD
Department of Anatomy
Ajou University School of Medicine
Suwon, Republic of Korea

Mary Katherine Cleveland
Auburn University
Auburn, AL, United States

Graham Dupont
Swedish Neuroscience Institute
Seattle, WA, United States

Daniel T. Ginat, MD
Department of Neurosurgery
Detroit Medical Centre
Detroit, MI, United States

Dia R. Halalmeh, MD
Department of Neurosurgery
Detroit Medical Center
Detroit, MI, United States

Shiwei Huang, MD
Department of Neurosurgery
Detroit Medical Center/Wayne State University
Detroit, MI, United States

Joe Iwanaga
Associate Professor
Department of Neurosurgery
Tulane University School of Medicine
New Orleans, LA, United States

Andrew Jack, MD
Swedish Neuroscience Institute
Seattle, WA, United States

Skyler Jenkins, MD
Research Fellow
Department of Anatomical Science
St. George's University
True Blue, Grenada, West Indies

Ari D. Kappel, MD
Department of Neurosurgery
Detroit Medical Center/Wayne State University
Detroit, MI, United States

Bradely Kolb, MD
Department of Neurosurgery
Detroit Medical Center
Detroit, MI, United States

Maxwell T. Laws, MD
Department of Neurosurgery
Detroit Medical Center/Wayne State University
Detroit, MI, United States

Mishan Listmann
Swedish Neuroscience Institute
Seattle, WA, United States

Karishma Mehta
Research Fellow
Department of Anatomical Sciences
St. George's University School of Medicine
St. George's, Grenada, West Indies

Marc D. Moisi, MD
Assistant Professor
Department of Neurosurgery
Detroit Medical Center
Detroit, MI, United States

Seong-Jin Moon, MD
Department of Neurosurgery
Detroit Medical Center
Detroit, MI, United States

Peter Oakes, MD
Department of Surgery
University of South Alabama
Mobile, AL, United States

Rod J. Oskouian, MD
Swedish Neuroscience Institute
Seattle, WA, United States

Felipe H. Sanders, MD
Swedish Neuroscience Institute
Seattle, WA, United States

R. Shane Tubbs, MS, PA-C, PhD
Professor
Department of Neurosurgery
Department of Structural and Cellular Biology
Tulane University School of Medicine
New Orleans, LA, United States

Zane Tymchack, MD
Swedish Neuroscience Institute
Seattle, WA, United States

Alexander von Glinski, MD
Swedish Neuroscience Institute
Seattle, WA, United States

Lauren Wahl
Research Fellow
Swedish Neuroscience Institute
Seattle, WA, United States

Tyler Warner, MD
Research Fellow
Department of Anatomical Science
St. George's University
St. George's, Genada, West Indies

中文版序

医学起源于人类救助同伴的本能。骨科历史是人类能够认识的较早的医学史之一，其中关于脊柱疾病的记载可追溯到古埃及时期。

随着医学的进步，我国人均寿命已提升至78.2岁。与此同时，脊柱退行性疾病的发病率逐年升高，成为影响人民生活质量的重要疾病。减压、固定与融合技术是现代脊柱外科技术的基础。面对老龄化社会日益增多的脊柱退行性疾病，既要解决患者的病痛，又要重视老年患者的安全与快速康复，因此发展脊柱微创技术势在必行，并且脊柱微创术现已成为当代脊柱外科发展的方向之一。

侧路腰椎融合术经腹膜后间隙到达腰椎侧方，通过切除腰椎间盘后置入大融合器来恢复椎间隙高度，实现间接减压和融合。自2008年国内医生运用该技术以来，因其创伤小、神经干扰少、植骨面积大等优点而被广大医生认可与接受。中国地域广阔、医疗资源分布不均衡，各地医疗技术水平客观上也存在差异，加之侧路腰椎融合术具有一定的学习曲线，致使其目前尚未广泛开展，已开展地区的运用情况亦有差异。为帮助临床一线脊柱外科医生尽快掌握并熟练运用该技术，推动各地医疗同质化发展，需要对脊柱外科医生进行系统的培训。其中，学习手术相关的解剖学知识是必不可少的。而目前针对侧路腰椎融合术的解剖学专著国内尚缺，本译著的出版发行，正好填补了此领域的空白。

《腰椎侧方经腰大肌入路解剖与手术技术》一书共设25章，详细介绍了腰椎侧方经腰大肌入路的解剖基础、要点、变异及手术操作与技巧、术后管理等内容。同时，为了更好地帮助读者理解和掌握入路要点，书中还配备了丰富的插图和实例，对难点、重点内容进行了直观的讲解。全书知识体系全面、语言清晰明了、图片丰富详实，解剖知识与手术技术相得益彰。无论你是初涉脊柱外科领域，还是在实践中寻求深层钻研的医生，本书都将为你提供宝贵的指导和启发。

在当今这个快速发展的时代，医学技术与科技不断进步，临床挑战与机遇同样不断涌现。愿本书成为你探索医学进步的启示与指南，点燃你心中的热情与向往，让你从中汲取勇气与力量，迎接挑战并战胜困难，在医学之路上行稳致远。

让我们怀着对生命的敬畏之心，一同投身于脊柱微创之旅！

王岩

中文版前言

当前，科学技术日新月异。在医学领域，不断涌现的新技术为持续优化诊疗策略提供了充沛的新能量。

脊柱外科是一个极具挑战性且不断发展的学科，腰椎侧方经腰大肌入路手术作为一种新型、微创的手术技术，为治疗腰椎疾病提供了更多选择。然而，由于手术入路的特殊性，它也带来了局部解剖复杂、学习曲线陡峭等挑战。

本书原著者是一批在脊柱外科领域经验丰富的专家。他们秉持对医学事业的热忱，对医学进步的不懈追求，以扎实的解剖学理论为依托，结合丰富的手术实践，在书中全面呈现了腰椎侧方经腰大肌入路的解剖学知识和手术技术要点。

本书从手术入路角度出发，以独特的侧方视角为主线，分章节详细解析了腰椎侧方经腰大肌入路的相关解剖结构，包括骨骼肌系统、神经系统、循环系统及入路相邻器官腔隙等。值得关注的是，书中针对重要的、易忽略的或易变异的解剖结构，重点设计了独立的章节，从多维度对其进行讲解，如腹主动脉、腰交感神经干和解剖学变异等章节。这对于成功应用该手术技术至关重要，也是避免手术并发症的基础。除解剖学内容外，本书还全方位关注到手术技术的实践运用，从术前准备、术中操作到术后管理，从腰椎入路到胸腰椎、胸椎延伸，书中均提供了一系列实用性的指导，以帮助读者在手术中更加自信与熟练。

当下脊柱微创技术在中国方兴未艾，面对大量的腰椎疾病患者，腰椎侧方经腰大肌入路椎间减压融合技术以其较小的创伤、良好的效果得到国内越来越多脊柱外科医生的认可和应用，这样一部专著的翻译引进可以说是恰逢其时。中文译著的出版，不仅是对原著的致敬，更是翻译团队对医疗事业的热爱与奉献。在翻译过程中，尽管我们深切体会到学习和掌握新技术所带来的挑战，但我们相信，通过认真学习《腰椎侧方经腰大肌入路解剖与手术技术》一书，并不断总结与实践，每一位脊柱外科医生都能够在此领域取得优异的成绩。

最后，感谢所有为本书贡献智慧与辛勤努力的同仁。让我们共同努力，推动医学进步，造福更多患者！

王　兵

原著前言

腰椎侧方经腰大肌入路（图1、图2）建立之初旨在解决腰椎病变问题，但随着这类技术的不断普及与发展，其适用范围目前已延伸至胸腰段和胸椎，约覆盖 T4 至 L5 区域。虽然此手术入路被认为是一种微创技术，但其具有陡峭的学习曲线，同时还要求操作者精通局部解剖学知识，尤其是腹膜后腔结构（图3~图5）。而大多数脊柱外科医生对此处的解剖结构并不熟悉，其包括肾脏、输尿管、大血管以及腰丛及其分支。

因此，本书致力于为学习运用此手术入路的脊柱外科医生提供一些专注于从侧方视角解析这些解剖结构的专业资料。这些解剖结构是复杂的、多变的，并且大部分隐藏在腰大肌深处，例如腰丛（图6和图7）。

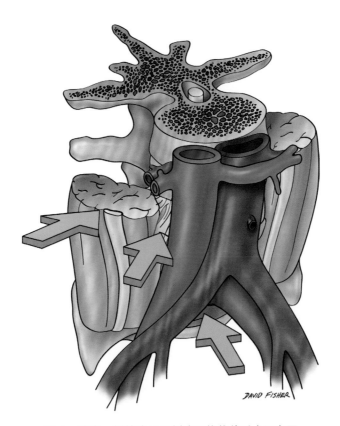

图 1 前路、侧前路以及侧路腰椎椎体手术示意图

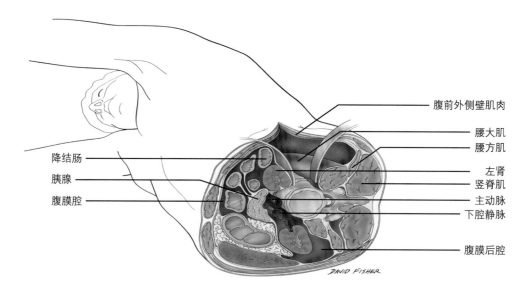

图 2　侧方入路及途中特殊解剖结构示意图

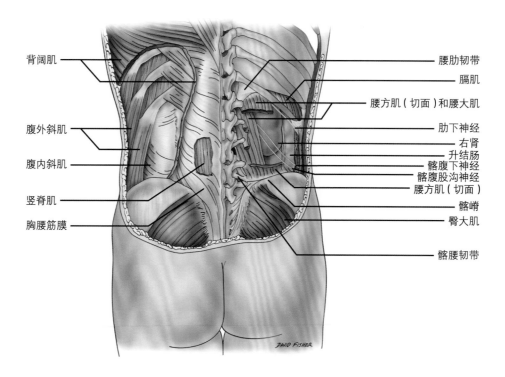

图 3　后视图：侧方入路通道狭窄迫使手术路径走行于腰方肌前方及肾脏、输尿管和左、右结肠后方

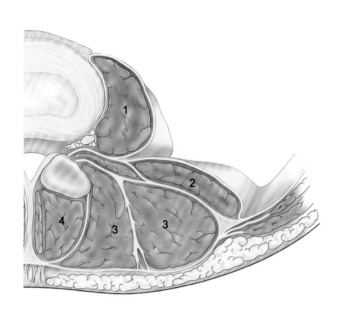

图 4　轴向视图：侧方入路手术路径通过腰方肌（2）前方狭窄的通道到达腰大肌（1）。竖脊肌（3）和多裂肌（4）作为参考

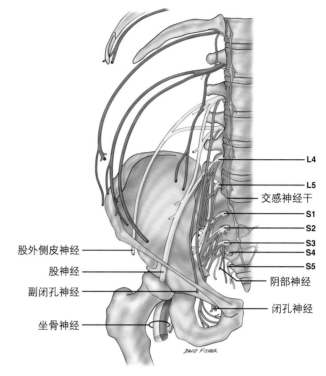

图 6　腰骶部主要神经示意图

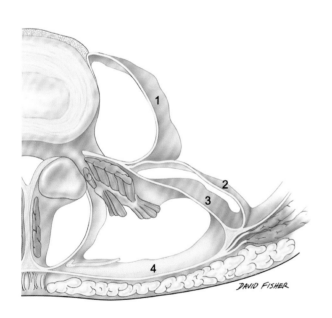

图 5　图 4 轴向视图中相关的筋膜层——腰大肌筋膜（1）及胸腰筋膜前层（2）、中层（3）和后层（4）

本书的章节内容包括腹前外侧和腹后侧肌肉解剖、膈肌解剖、腹膜后腔常规组织解剖以及神经解剖，例如在侧方入路途径中，最先接触的位于浅表肌肉组织的浅层神经到深埋于腰大肌内部的深层神经，这些分布在不同组织层次的神经在对应章节中均有详细讲解。当我们在讨论侧方入路时常会忽略自主神经和交感神经干，幸运的是本书设有相应章节对其进行介绍。当然，本书也纳入了腰椎及其椎间盘、韧带、骨骼等结构的解剖内容。其中专门介绍腹膜后腔断层解剖学的章节势必引起那些开展侧方经腰大肌入路手术医生的兴趣。解剖学变异在各章节中均有涉及，不仅如此，本书还特意设计了一章来专门讨论这些变异，因为对解剖学变异的不完全了解可能引发灾难性的手术并发症。而针对腹部大血管方面也有相应的章节对其进行介绍。

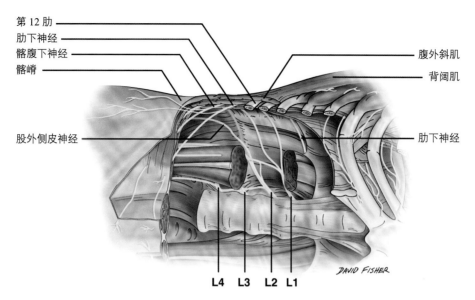

第 12 肋

肋下神经

髂腹下神经

髂嵴

股外侧皮神经

腹外斜肌

背阔肌

肋下神经

L4　L3　L2　L1

DAVID FISHER

图 7　侧方经腰大肌入路中腰丛神经分布情况

在本书最后，我们还利用多个章节对侧方入路不同手术间的详细差异进行了对比与介绍，这不仅完善了本书的知识体系，同时还旨在为读者提供一个使用此类技术的概述。

我们希望本书对这部分知识的收集整理工作能够帮助改善患者预后并降低脊柱侧方经腰大肌入路并发症发生率。

R. Shane Tubbs, MS, PA–C, PHD

目 录

第1章　腹前外侧壁浅层神经与腰椎侧方经腰大肌入路

引言

腰椎侧方经腰大肌入路越来越多地被用于治疗需要融合的脊柱退行性疾病（Arnold et al., 2012）。与传统的后路脊柱融合技术相比，这种微创入路避免了对脊柱后方组织进行广泛的剥离和切除，减少了手术时间、失血量、术后疼痛和组织创伤。这种术式虽然微创，但存在入路相关风险：随着扩张器或撑开器的插入、扩张和撑开，可能造成腰丛神经的损伤。据报道，大约有 30% 的患者会出现腰丛神经损伤，通常表现为神经性疼痛、运动或感觉障碍（Arnold et al., 2012; Pumberger et al., 2012; Rodgers et al., 2011）。

目前已有数篇关于侧方入路神经丛解剖学研究的报道（Uribe et al., 2010; Benglis et al., 2009）；但暂无文献系统性地报道应用侧方入路后每个脊柱节段可能出现的典型神经损伤类型。笔者早期的研究发现 L1~L4 节段术后的患者大约 50% 出现了腰丛神经损伤，包括神经根损伤以及运动和感觉神经损伤（Grunert et al., 2017）。

Moro 和 Uribe 等将每个腰椎节段从椎体前缘到后缘分为 4 个区（Ⅰ ~ Ⅳ 区）（图 1.1）（Uribe et al., 2010; Moro et al., 2003）。尽管通过描述神经丛与椎体外侧表面的关系有助于选定理想的对接点，但由于神经会向前后、上外和中外走行，所以这种区分法使神经丛的复杂解剖结构被过度简化。Grunert 等的研究发现，在腰椎侧方经腰大肌入路的整个行程中都可能发生神经损伤。超过 50% 的神经损伤发生在腰大肌外侧、腹外肌内侧或腹壁皮下组织，主要影响肋下神经、髂腹股沟神经、髂腹下神经和股外侧皮神经（Grunert et al., 2017）。

由于髂嵴至第 12 肋之间区域的浅层神经非常集中（图 1.2），在腰椎侧方经腰大肌入路中应避免

将其损伤，因此本章重点介绍这些结构及其详细解剖。

节段性的外侧皮支神经

腹前外侧壁的皮肤和肌肉由 T7~T12 脊神经的前支支配。根据笔者的报道，此区域的肌肉还至少接受来自 L1 前支的支配，最低可接受 L4 的神经纤维支配。低位胸神经和 L1 神经及其分支在腹横肌和腹内斜肌之间穿行，随后进入腹壁，其远端穿过腹直肌鞘。沿着走行路线，这些神经不仅支配周围的皮肤和邻近的肌肉组织，还分布到壁层腹膜。

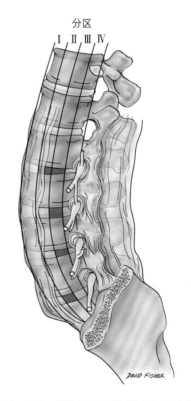

图 1.1　Uribe 等制订的腰椎侧方分区示意图

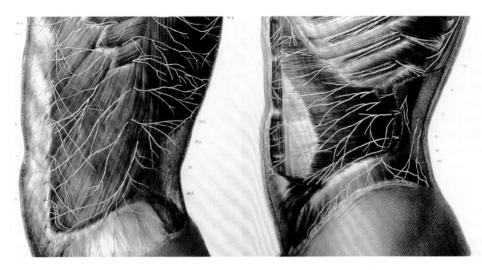

图 1.2　神经穿过腹前外侧壁的侧视图。左图显示的为浅层神经，右图显示的是深层神经（From Bourgery's 19th century Traité complet de l'anatomie de l'homme comprenant la médecine operatoire.）

这些神经发出了腹壁外侧和前侧的皮支（图 1.3、图 1.4）。外侧皮支约自腋前线处发出，于腋中线附近穿过腹壁的前外侧肌肉，当这些神经的外侧皮支抵达皮肤时，它们又分为前方和后方的分支。前侧的皮支神经是这些节段神经的终末分支，从腹直肌鞘的前方穿出，抵达上方的皮肤时也分成了内侧和外侧的分支。

臀上皮神经

臀上皮神经（superior cluneal nerves，SCNs）（图 1.5～图 1.8）是脊神经后支发出外侧支后又发出的后方皮支神经，通常认为来源于上 3 对腰神经。以往的研究一直认为臀上皮神经由 L1、L2 和 L3 脊神经的后支组成。通常认为臀上皮神经有 3 个分支：内侧支、中间支和外侧支。

笔者既往报道了一项总数为 10 具标本（20 例侧身）的解剖研究，发现臀上皮神经来源的椎体节段分别为：T12 2 例（10%），L1 15 例（75%），L2 18 例（90%），L3 19 例（95%），L4 9 例（45%）（图 1.9）和 L5 2 例（10%）（Iwanagaet al., 2018）。来源于 L5 椎体水平的臀上皮神经穿过了髂腰韧带。10 具标本中，5 具（50%）标本左右两侧臀上皮神经的

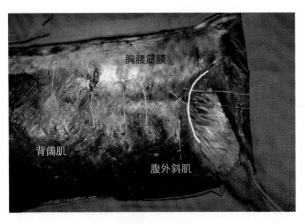

图 1.3　尸体左后侧视图展示了节段性神经（黄色）及其与周围肌肉和髂嵴（白色弧线）的关系。请注意图中的臀上皮神经以更垂直的角度穿过髂嵴

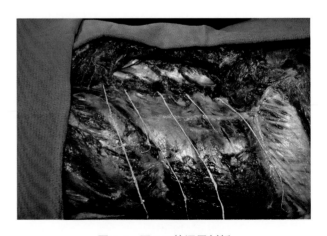

图 1.4　图 1.3 的深层剖析

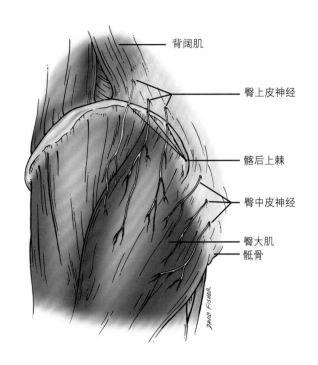

图 1.5　臀上皮神经示意图

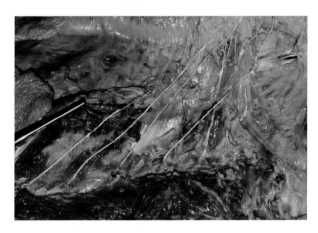

图 1.6　右侧尸体解剖发现：臀上皮神经越过髂嵴到达身体右侧。请注意为了显露神经的起源而牵拉开了椎旁肌肉

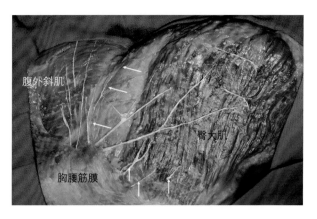

图 1.7　右侧尸体解剖：请注意节段性皮支神经（最左边）穿过了腹外斜肌，臀上皮神经越过髂嵴（上箭头），臀中皮神经（下箭头）分布到臀大肌

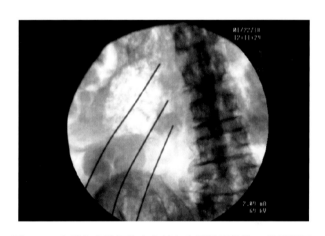

图 1.8　在臀上皮神经的上方铺上金属线后做的 X 线透视图

起源椎体节段相同。臀上皮神经来源的椎体节段数目分别为：2 个节段来源的 2 例（10%），3 个节段来源的 11 例（55%），4 个节段来源的 6 例（30%），5 个节段来源的 1 例（5%）。臀上皮神经穿过胸腰筋膜的次数分别为：2 次的 4 例（20%），3 次的 9 例（45%），4 次的 4 例（20%），5 次的 3 例（15%）。在 8 例（40%）侧身解剖观察到臀上皮神经来源于 L1、L2 和 L3 节段。在 1 例（5%）侧身解剖中发现 L2 和 L3 的后支合二为一，形成一个神经干，而在

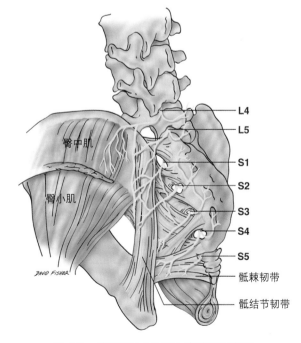

图 1.9　来源于 L4 的臀上皮神经示意图

另一例（5%）侧身解剖中发现 L1 和 L2 的后支合二为一，形成一个神经干。在 2 例（10%）侧身解剖中发现 L3 的后支在胸腰筋膜出口处附近一分为二，作为两个单独的分支，支配臀部上方的区域。

笔者的另一项研究（Iwanaga et al., 2018）发现 L1、L2 和 L3 脊神经的后支走行于多裂肌外侧，并穿入竖脊肌。在腰髂肋肌和最长肌之间（通道 C）走行的神经有 5 例（41.7%）来源于 L1，3 例（25.0%）来源于 L2。穿过髂肋肌（通道 B）走行的神经有 7 例（58.3%）来源于 L1，7 例（58.3%）来源于 L2，10 例（83.3%）来源于 L3。走行于髂肋肌外侧（通道 A）的神经有 1 例（8.3%）来源于 L2，1 例（8.3%）来源于 L3。在 1 例（8.3%）样本中发现 L1 和 L2 来源的神经可合二为一后穿过髂肋肌，而在另 1 例（8.3%）样本中发现 L2 和 L3 来源的神经同样可合二为一后穿过髂肋肌。有 1 例（8.3%）L2 没有分出皮支但支配髂肋肌。有 1 例（8.3%）L3 没有分出皮支但支配最长肌。

肋下神经

肋下神经是 T12 脊神经的前支，沿第 12 肋的下缘走行，随后在前外侧的腹肌间走行（图 1.10~图 1.13）。在 L1/L2 节段水平，肋下神经只存在于腹部外侧肌肉（Ⅲ区）和皮下组织（Ⅳ区），所以在Ⅲ区和Ⅳ区内的操作易损伤该神经（Grunert et al., 2017）。

为了避免这种损伤，在该区域操作时应仔细、谨慎地钝性剥离皮下和肌肉组织，不过度运用单极电凝，钝性打开腹部肌肉筋膜。笔者既往的研究发现，在髂嵴和最下肋之间分布最广的神经是肋下神经。

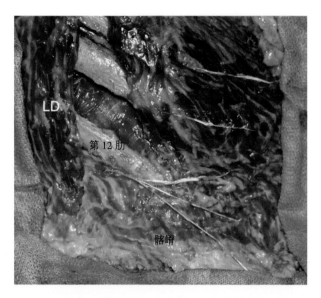

图 1.11　右侧尸体解剖：请注意肋下神经在第 12 肋下缘走行，其髂骨分支越过了髂嵴。背阔肌（LD）可作为参考

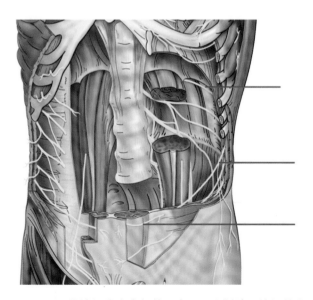

图 1.10　腰丛神经分支走行的示意图。左侧肋下神经的走行由蓝线标出，它从后方起源（上蓝线），穿行在腹壁肌肉组织中（中蓝线），最后止于腹部前方（下蓝线）。在右侧，请注意观察节段性的外侧皮支神经

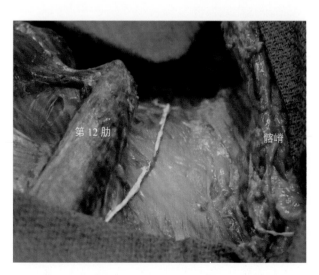

图 1.12　尸体标本右侧的肋下神经侧视图。请注意第 12 肋和髂嵴之间的狭窄通道

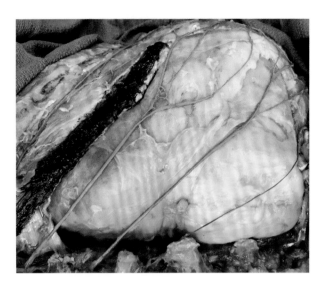

图 1.13　尸体侧视图：可见右侧第 12 肋（蓝色），标为绿色的 3 根神经：从左到右分别是肋下神经、髂腹下神经和髂腹股沟神经。请注意左下角，近端的肋下神经与腰肋韧带的关系

髂腹股沟神经和髂腹下神经

由 T12/L1 脊神经发出的髂腹股沟神经和髂腹下神经（图 1.14～图 1.21）在腰大肌的后方或肌肉内部（Ⅰ区）走行。离开腰大肌后，这两根神经继

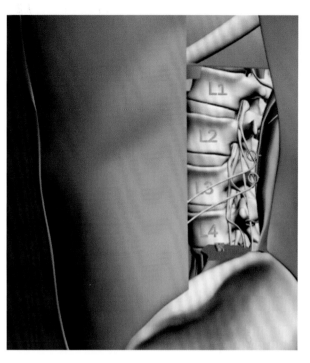

图 1.15　图 1.14 移除腰大肌后的视图

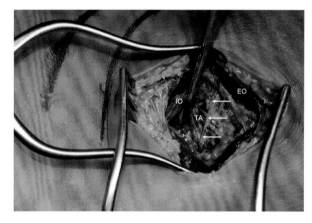

图 1.16　左侧腰椎侧方经腰大肌入路解剖。用紫色墨水在皮肤上标记出第 11、12 肋。请注意腹外斜肌（EO）、腹内斜肌（IO）和腹横肌（TA）。可见髂腹下神经（箭头所指）在腹内斜肌与腹横肌之间走行。在这种入路解剖过程中钝性剥离可以避免损伤上述神经

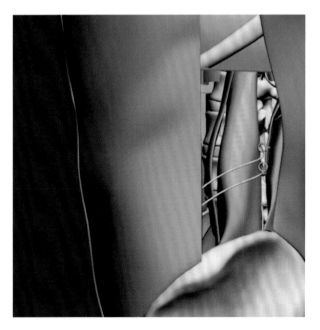

图 1.14　左侧腰椎侧方入路示意图。请注意髂腹下神经（上方）和髂腹股沟神经（下方）的相对位置，它们在腰大肌前方与腰方肌后方之间的间隙走行。注意第 12 肋至髂嵴之间的距离在此图中被放大了

续沿着腹后壁（Ⅱ区）走行，在腰方肌的前方弧形下降。

当髂腹股沟神经和髂腹下神经到达腹壁外层肌肉（Ⅲ区）时，小神经分支穿过周围的腹肌到达皮下组织（Ⅳ区）。

在 L1/L2 节段水平，这些神经可能在所有的解剖区（Ⅰ～Ⅳ区）内受到损伤（Grunert et al., 2017）。

操作时的注意事项与前文肋下神经中的内容相同，注意仔细、谨慎地钝性剥离（图 1.16）。通常不会在直视下解剖腹膜后间隙，所以容易损伤到这两根神经。在插入通道前可通过手指触诊来定位腰方肌，有助于撑开器的放置。

外科医生倾向于选择更靠后的对接点或在 L1/L2 层面（被认为是"安全平面"）充分撑开，因为这个区域没有支配下肢的运动神经纤维，因此，在肌电图监测中通常是"沉默"的。但我们并不推荐这

样操作，因为有时 L1 和 L2 的神经根可能会发出支配前外侧腹肌的运动神经纤维，损伤了这些神经可能导致出现腹前外侧壁的疝。

因此，作者推荐应用 Uribe 等（2010）描述的"安全区"内撑开器放置方式：适度撑开，在放置和扩张撑开器时应尽量避免挤压腰方肌（Grunert et al., 2017）。

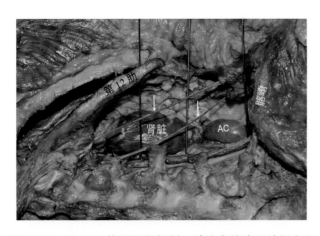

图 1.17   图 1.16 的更深层解剖，请注意髂腹下神经（左箭头）和髂腹股沟神经（右箭头）与肾脏和升结肠（AC）的关系

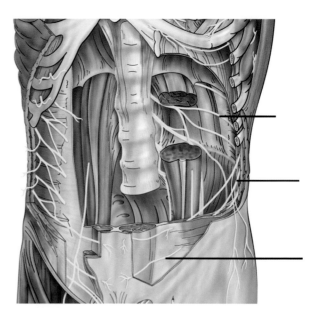

图 1.18   髂腹下神经从深入浅的走行示意图。上方黑线处，髂腹下神经走行于腰方肌的上方；中间黑线处，髂腹下神经走行于腹前外侧壁肌肉中；下方黑线处，髂腹下神经走行于腹前壁

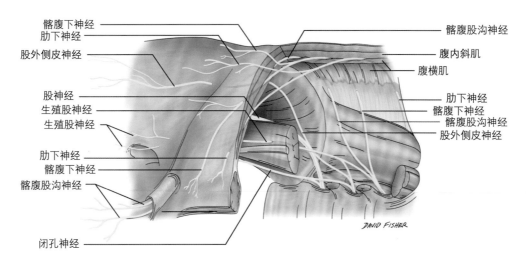

图 1.19   行腰椎侧方经腰大肌入路，脊柱外科医生很容易遇到髂腹下神经和髂腹股沟神经，它们在腹前外侧壁的走行示意图

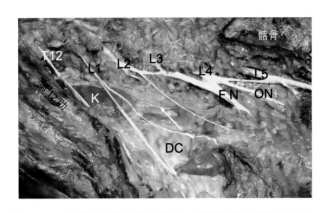

图 1.20　左侧尸体的后侧方解剖：请注意腰丛的浅层分支。肋下神经（T12 脊神经的前支）在第 12 肋下方，可见 L1 前支发出了髂腹下神经（左）和髂腹股沟神经（右）。请注意肋下神经、髂腹下神经和髂腹股沟神经与肾脏（K）和降结肠（DC）的关系。还要注意更深层的股神经（FN）和闭孔神经（ON）。髂嵴的大部分已被切除

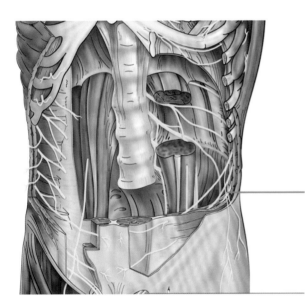

图 1.21　髂腹股沟神经走行示意图。在腹前外侧壁的走行用上方的绿线标出；终点为前侧的阴囊/阴唇分支，用下方的绿线标出

常见的皮支神经损伤

临床研究结果表明，侧方入路术后常出现感觉神经功能障碍或改变（Pumberger et al., 2012; Ahmadian et al., 2013），但很难准确评估是哪些感觉神经受到了影响。由于许多感觉神经有重叠支配区，特别是髂腹下神经、髂腹股沟神经、生殖股神经和肋下神经，因此在临床上很难进行区分（Ahmadian

et al., 2013）。然而，Ahmadian 等将这些神经的感觉区域归纳为大腿近端、前侧和外侧的皮肤感觉区（Ahmadian et al., 2013）。Grunert 等表明，至少在尸体脊柱模型中，上述所有神经在这些手术过程中都极易受到损伤，其中大多数损伤发生在 L1/L2 节段水平（Grunert et al., 2017）。

监测

术中基于肌电图的神经监测可以对腰丛神经进行"地理测绘"，从而提高了侧方入路手术的安全性（Uribe et al., 2010; Ozgur et al., 2006）。目前监测技术使用绝缘管，其顶端有一个单独的刺激源（Uribe et al., 2010）。这样的设备可以在腰大肌内部进行集中刺激。根据闭孔神经和股神经的走行及神经根最大部分的位置，运用这些监测技术可以在术中监测到上述神经。集中刺激的缺点是无法监测腰大肌外侧（Ⅱ～Ⅳ区）的运动神经纤维。虽然没有常规进行监测，但髂腹股沟神经和髂腹下神经的运动纤维仅可在 L1/L2 水平腰大肌中的短走行区内被刺激，而不是在观察到损伤的远端走行区。

神经损伤的类型和机制

尽管已有大量的研究，但腰椎侧方经腰大肌入路手术后发生神经损伤的类型和机制仍然未知。文献中提到，大多数损伤的类型是无神经结构改变的损伤，如神经压迫、牵拉、短暂的激惹（Pumberger et al., 2012）或缺血性损伤（Ahmadian et al., 2013）。这些类型的损伤可归类为 Sunderland Ⅰ级：神经传导受损而没有检测到组织学改变（Sunderland, 1990: Menorca et al., 2013）。也有研究表明，可发生结构性神经损伤。在 Grunert 等的研究中发现存在神经部分或完全横断的情况（Grunert et al., 2017）。神经部分横断可归为 Sunderland Ⅳ～Ⅴ级损伤；神经完全横断都归为 Sunderland Ⅴ级损伤（Sunderland, 1990: Menorca et al., 2013）。Sunderland 分级与神经功能恢复的时间呈正相关。超过 90% 侧方入路融合术后的神经功能障碍会恢复（Pumberger et al., 2012; Rodgers et al., 2011; Lykissas et al., 2014）。然而，不同级别的损伤所需恢复的时间显著不同，从 6 周到 24 个月不等（Pumberger et al., 2012; Rodgers et al., 2011）。鉴于恢复时间的长短不一，运用 Sunderland 分级将损伤归为不同的级别是合理的。永久性损伤

可能与神经的完全或部分横断损伤有关，如果不进行手术修复，基本不会恢复（Sunderland, 1990）。对于侧方入路手术后出现的长期运动障碍，推荐通过手术来修复。术中挤压伤通常是由钝器（如撑开器叶片或 Cages）急性创伤性压迫所导致，可造成部分或完全神经横断（Sunderland, 1990）。

结论

在腰椎侧方经腰大肌入路的手术过程中可发生腰丛神经损伤，严重时可出现结构性神经损伤（Sunderland Ⅳ~Ⅴ级）。这些损伤多为钝器造成的术中挤压伤。熟悉腰丛神经浅层分支的局部解剖，有助于减少接受腰椎侧方入路手术患者的神经损伤风险。

（Mary Katherine Cleveland, Joe Iwanaga, R. Shane Tubbs 著
毕航川　李昊天　肖　瑜译　陈凌强 审校）

参考文献

Ahmadian, A., Deukmedjian, A.R., Abel, N., Dakwar, E., Uribe, J.S., 2013. Analysis of lumbar plexopathies and nerve injury after lateral retroperitoneal transpsoas approach: diagnostic standardization. J. Neurosurg. Spine 18, 289–297.

Arnold, P.M., Anderson, K.K., McGuire Jr., R.A., 2012. The lateral transpsoas approach to the lumbar and thoracic spine: a review. Surg. Neurol. Int. 3, S198–S215.

Benglis, D.M., Vanni, S., Levi, A.D., 2009. An anatomical study of the lumbosacral plexus as related to the minimally invasive transpsoas approach to the lumbar spine. J. Neurosurg. Spine 10, 139–144.

Grunert, P., Drazin, D., Iwanaga, J., Schmidt, C., Alonso, F., Moisi, M., Chapman, J., Oskouian, R.J., Tubbs, R.S., 2017. Injury to the lumbar plexus and its branches following lateral fusion procedures: a cadaver study. World Neurosurg. 105, 519–525.

Iwanaga, J., Simonds, E., Patel, M., Oskouian, R.J., Tubbs, R.S., 2018. Anatomic study of superior cluneal nerves: application to low back pain and surgical approaches to lumbar vertebrae. World Neurosurg. 116, e766–e768.

Lykissas, M.G., Aichmair, A., Hughes, A.P., et al., 2014. Nerve injury after lateral lumbar interbody fusion: a review of 919 treated levels with identification of risk factors. Spine J. 14, 749–758.

Menorca, R.M., Fussell, T.S., Elfar, J.C., 2013. Nerve physiology: mechanisms of injury and recovery. Hand Clin. 29, 317–330.

Moro, T., Kikuchi, S., Konno, S., Yaginuma, H., 2003. An anatomic study of the lumbar plexus with respect to retroperitoneal endoscopic surgery. Spine 28, 423–428.

Ozgur, B.M., Aryan, H.E., Pimenta, L., Taylor, W.R., 2006. Extreme Lateral Interbody Fusion (XLIF): a novel surgical technique for anterior lumbar interbody fusion. Spine J. 6, 435–443.

Pumberger, M., Hughes, A.P., Huang, R.R., Sama, A.A., Cammisa, F.P., 2012. Neurologic deficit following lateral lumbar interbody fusion. Eur. Spine J. 21, 1192–1199.

Rodgers, W.B., Gerber, E.J., Patterson, J., 2011. Intraoperative and early postoperative complications in extreme lateral interbody fusion: an analysis of 600 cases. Spine 36, 26–32.

Sunderland, S., 1990. The anatomy and physiology of nerve injury. Muscle Nerve 13, 771–784.

Uribe, J., Vale, F., Dakwar, E., 2010. Electromyographic monitoring and its anatomical implications in minimally invasive spine surgery. Spine 35, 368–S374.

Uribe, J.S., Arredondo, N., Dakwar, E., Vale, F.L., 2010. Defining the safe working zones using the minimally invasive lateral retroperitoneal transpsoas approach: an anatomical study. J. Neurosurg. Spine 13, 260–266.

延伸阅读

Acosta Jr., F.L., Drazin, D., Liu, J.C., 2013. Supra-psoas shallow docking in lateral interbody fusion. Neurosurgery 73, 48–51.

Banagan, K., Gelb, D., Poelstra, K., Ludwig, S., 2011. Anatomic mapping of lumbar nerve roots during a direct lateral transpsoas approach to the spine: a cadaveric study. Spine 36, 687–691.

Cahill, K.S., Martinez, J.L., Wang, M.Y., Vanni, S., Levi, A.D., 2012. Motor nerve injuries following the minimally invasive lateral transpsoas approach. J. Neurosurg. Spine 17, 227–231.

Dakwar, E., Vale, F.L., Uribe, J.S., 2011. Trajectory of the main sensory and motor branches of the lumbar plexus outside the psoas muscle related to the lateral retroperitoneal transpsoas approach. J. Neurosurg. Spine 14, 290–295.

Davis, T.T., Bae, H.W., Mok, J.M., Rasouli, A., Delamarter, R.B., 2011. Lumbar plexus anatomy within the psoas muscle: implications for the transpsoas lateral approach to the L4-L5 disc. J. Bone Jt. Surg. Am. 93, 1482–1487.

Tender, G.C., Serban, D., 2013. Genitofemoral nerve protection during the lateral retroperitoneal transpsoas approach. Neurosurgery 73, 192–196.

第2章 腹前外侧壁肌群

引言

人类腹前外侧壁的肌肉组织由一组厚实扁平的肌鞘构成，这些肌肉共同发挥作用且具有广泛功能。3块肌肉层层叠加，其垂直排列的肌纤维，起到加强腹壁并为腹腔内脏器提供支撑的作用，在腹腔内产生正压以完成呼气、排便和排尿等动作，并可以减少疝气的发生。这些肌肉具有弹性，允许腹部收缩和放松，以适应不同体积的腹腔内容物（Standring, 2016; Shafik et al., 2007; Floch, 2005）。

腹外斜肌（图2.1、图2.2）是腹前外侧肌群中最浅层也是最大的肌肉。腹内斜肌（图2.3、图2.4）位于腹外斜肌的深层。与腹外斜肌相比，腹内斜肌是一块相对较薄和较小的肌肉，其肌纤维与腹外斜肌的肌纤维垂直。腹前外侧肌群中分布最深的是腹横肌（图2.4），其肌纤维呈横向走行，位于上述两块肌肉的深部（Standring, 2016）。腹横肌的腱膜纤维向内交织形成被称为白线的腱性中缝。

本章详细回顾腹前外侧肌群的胚胎学，提供每块肌肉的详细解剖学概述，以及相关病理知识和其他可能对外科医生有用的信息。脊柱医生在进行腰椎侧方经腰大肌入路手术时，需要全面掌握这些肌肉与深层腹膜和后腹膜腔的关系（图2.5）。

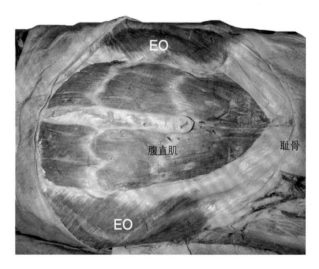

图2.2 尸体解剖腹外斜肌（EO）和腹直肌

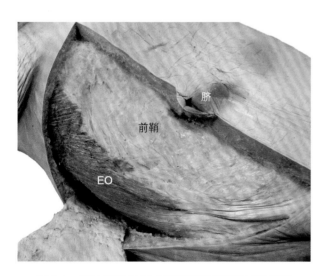

图2.1 腹外斜肌（EO）和腹直肌前鞘的尸体解剖

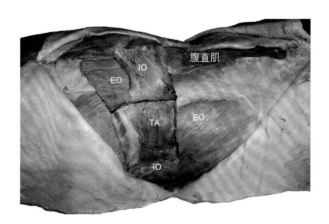

图2.3 右侧的腹外斜肌（EO）、腹内斜肌（IO）和腹横肌（TA）的侧视图。头侧在左，足侧在右

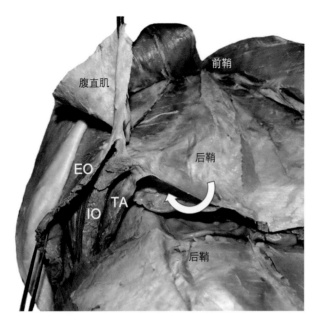

图 2.4　左侧腹外斜肌（EO）、腹内斜肌（IO）和腹横肌（TA）的上视图。箭头所指的是腹腔

胚胎学

在胚胎发育的第 3 和第 4 周，胚胎开始在尾部、头部和双侧折叠，后续的折叠导致腹前外侧肌群和中肠的形成。在卡内基分期（Carnegie stage, CS）第 18 阶段，即妊娠第 6 周末开始形成肌肉。在这一阶段，轴下肌带分成 3 层，对应着腹前外侧壁的肌群：外层形成腹外斜肌，中层是腹内斜肌，内层是腹横肌。这些肌肉分别起源自第 5、第 7 及第 2 肋，并止于第 1 腰椎水平。在妊娠第 6~8 周

（CS18~CS23），腹前外侧肌群的头侧和尾侧连接下降了数个椎体平面（Mekonen et al., 2015）。此后，这 3 块肌肉头侧纤维分别附着于第 6、9、8 肋上，其腹侧边界大约在妊娠第 9 周时向内侧迁移。

腹外斜肌

腹外斜肌大致呈矩形，起源于下 8 根肋骨的外表面和下缘，弯曲围绕外侧和前侧腹壁，插入腹白线、耻骨嵴、耻骨结节、髂前上棘和髂嵴前半部（Standring, 2016）。附着于下 8 根肋骨的肌纤维与前锯肌和背阔肌下部肌纤维交织汇合形成一条粗的斜肌向下和向后延伸。腹外斜肌在肋骨上部的附着点更靠近相应节段的肋软骨，而其在肋骨中部的附着点处与肋软骨之间有相对较大的空间。上部和中部的附着点可在大多数人身上观察到，但在少部分人身上可能缺失。最下端的附着点是第 12 肋的软骨端。绝大部分附着于第 11 和第 12 肋的腹外斜肌纤维垂直发出，止于髂嵴的前部，包括髂前上棘、耻骨结节和耻骨，而少部分的肌纤维则向前向下走行，并以筋膜纤维的形式延续，在腹部中线处参与腹白线形成。腹外斜肌的后缘未封闭且未附着在任何一个结构上，被认为是一个"游离"的边界（Standring, 2016）。腹外斜肌腱膜部分的下缘在耻骨结节和髂前上棘之间形成腹股沟韧带。腹外斜肌腱膜和腹股沟韧带的纤维并不平行；腹外斜肌的肌纤维走行方向与腹股沟韧带成角大约 10°~20°（Standring, 2016）。

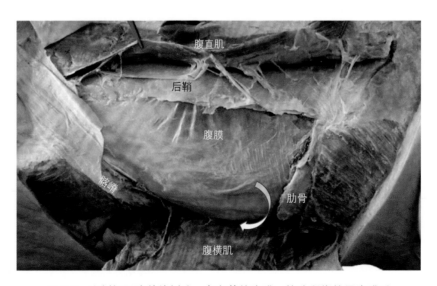

图 2.5　左侧切开腹前外侧壁，有完整的腹膜。箭头所指的是腹膜后

腹外斜肌的动脉供应主要来自于肋下动脉和肋间动脉后下部的分支，以及旋髂深动脉等小动脉的分支，受下 5 对肋间神经和下 6 对胸神经腹侧支来源的肋下神经支配。这 3 块肌肉的作用是维持腹部肌张力和增加腹腔内压力，但腹外斜肌也能在矢状面和冠状面上引起躯干屈曲。当两侧的腹外斜肌都收缩时，躯干在矢状面上屈曲，而当一侧的腹外斜肌单独收缩时，躯干会在冠状面上侧屈（Standring，2016）。

变异

腹外斜肌通常起源于肋骨，但起始附着的肋骨有高度变异性。大多数人的腹外斜肌起源自第 7~9 肋，而有的人最高位可起源于第 4 肋，最低位可起源于第 12 肋。虽然文献中报道了许多变异的最高或最低起源肋骨，但腹外斜肌的腱膜始终在其下缘形成腹股沟韧带和腹直肌鞘的前层。

Macalister（1875）回顾了腹外斜肌的许多解剖学变异。他描述了 12 种不同的变异类型，其中包括腹外斜肌附着范围和起源的肋骨的不同，部分没有起源自肋骨，同一肋骨双起点，以及一束副肌插入到腹外斜肌内或插入在腹外斜肌和腹内斜肌之间的数种特殊类型。

Mori（1964）在一项以 166 名日本成年人（332 例样本，包含左半和右半躯体）为对象的研究中发现，腹外斜肌最高位起源于第 4 肋的占 0.6%，第 5 肋的占 83.1%，第 6 肋的占 16.3%。Miyauchi 等（1986）报道了类似的研究结果。与成人相比，两项不同的胎儿肌肉组织研究发现，腹外斜肌的最高位起源是第 5 肋或第 6 肋。Yonekura（1954）发现 77.0% 的腹外斜肌最高位起源在第 5 肋，23.0% 在第 6 肋；Kikuchi（1986）发现 87.5% 的腹外斜肌最高位起源在第 5 肋，12.5% 在第 6 肋。成人腹外斜肌最低位起源是第 12 肋，而在胎儿中，最低位起源在第 11 肋，34.0% 的病例中没有起自第 12 肋的肌纤维（Yonekura，1954）。腹外斜肌起始部的上方与同一区域发出的前锯肌交织汇合，起始部的下方与背阔肌交织汇合，形成 Gerdy 线（Gerdy's line）。Murata 等（1971）报道了前锯肌与腹外斜肌交织汇合的平面，他们发现 85.0% 的病例在第 5 肋处有交织，100% 的病例在第 6 肋处有交织，100% 的病例在第 7 肋处有交织，98.8% 的病例在第 8 肋处有交织，71.6% 的病例在第 9 肋处有交织，14.8% 的病例在第 10 肋处有交织，0.3% 的病例在第 11 肋处有交织。

偶尔会有与腹外斜肌和腹内斜肌相关的副肌从肋骨处发出。这些过多的肌肉束被称为"腹外斜肌的第二副肌"（Gruber，1875），"Federkiel dicker 肌肉"（Weitbrecht，1735，in Sugiura，1935），"腹外斜肌深层副肌"（Knott，1881），"腹直肌外侧肌"（Kelch，1813，in Knott，1883）或"第二腹外斜肌"（Knott，1883）。Knott（1881，1883）和 Macalister（1875）的早期报道中简略描述了几种不同形式的腹深外斜肌。Knott（1883）描述了该肌肉从第 9 肋和第 10 肋的肋骨软骨交界处发出，大约在腹股沟韧带的外 1/3 处汇入该韧带。Macalister（1875）描述了一个病例，其左侧腹深外斜肌有 2 条，深层肌纤维从第 9~11 肋发出止于髂嵴，与正常肌肉纤维完全平行，并有筋膜与之分离。Nakayama 和 Okuda（1952）提出了腹深外斜肌的详细特点，并描述了 2 个日本成年人病例。在一名 36 岁的男性体内，该肌肉起源于第 11 肋，于腹内斜肌和腹外斜肌之间走行（长 13 cm，宽 1 cm），在靠近髂前上棘处止于髂嵴前缘。在另一名 84 岁的女性体内，该肌肉的起始附着点有两个肌头，腹内斜肌筋膜走行于第 11 肋下方，两个肌头后合并成一块肌肉（长 9.5 cm，宽 0.5 cm）走行，在髂嵴附近止于腹外斜肌腱膜的内表面。在一个日本成年人双侧也发现了类似的肌肉解剖排列（Shimazaki，1959）。

Miyauchi 等（1986）回顾了腹深外斜肌的出现率，发现与既往文献不一致。Loth（1912,1931）发现 7% 的高加索人和 3.8% 的非洲裔人有腹深外斜肌。在 Nakayama 和 Okuda（1952）、Yonekura（1954）以及 Kudo 和 Otobe（1952）的研究人群中，腹深外斜肌的出现率分别为 1.9%、2% 和 3%。与上述较低的出现率相比，Kodama（1986）报道的研究病例中腹深外斜肌有 36.5% 的出现率。根据他的发现，Kodama（1986）建议，这种附加的肌肉应根据其神经支配的不同来进行分类。

腹外斜肌相关的副肌还包括：隐肌，更为罕见，它从腹股沟韧带的一端发出并绕隐静脉到达腹股沟韧带的另一端（Tyrie，1894）；凹间肌，由凹间韧带内的肌肉纤维组成。研究显示，46% 的中国人存在凹间肌（Kudo and Otobe，1952）。Luschka（1879）将从耻骨延伸至腹横筋膜并以近乎直角穿过凹间韧带 / 肌肉前方的一小段肌肉称为耻骨横肌。

腹内斜肌

腹内斜肌位于腹外斜肌的正下方，比其更小、更薄。这块不规则四边形肌肉起于髂耻弓的大部，髂耻弓是一条从髂前上棘到骨盆髂耻隆起及前 2/3 髂嵴的筋膜带，位于腹外斜肌在此结构起点的下方。腹内斜肌还起源于胸腰筋膜的后部，这些更后方的肌纤维向上向前方走行，止于下 3 根肋骨及其软骨延伸部分，并合并成为肋间内肌。起源于髂嵴的肌肉纤维沿腹前部向上迁移，与上层的腹外斜肌肌纤维垂直走行，作为前腱膜止于第 7、8、9 肋软骨。与腹股沟韧带相邻的其余纤维在男性的精索和女性的子宫圆韧带的下方和前方走行，并发展成一条肌腱带，成为腹横肌腱膜的一部分，并最终止于耻骨嵴和耻骨梳状线，形成联合腱，用于加强和支持腹股沟管的后壁（Standring, 2016）。

腹内斜肌的血供与腹外斜肌的血供一致（肋下动脉和肋间动脉的下后方分支，以及旋髂深动脉等小动脉的分支），均由下腹动脉供应。与血供关系相似，腹内斜肌与腹外斜肌也有相同的神经支配（下 5 对肋间神经和下 6 对胸神经腹侧支来源的肋下神经），以及由少量来自第 1 腰神经腹侧支发出的髂腹下神经和髂腹股沟神经支配（Standring, 2016）。腹内斜肌的功能与腹外斜肌相同，可保持腹腔张力，增加腹腔内压力，双侧腹内斜肌收缩在矢状面使躯干屈曲，单侧腹内斜肌收缩在冠状面使躯干侧屈。

变异

Macalister（1875）记录了许多腹内斜肌的解剖学变异。他描述了 6 种不同类型的变异，包括肋骨起源数目的变化、与腹横肌的融合以及在腹内斜肌肋骨附着点附近存在肌腱滑脱现象。

根据 Macalister（1875）的研究，腹内斜肌可能有 2~5 个肋骨附着点。他的研究结果表明，大多数人（约 78%）有 3 个肋骨附着点，约 17% 的人有 4 个肋骨附着点。Loth（1912a, b）根据一项对波兰人的研究发现，在 1.5% 的病例中，腹内斜肌的最高位附着于第 8 肋，1.0% 的病例附着于第 9 肋，66.5% 的病例附着于第 10 肋，31% 的病例附着于第 11 肋。在 200 名日本成年人中，Mori（1964）发现在左侧，最高位的肋骨附着点在第 10 肋，64% 的病例在第 10 肋，36% 的病例在第 11 肋，而在右侧，56% 的病例

在第 10 肋，34% 的病例在第 11 肋。在一项涉及 100 例胎儿的研究中，Yonekura（1954）发现腹内斜肌最高位附着点在第 8、9、10 和 11 肋的发生率分别是 2.0%、40.0%、55.0% 和 3.0%，而 Kikuchi（1986）报道，在其研究的 40 个胎儿样本中，腹内斜肌最高位附着点均在第 10 肋。

Knott（1883）描述了 2 例腹内斜肌与腹横肌融合的病例。据他描述：腹内斜肌与腹横肌密切融合，无法满意地将其解剖分离。

Knott（1883）还描述了几例在第 10 肋或第 11 肋顶点对侧出现的腱划。在另外 2 例中，他观察到在第 10 肋软骨对侧有孤立的软骨滑移，并提到 Henle（1871）和 Macalister（1875）也有类似的观察报告。Macalister（1875）提到，在腹内斜肌与第 10 肋间肌相连续的部位，会出现一个包含肋软骨来源软骨滑移的腱划，沿第 10 肋向内侧延伸。Macalister（1875）也报道了腹内斜肌前方和上方部分缺失的病例。

腹横肌

腹横肌是腹前外侧肌群中的第 3 块肌肉，位置最深。这块肌肉起源于腹内斜肌起始部髂耻弓、髂嵴的前部、腹内斜肌起始部胸腰筋膜的下方和下 6 对肋骨肋软骨面。腹横肌围绕腹部，其肌纤维以横向方式向腹侧走行，最后成为腱膜：下部分的肌纤维向下延伸，止于耻骨嵴，而剩余的上部分肌纤维则与腹内斜肌、腹外斜肌一起，共同形成腹部中线上的腹白线（Standring, 2016）。

腹横肌的动脉供应来自于肋下和肋间动脉的后下分支，和腹内斜肌、腹外斜肌一样，还接受上腹动脉和下腹动脉、旋髂浅动脉、旋髂深动脉以及腰动脉后支的供应。它与腹内斜肌具有相同的神经支配模式，由下 5 对肋间神经、肋下神经、髂腹下神经和髂腹股沟神经的末端分支支配。像其他两块肌肉一样，腹横肌有助于维持腹部张力，并通过压缩肋骨和腹部脏器提供腹内压力，此过程在妊娠妇女排便、排尿和分娩期间的 Valsalva 动作中很重要（Shafik et al., 2007）。

变异

Macalister（1875）回顾了腹横肌的多种解剖学变异，包括肋骨起源数目的变化、与腹内斜肌的融合以

及全部或部分肌肉的缺失。在一个罕见的病例中，腹横肌完全缺失但无其余解剖异常。Macalister 报告说，尽管腹横肌通常起源于下 5 对肋骨，但偶尔也会从下 6 对或下 7 对肋骨处起源。如上所述，Knott 在 1883 年描述了这块肌肉的起源，他在总数为 36 例研究对象中发现，29 例起源于 6 个肋骨，4 例起源于 4 个肋骨，3 例起源于 5 个肋骨。在 Kikuchi（1986）研究的 40 例日本胎儿样本中，有 36 例胎儿样本的腹横肌起源于下 7 对肋骨，4 例胎儿样本的腹横肌起源于下 6 对肋骨。在 Macalister（1875）和 Knott（1883）描述的另一种变异中，精索从腹横肌的下方穿过，通常伴随着腹股沟韧带相关的肌群缺失。

Chandler 和 Schadewald（1944）详细观察了 220 个单侧解剖的腹股沟区，发现腹横肌很少完整地起源于腹股沟韧带，其肌纤维走行方向与韧带保持平行或倾斜。此外，他们将腹横肌下缘描述为弓状，参与构成腹股沟管的顶部。

Gruber（1873a, b）记载了一个腹直肌鞘后层张肌的病例，它由起源于腹横筋膜下部的肌肉滑移组成，向上呈扇形展开并与腹横肌呈直角交错。这块肌肉也被称为耻骨腹膜肌。

在近期发表的一份文献中，Urquhart 等（2005）记载了腹横肌的 5 种解剖学变异，每一种变异都是在单独的标本中发现的。这些变异包括：肌肉完全或部分与髂峰分离、筋膜方向突然改变、下部肌束与腹内斜肌融合、髂峰以下筋膜缺失以及髂腹下神经和髂腹股沟神经穿过隔膜。

其余腹前外侧壁肌群的变异

值得一提的一种肌肉变异是出现腹直肌外侧肌，由 Kelch 首次报道，并被 Macalister（1875）引用。如果存在这块肌肉，它起源于第 10 肋的中下段，穿行于腹内斜肌和腹外斜肌之间，止于髂峰处。关于这块肌肉的文献资料很少，唯一的报道是 Sato（1968）对这块肌肉存在率的研究，该报告指出腹直肌外侧肌存在于大约 9%（50/536）的日本尸体标本中。该肌在男女之间的分布相似，9.88%（32/324）的男性和 8.49%（18/212）的女性存在腹直肌外侧肌。而左侧和右侧的存在率尚未有研究报道（Sato, 1968）。

病理学

梨状腹综合征（prune belly syndrome，PBS）又称 Eagle-Barrett 综合征，是一种腹壁肌肉组织未发育或发育不良的先天性综合征，表现为泌尿系统张力减退和管腔扩张，出现高位隐睾。该综合征也可能出现心肺和胃肠系统的其他合并症（Hassett et al., 2012）。更常见的是，腹壁更深层和较内侧的肌肉缺失，导致腹直肌和腹外斜肌发育不良。出现该综合征的主要病因是在胚胎发育过程中尿路阻塞，导致膀胱膨胀，阻碍腹壁肌肉的正常发育和男性睾丸的下降。相较于女性，PBS 更好发于男性，在每年 3 万多例活产患者中，男性 PBS 病例占总数的 5% 以下（Seidel et al., 2015）。据报道，围产期 PBS 的发病率为 10%~25%，肺发育不良和早产是其主要死亡原因（Seidel et al., 2015）。由于腹壁肌肉的功能是维持腹部张力并提供腹腔内正压以完成机体相应功能，如排便和排尿，如果缺失以上肌肉，会改变各个系统的功能，增加感染和其他并发症的风险（Demisse et al., 2017）。罹患 PBS 的儿童需要进行的常规外科干预措施包括腹腔镜手术、输尿管重建术、阑尾造口术、肾移植和腹壁重建整形术（Seidel et al., 2015）。Lesavoy 等（2012）回顾性研究了接受腹壁重建术，同时进行了尿路重建和造瘘术的 20 名 PBS 患者，术后平均随访时间 20.4 年，以探究腹壁重建术的疗效。这 20 例患者的手术中均采用了双侧筋膜修复技术，保证使用两层筋膜来重建全部的筋膜结构，从而为腹部提供最大的支持。在随访期内，无重建术相关并发症的报告，所有患者的生活质量均得到了有效改善。

腹壁肌肉麻痹是手术并发症之一，通常在腹部和盆腔手术中神经根医源性损伤后出现，也可在椎间盘突出、糖尿病性神经病变和感染性疾病（如带状疱疹和莱姆病）导致的神经根受压后出现。有案例报道称，在腰椎侧方经腰大肌入路手术中肋下神经、髂腹下神经和（或）髂腹股沟神经及其终末分支的损伤，是由于腹膜后剥离和放置撑开器以及在切断腹肌的同时切断了其内部神经造成的（Dakwar et al., 2011; van Ramshorst et al., 2009; Korenkov et al., 1999）。带状疱疹最常发生于下胸段，感染会削弱神经对腹壁肌肉的支配作用，可能导致肌肉麻痹、腹部膨隆和假性疝气的形成（Santiago-Pérez et al., 2012）。用保守方法来管理和治疗这个区域的肌肉麻痹效果很好，后遗症也很少。在以上研究中，完全解决肌肉麻痹需要 6~12 个月时间。

总结

脊柱外科医生在进行腰椎侧方经腰大肌入路手术时，需要对腹前外侧壁肌群及其可能的变异有良好的了解，以助于减少手术中的并发症。

（Lauren Wahl, Halle E. K. Burley, R. Shane Tubbs 著
毕航川 李昊天 肖 瑜 译 陈凌强 审校）

参考文献

Chandler, S.B., Schadewald, M., 1944. Studies on the inguinal region. I. The conjoined aponeurosis versus the conjoined tendon. Anat. Rec. 89, 339−343.

Dakwar, E., Le, T., Baaj, A., Le, A., Smith, W., Akbarnia, B., Uribe, J., 2011. Abdominal wall paresis as a complication of minimally invasive lateral transpsoas interbody fusion. Neurosurg. Focus 31, E18.

Demisse, A., Bernhau, A., Tadesse, T., 2017. Unusual presentation of prune belly syndrome: a case report. J. Med. Case Rep. 11, 337.

Floch, M., 2005. Netter's Gastroenterology. Icon Learning Systems, Carlstadt.

Gruber, W., 1873a. Un cas de muscle oblique interne de l'abdomen, prive completement de sa portion inguinal. Bull. l'Acad. Imp. Sci. St. Petersbourg. 18, 157−158.

Gruber, W., 1873b. Sur quelques muscles surnumeraires de l'abdomen chez l'homme. Bull. l'Acad. Imp. Sci. St. Petersbourg. 18, 142−147.

Gruber, W., 1875. Zwei neue Fälle eines rudimentären Musculus obliquus externus abdominis II. Arch. für Pathol. Anat. Physiol. für Klin. Med. 65, 16−21.

Hassett, S., Smith, G., Holland, A., 2012. Prune belly syndrome. Pediatr. Surg. Int. 28, 219−228.

Henle, J., 1871. Handbuch der Muskellehre des Menschen. In: Handbuch der systematischen Anatomy des Menschen. Verlag von Friedrich Vieweg und Sohn, Braunschweig.

Kelch, W.G., 1813. Beiträge zur pathologischen Anatomie. Salfeild, Berlin.

Kikuchi, Y., 1986. Morphological studies on the muscles of the abdomen in Japanese fetuses. J. Nippon Med. Sch. 53, 280−290.

Knott, J.F., 1881. Journal. Anat. Physiol. 14, 15.

Knott, J.F., 1883. Muscular anomalies, including those of the diaphragm, and subbiaphragmatic regions of the human body. In: Proceeding Science. Royal Irish Acad, vol. 2, 727-641.

Kodama, K., 1986. Morphological significance of the supracostal muscles, and the superficial intercostal nerve − a new definition. Kaibogaku Zasshi 61, 107−129.

Korenkov, M., Rixen, D., Paul, A., Köhler, L., Eypasch, E., Troidl, H., 1999. Combined abdominal wall paresis and incisional hernia after laparoscopic cholecystectomy. Surg. Endosc. 13, 268−269.

Kudo, K., Otobe, I., 1952. Statistics on the anatomy of Northern Chinese. The lateral abdominal muscles and others. Hirosaki Igaku 3, 103−108.

Lesavoy, M., Chang, E., Suliman, A., Taylor, J., Kim, S., Ehrlich, M., 2012. Long-term follow-up of total abdominal wall reconstruction for prune belly syndrome. Plast. Reconstr. Surg. 129, 104e−109e.

Loth, E., 1912a. Beiträge zur Anthropologie der Negerweichteile. Strecker & Schröder.

Loth, E., 1912b. Beiträge zur Anthropologie der Negerweichteile (Muskelsystem), vols. 84−87. Strecker & Schröder, Stuttgart.

Loth, E., 1931. Anthropologie des parties molles, vol. 138. Masson & Cie, Paris.

Luschka, H., 1879. Der musc. Pubo-transversalis des Menschen. Arch Anat Physiol Wissen Med 12, 227−231.

Macalister, A., 1875. Additional observations on muscular anomalies in human anatomy. (Third series) with a catalogue of the principal muscular variations Hitherto published. Trans Royal Irish Acad 25, 1−134.

Mekonen, H., Hikspoors, J., Mommen, G., Köhler, S., Lamers, W., 2015. Development of the ventral body wall in the human embryo. J. Anat. 227, 673−685.

Miyauchi, R., Kurihara, K., Tachibana, G., 1986. On the human obliquus abdominis externus profundus. Acta Med. Nagasaki. 31, 59−75.

Mori, M., 1964. Statistics on the musculature of the Japanese. Okajimas Folia Anat. Jpn. 40, 195−300.

Murata, K., Abe, K., Honma, T., 1971. M. serratus anterior of Japanese. 2. The area of its origin and its interdigitation with the M. obliquus externus abdominis. Anat. Sci. Int. 46, 193−196.

Nakayama, T., Okuda, S., 1952. On the M. obliquus abdominis externus profundus. Kaibogaku Zasshi 27, 89−94.

Santiago-Pérez, S., Nevado-Estévez, R., Pérez-Conde, M., 2012. Herpes zoster-induced abdominal wall paresis: neurophysiological examination in this unusual complication. J. Neurol. Sci. 321, 177−179.

Sato, S., 1968. Statistical studies on the anomalous muscles of the Kyushu Japanese. 3. The muscles of the back, breast and abdomen. Kurume Med. J. 15 (4), 209.

Seidel, N., Arlen, A., Smith, E., Kirsch, A., 2015. Clinical manifestations and management of prune-belly syndrome in a large contemporary pediatric population. Urology 85, 211−215.

Shafik, A., Sibai, O., Shafik, I., Shafik, A., 2007. Electromyographic activity of the anterolateral abdominal wall muscles during rectal filling and evacuation. J. Surg. Res. 143, 364−367.

Shimazaki, H., 1959. A case of M. obliquus abdominis externus profundus. Shinshu Igakukai Zasshi 8 (7), 1436−1438.

Standring, S., 2016. Gray's Anatomy. Elsevier, Philadelphia.

Sugiura, R., 1935. On a superfluous pair of muscles accompanying the M. obliquus externus abdominis sinister. Nagoya J. Med. Sci. 8, 139−143.

Tyrie, C.C.B., 1894. Musculus saphenous. J. Anat. Physiol. 28, 288−290.

Urquhart, D.M., Barker, P.J., Hodges, P.W., Story, I.H., Briggs, C.A., 2005. Regional morphology of the transversus abdominis and obliquus internus and externus abdominis muscles. Clin. Biomech. 20, 233−241.

van Ramshorst, G., Kleinrensink, G., Hermans, J., Terkivatan, T., Lange, J., 2009. Abdominal wall paresis as a complication of laparoscopic surgery. Hernia 13, 539−543.

Yonekura, S., 1954. A study of the muscles of the neck, chest, abdomen and back in Japanese fetuses. Igaku Kenkyu 24, 1604−1700.

延伸阅读

Henle, J., 1873. Sinnesapparte. In: Handbuch der systematischen Anatomie des Menschen. Verlag von Friedrich Vieweg und Sohn, Braunschweig.

第3章 腹后壁和腹膜后腔

引言

顾名思义，腹后壁构成了腹腔的后部边界。与腹前壁和侧壁一样，腹后壁由数层结构组成，包括皮肤、浅筋膜、肌肉、腹膜外脂肪/筋膜和腹膜壁层。腹后壁的中线结构，即椎体和椎体旁的肌肉，通常归类为背部结构。然而，在进行脊柱侧方经腰大肌入路手术时，椎体和腹膜后腔/腹后壁之间的解剖关系是至关重要的（图3.1）。腹后壁上端经过膈肌的后方附着点与胸后壁相连续，下端与骨盆后壁相连续，外侧与腹前外侧壁相连续。

腹膜后腔及其空间被称为 prefix retro-，意思是"向后"，在解剖学上可以解释为"后方"（Mirilas and Skandalakis, 2010）。腹膜后腔是指由前方壁层腹膜和后方腹横筋膜所组成的空间（图3.2~图3.6）。需要注意的是腰大肌和腰方肌是否应被定义为腹膜后腔的内容物或者作为其边界，文献中尚存争议（Standring, 2016）。腹膜后腔的外侧边界是腹横肌，膈肌构成其上侧边界，而骨盆的腹膜外结构形成其下侧边界（Anderson et al., 2007）。腹膜后腔在下方与骨盆的腹膜外结缔组织相连接，在外侧面与腹前外侧壁相连接。断层成像技术的进步提高了我们对腹膜后腔解剖结构的理解，但其组成部分的专业术语尚未标准化。许多种术语诸如空间、间室、子间室、隐窝和区域等都被用来描述腹膜后腔（及其内部）的这片区域。

腹膜后腔容纳了某些胃肠道器官的全部或部分结构，具有代表性的有十二指肠、升结肠和降结肠及其相关血管和神经。位于腹膜后腔的器官还包括胰腺、肾脏、输尿管、肾上腺及其血管和神经。腹主动脉及其分支、下腔静脉及其属支、奇静脉和半奇静脉的起始段、主动脉前侧及外侧淋巴结、乳糜池和胸导管的起始段、膈肌脚、腰丛和腰骶干以及腹部的自主神经丛都在腹膜后腔内。小肠、横结肠和乙状结肠的肠系膜以及肝、脾韧带都来自于壁层腹膜后方的返折部分。

原发性腹膜后器官包括肾脏、肾上腺和输尿管（图3.7）及其血管和神经，以及腹主动脉和下腔静脉及其分支。继发性腹膜后器官最初在腹膜内发育，后迁移到腹膜后腔，包括升结肠、降结肠（图3.7）、胰腺和十二指肠的球后部（Selçuk et al., 2018）。

胚胎学

在胚胎发育的第6和第7周，由3层胚胎结缔组织发育形成腹膜后腔的筋膜和器官。外层胚胎组织发育成为覆盖脊柱伸肌、腹内/腹外斜肌和腹横肌的壁层腹膜。这些壁层腹膜是由腹横筋膜所形成，并界定出腹膜后腔的后方边界（Mirilas and Skandalakis, 2009）。中层胚胎组织发育成为腹膜外

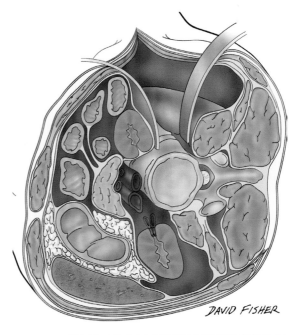

图3.1 腰椎侧方入路经过腹膜后腔抵达腰椎的示意图

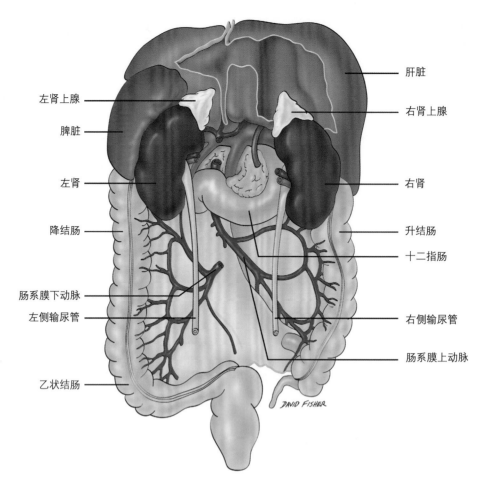

图 3.2　从腹膜后腔内看的后视图。在腰椎侧方经腰大肌入路的手术中，可能损坏腹膜后腔内的许多结构，例如肾脏和输尿管

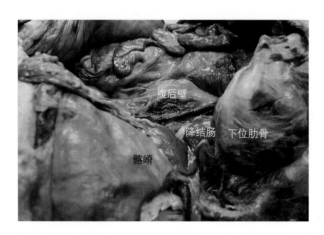

图 3.3　下位肋骨和髂嵴间区域左视图，腹后壁的腹膜仍完整

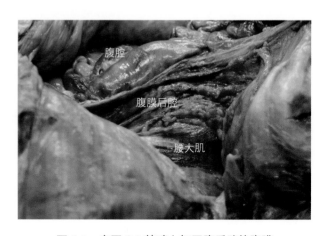

图 3.4　在图 3.3 基础上打开腹后壁的腹膜

结构（肾脏、肾上腺、输尿管及其血管和神经），并有助于膀胱和直肠下部的形成。肾周和肾旁空间以及肾脏筋膜也由该层组织发育形成。内层胚胎组织发育成为脏层腹膜，包围着腹膜内位器官及其血管

和神经，并形成这些器官的肠系膜。十二指肠、胰腺、升结肠和降结肠最初都在腹膜内发育，但最终附着于腹后壁，成为继发性腹膜后器官（Mirilas and Skandalakis, 2009）。

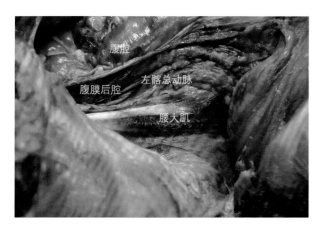

图 3.5　在图 3.4 基础上继续解剖，展示腹后壁的腰大肌

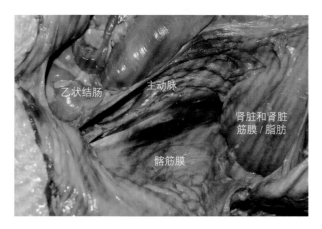

图 3.6　图 3.5 的前视图，请注意肾脏及其周围脂肪和筋膜向上方缩回

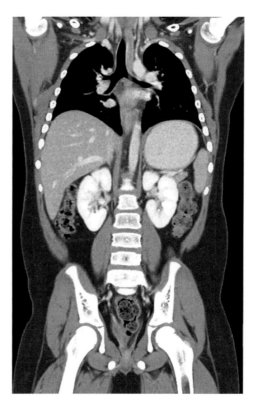

图 3.7　胸腹部的 CT 影像，请注意腹膜后腔结构，例如腰大肌和肾脏

软组织

　　腹后壁皮肤软组织的血供是由腰动脉及腰静脉的肌皮分支供应。大多数学者认为腹后壁的皮肤软组织受到下胸段和腰段的神经根背侧支支配，但第 4 和第 5 腰神经背侧支的确切皮肤支配范围有较大变异性且尚存争议（Lee et al., 2008）。皮肤深层的胸腰筋膜由多层排列的筋膜及腱膜组成，将椎旁肌与腹后壁肌（腰方肌和腰大肌）分开。

筋膜

　　事实证明，腹膜后腔组织中的筋膜层结构不恒定（Dodds et al., 1986）。该区域的筋膜可存在变异，并且难以在断层成像上看到，临床上观察到的病理性液气边界往往与解剖学定义的筋膜边界不一致。文献中对这些筋膜层的命名也尚无统一标准。不同作者对不同的筋膜使用了相同的名称，而对同一筋膜却使用了不同的名称。例如，"Gerota 筋膜"可以指整个肾脏筋膜，也可以单独指肾脏筋膜的前层或后层（Chesbrough et al., 1989）。"Zucker-kandl 筋膜"指肾脏筋膜的后层或前层（Chesbrough et al., 1989）。"Toldt 筋膜"被用来表示多种不同的结构，包括升结肠或降结肠前方的融合筋膜（Culligan et al., 2013），或肾脏筋膜的后层，或胰腺尾部后方的融合筋膜（Kimura et al., 2010）。为了与胰腺尾部的融合筋膜进行区分，"Treitz 筋膜"被用来描述胰腺头部后部的融合筋膜（Kimura et al., 2010）。另外，"融合筋膜"一词被用于描述由胚胎肠系膜与胚胎腹膜后腔的前壁融合而形成的腹膜后筋膜层。（Hikspoors et al., 2018）。

肾脏筋膜

　　传统上把腹膜后腔分为肾旁前、后间隙和肾周间隙（Standring, 2016）。肾旁前间隙位于腹后壁壁层腹膜和肾筋膜前层之间。然而，这种过度简化的归类方法无法解释各种疾病沿间隙扩散或被遏制的现象（Dodds et al., 1986）。

腰大肌筋膜

一层相对致密的筋膜将腰大肌的前表面和腰丛神经包裹在其中。在其内侧缘，该筋膜与附着于腰椎横突和椎体的肌肉相连续。在侧缘，该筋膜与上方覆盖腰方肌的筋膜和下方的髂筋膜交叉混合（Standring, 2016）。在上缘，该筋膜与膈肌内侧的弓状韧带合并。在下缘，该筋膜作为包绕髂腰肌的腱鞘继续下行至大腿。腰大肌筋膜把腰大肌和腰丛神经与腹膜后器官分开。

髂筋膜

髂筋膜覆盖于髂肌的前表面。髂筋膜的上方和外侧附着于髂嵴内缘，随后向内与腰方肌处的胸腰筋膜前层及腰大肌筋膜相融合。在下外侧延伸到大腿并与股鞘融合。髂筋膜内侧边界附着于髂骨和髂耻隆突靠近终线处的骨膜（Standring, 2016）。骨盆内的股神经和股外侧皮神经都从髂筋膜下走行，在该部位可运用影像引导下神经阻滞麻醉术（Hebbard et al., 2011）。

侧锥筋膜

最初，侧锥筋膜的定义是结肠旁沟壁层腹膜延伸至前后肾脏筋膜交界处的筋膜层（Congdon and Edson, 1941）。目前，侧锥筋膜通常是指结肠后融合筋膜与壁层腹膜混合后的侧方突出部分（Standring, 2016）。

间隙

胰周间隙

胰周间隙中包含胰腺和十二指肠，肝动脉、肝门静脉和胆管的腹膜后段以及肠系膜上动静脉的起始段（Standring, 2016）。该间隙后缘被胚胎期十二指肠系膜的融合筋膜和胚胎期腹膜后腔的前壁所划分（Dodds et al., 1986）。在影像学文献中，该融合筋膜被称为"胰腺后筋膜"或"胰腺十二指肠后筋膜"。在外科文献中称为"Treitz 融合筋膜"（Kimura et al., 2010）。

胰周间隙的外侧边界可有变异；可向外侧延伸

至升结肠和降结肠以及肾周间隙，以形成前部和后部边界（Standring, 2016）。在胰腺的尾部，胰周间隙沿着脾肾韧带延伸。在前方，胰周间隙延伸到横结肠系膜和小肠系膜处。因此，胰周积液可汇聚至升结肠和降结肠的肠系膜后部，但通常不会进入到肾周和结肠周围间隙（Standring, 2016）。

结肠周围间隙

升结肠和降结肠周围间隙从升降结肠系膜的中部向外侧延伸至结肠壁（Standring, 2016）。这些狭窄的、纵向的间隙中含有不定量的脂肪组织。该间隙的前方、外侧和上方被结肠系膜所包围。该间隙的下方继续延伸至腹膜后腔的髂窝。由胚胎结肠系膜右叶与胚胎十二指肠系膜左叶和胚胎腹膜后腔前壁连接形成的融合筋膜作为该间隙的后缘（Dodds et al., 1986）。当进行半结肠切除术时，该结肠后筋膜（Toldt 筋膜）（Culligan et al., 2013, 2014）提供了一个无血管的剥离界面。在十二指肠和胰腺的外侧，影像学上无法区分结肠后筋膜和肾脏前筋膜的边界（Standring, 2016）。

肾周间隙

肾周间隙是由肾脏前后筋膜形成的一对倒锥状的口袋空间（Bechtold et al., 1996）。肾周间隙位于肾上腺后方间隙的前方及腰椎的外侧。该间隙内容物有：肾脏、肾上腺、肾脏血管、近端输尿管和肾周脂肪（Standring, 2016）。左侧和右侧的肾周间隙在腹主动脉及下腔静脉前方的正中线处相连接。

肾旁前间隙

升结肠及其肠系膜、降结肠及其肠系膜、十二指肠远端到十二指肠球部以及胰腺位于肾旁前间隙内（Standring, 2016）。壁层腹膜的后部形成肾旁前间隙的前方边界，而肾前筋膜形成肾旁前间隙的后方边界。虽然肾旁前间隙延伸超过了正中线，但该间隙内的病变往往倾向局限于患侧（Bechtold et al., 1996）。胰腺炎产生的炎性液体可从肾旁前间隙下降到腹膜外盆腔间隙，或上升到纵隔，随着炎性液体的移动可损伤邻近器官。

肾旁后间隙

肾旁后间隙的后界位于肾周间隙的后方，肾旁后间隙的后方被肾横筋膜所包围，肾旁后间隙的前方被肾后筋膜和侧锥筋膜所包围（Standring, 2016）。肾旁后间隙的外侧被腰大肌所包围（Bechtold et al., 1996）。该间隙不包含任何器官，只含有不定量的脂肪组织，这些脂肪向外侧延伸与腹前外侧壁的脂肪融合，向下方延伸与髂骨和骨盆壁的脂肪融合（Standring, 2016）。

总结

脊柱外科医生要开展腰椎侧方经腰大肌入路手术时必须充分了解腹膜后腔的解剖结构。

（Lauren Wahl, Mary Katherine Cleveland, Halle E.K. Burley, R. Shane Tubbs 著　董俊杰　毕航川 李昊天 译　陈凌强 审校）

参考文献

Anderson, J., Kabalin, J., Cadeddu, J., 2007. Surgical anatomy of the retroperitoneum, adrenals, kidneys, and ureters. In: Wein, A.J. (Ed.), Campbell-Walsh Urology, ninth ed. Elsevier Saunders, Philadelphia, pp. 3–19.

Bechtold, R., Dyer, R., Zagoria, R., Chen, M., 1996. The perirenal space: relationship of pathologic processes to normal retroperitoneal anatomy. Radiographics 16, 841–854.

Chesbrough, R.M., Burkhard, T.K., Martinez, A.J., et al., 1989. Gerota versus Zuckerkandl: the renal fascia revisited. Radiology 173, 845–846.

Congdon, E.D., Edson, J.N., 1941. The cone of renal fascia in the adult white male. Anat. Rec. 80, 289–313.

Culligan, K., Remzi, F.H., Soop, M., et al., 2013. Review of nomenclature in colonic surgery – proposal of a standardised nomenclature based on mesocolic anatomy. Surgeon 11, 1–5.

Culligan, K., Walsh, S., Dunne, C., et al., 2014. The mesocolon: a histological and electron microscopic characterization of the mesenteric attachment of the colon prior to and after surgical mobilization. Ann. Surg. 260, 1048–1056.

Dodds, W.J., Darweesh, R.M., Lawson, T.L., et al., 1986. The retroperitoneal spaces revisited. Am. J. Roentgenol. 147, 1155–1161.

Hebbard, P., Ivanusic, J., Sha, S., 2011. Ultrasound-guided supra-inguinal fascia iliaca block: a cadaveric evaluation of a novel approach. Anaesthesia 66, 300–305.

Kimura, W., Yano, M., Sugawara, S., et al., 2010. Spleen-preserving distal pancreatectomy with conservation of the splenic artery and vein: techniques and its significance. J Hepatobiliary Pancreat Sci 17, 813–823.

Mirilas, P., Skandalakis, J., 2009. Surgical anatomy of the retroperitoneal spaces I: embryogenesis and anatomy. Am. Surg. 75, 1091–1097.

Mirilas, P., Skandalakis, J., 2010. Surgical anatomy of the retroperitoneal spaces II: the architecture of the retroperitoneal space. Am. Surg. 76, 33–42.

Selçuk, İ., Ersak, B., Tatar, İ., Güngör, T., Huri, E., 2018. Basic clinical retroperitoneal anatomy for pelvic surgeons. Turk J Obstet Gynecol 15, 259–269.

Standring, S., 2016. Gray's Anatomy. Elsevier, Amsterdam.

延伸阅读

Coffin, A., Boulay-Coletta, I., Sebbag-Sfez, D., Zins, M., 2015. Radioanatomy of the retroperitoneal space. Diagn Interv Imaging 96, 171–186.

Gore, R., Balfe, D., Aizenstein, R., Silverman, P., 2000. The great escape: interfascial decompression planes of the retroperitoneum. Am. J. Roentgenol. 175, 363–370.

Mindell, H., Mastromatteo, J., Dickey, K., Sturtevant, N., Shuman, W., Oliver, C., Leister, K., Barth, R., 1995. Anatomic communications between the three retroperitoneal spaces: determination by CT-guided injections of contrast material in cadavers. Am. J. Roentgenol. 164, 1173–1178.

Sugimoto, M., Takada, T., Yasuda, H., Nagashima, I., Amano, H., Yoshida, M., Miura, F., Uchida, T., Isaka, T., Toyota, N., Wada, K., Takagi, K., Kato, K., Takeshita, K., 2005. MPR-hCT imaging of the pancreatic fluid pathway to Grey-Turner's and Cullen's sign in acute pancreatitis. Hepatogastroenterology 52, 1613–1616.

第 **4** 章　腹后壁肌群

引言

腹后部的肌群包括腰方肌、腰大肌、腰小肌和髂肌（图4.1）。腰大肌和髂肌结合形成髂腰肌腱，止于股骨小转子。据报道，这些肌肉可有分离或相互融合，甚至存在变异性肌肉分支的现象。腰小肌变异多，经常缺失。

腰方肌

腰方肌（图4.1～图4.5）是一块不规则长方形的肌肉。下端附着于髂嵴侧方到第4腰椎横突远端和（或）髂腰韧带。腰方肌的筋膜沿髂嵴走行，上端附着于第12肋的前下缘，或上4节腰椎横突远端，或胸12椎体的侧面。该筋膜也可沿着腰椎横突走行至第12肋。该筋膜的数量、大小不一，但通常分为前、中、后三层（Phillips et al., 2008）。腰方肌的前方，右侧是升结肠，左侧是降结肠，还包括肾脏、腰大肌、腰小肌（如果存在）以及膈肌。肋下神经、髂腹下神经和髂腹股沟神经位于该肌肉前方的筋膜上（图4.6）。

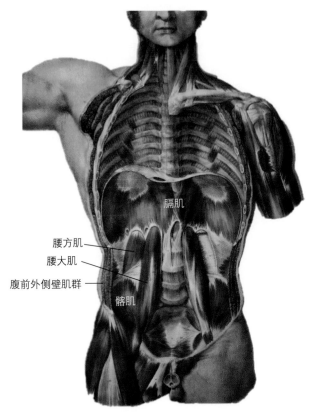

图4.1　19世纪Bourgery编写的《人体解剖学全书》（*century Traité complet de l'anatomie de l'homme comprenant la médecine operatoire.*）中腹后部肌肉示意图

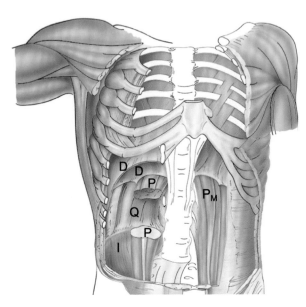

图4.2　腹壁后部肌肉的示意图。请注意，在右侧，腰大肌（P）的一部分已被移除，以显示腰方肌（Q）的深层部分。髂肌（I）、膈肌的前部和后部（D）以及左腰大肌（P$_M$）也被显示出来

腰方肌主要由腰动脉、髂腰动脉和肋下动脉的分支供应。肋下神经及上 3 对或上 4 对腰神经支配该肌肉。

从功能上讲，腰方肌的髂肋束附着在第 12 肋上，有助于增强吸气时膈肌下方结构的稳定性。髂腰束的作用尚不明确：据报道，侧向屈伸时髂腰束起到的作用很微弱（Phillips et al., 2008; Park et al., 2012）。

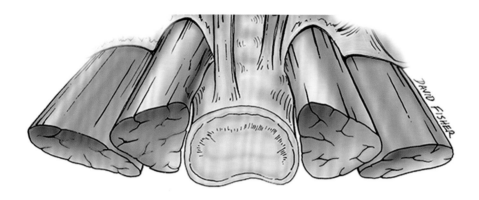

图 4.3　腹后壁肌群的前下视图。从内侧到外侧分别为：膈肌脚、腰大肌和腰方肌

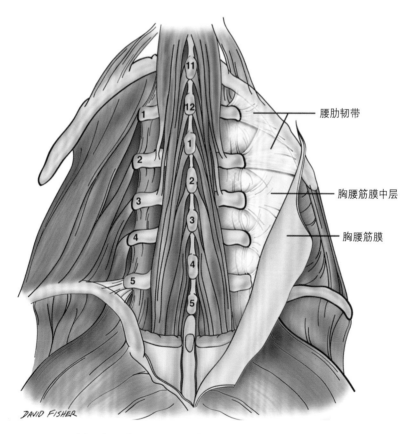

图 4.4　左侧腰方肌的后视图，腰方肌与深层背部肌肉、胸腰筋膜的关系

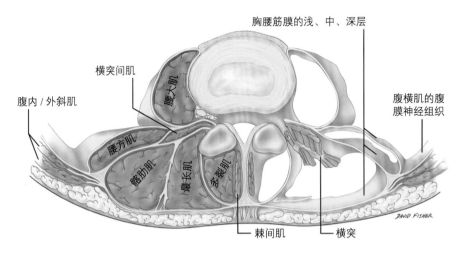

图 4.5   腹壁后部的筋膜和肌肉与腰椎的关系

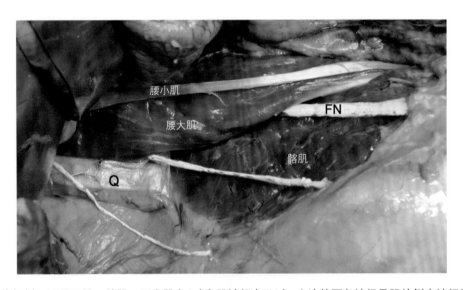

图 4.6   右侧尸体解剖，可见腰肌、髂肌、腰方肌（Q）和股神经（FN）。左边的两条神经是股外侧皮神经和髂腹股沟神经

变异

腰方肌通常起于髂腰韧带和髂嵴，并延伸为数量和厚度不定的小肌腱附着于第 12 肋的下缘及第 1~4 腰椎横突。已发现腰方肌的止点包括：第 10 及第 11 胸椎椎体、仅第 11 胸椎椎体或第 11 肋。该肌可分为两个部分，即从肋骨发出的肌纤维和从横突单独发出的肌纤维。

髂肌

髂肌（图 4.1 和图 4.2）呈扁平三角形，起自髂窝凹陷的上 2/3、髂嵴的内缘、骶髂韧带和髂腰韧带的腹侧及骶骨外侧的上方。向前走行最远可达髂前上棘和髂前下棘。髋关节囊上方部分纤维可汇入髂肌，髂肌的大部分肌纤维汇入腰大肌的外侧肌腱。髂肌及腰大肌的绝大部分肌纤维汇合后附着于股骨小转子，少部分肌纤维直接附着于股骨。

在腹内，髂肌的前方有髂肌筋膜、股外侧皮神经、盲肠和降结肠。在大腿部，髂肌的前方有阔筋膜、股直肌、缝匠肌和股深动脉，后方被髂耻囊分开，与髋关节毗邻。

髂肌的动脉供应与腰大肌相同，导致这些肌肉动脉供应区域相互重叠。髂肌的主要血供来源于髂腰动脉的髂支，以及旋髂深动脉、闭孔动脉和股动脉。髂肌由股神经分支支配。腰大肌与髂肌共同完成屈髋动作。

变异

髂肌是髂腰肌的一部分。髂肌的解剖学变异很罕见；但也有一些变异的报道，例如髂肌缺失、变异性肌肉分支和肌肉融合。Aleksandrova 等（2013）对已有文献进行回顾，根据是否存在肌肉部分发育不良、变异性肌肉分支、髂肌和腰大肌之间的关系以及变异肌肉分支和股神经之间的关系等标准，将髂肌变异分为 10 类（A~J）。

A 型为髂肌部分发育不良。该型的股神经走行基本正常。据笔者了解，该型只有 Aleksandrova 等（2013）报道的一个病例。

B 型表现为髂肌与腰大肌完全分离，股神经正常走行。较早期的文献报道了该型变异。据 Macalister 描述腰大肌与髂肌完全分离。

C 型与 B 型正好相反，表现为髂肌与腰大肌完全融合。Fabrizio（2011）报道了一个病例，髂肌与腰大肌在髂骨上 1/3 水平处完全融合。股神经从肌肉融合部上缘穿出。

D 型表现为较高位的变异性肌肉分支，股神经在分支处的表面穿出。Aleksandrova 等报道了一例该类型病例，表现为髂肌部分发育不良的肌纤维与从髂嵴外缘发出的变异性肌肉分支相融合。第 4 腰肌是一种极为罕见的肌肉，只有两次文献报道（Clarkson and Rainy, 1889; Tubbs et al., 2006），可归于 D 型。Tubbs 等（2006）报道了一例第 4 腰肌的病例（图 4.7 和图 4.8），该肌起始于 L3 椎体横突及腰方肌的前内缘，在腹股沟韧带水平与腰大肌和髂肌融合。在 Clarkson（1889）报道的病例中，肌肉分支起始于腰方肌的前表面和第 5 腰椎横突。该病例同时存在第 3 腰肌（Clarkson and Rainy, 1889）（图 4.9）。该肌肉起始于第 12 肋的内表面和第 1~4 腰椎

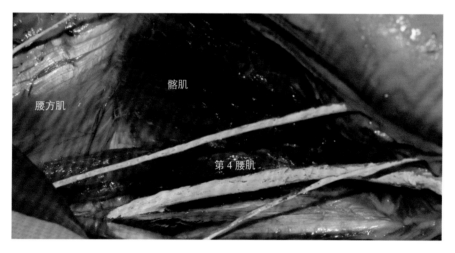

图 4.7　右侧第 4 腰肌和腰丛分支标本

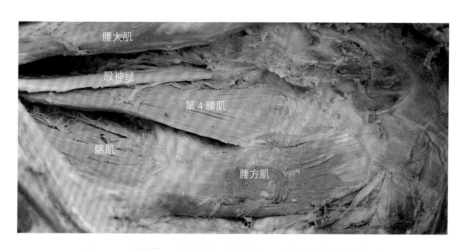

图 4.8　左侧第 4 腰肌的标本及其与腰大肌及股神经的关系

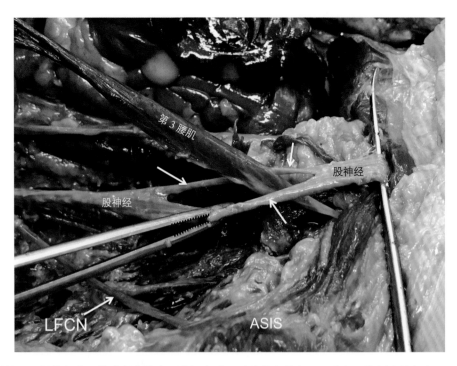

图 4.9　右侧第 3 腰肌的标本，箭头所指处有股神经穿过。以髂前上棘（ ASIS ）和股外侧皮神经（ LFCN ）作为参照

的横突，延伸至腰方肌和髂肌的深层，在腹股沟韧带水平附近与腰大肌和腰方肌的肌腱融合。

E 型被称为髂小肌或髂关节囊肌，需注意不要与最小髂肌相混淆。该型中股神经正常走行。根据 Macalister（ 1875 ）的研究，这块肌肉是从髂肌分离出来的一部分，起始于髂前下棘，并止于前方的股骨转子间线。Das（ 1950 ）描述了髂小肌和髂关节囊肌的区别，髂小肌的肌纤维全部止于股骨转子间线，而髂关节囊肌的肌纤维全部止于髂股韧带。在一些近期的髋关节手术的研究中，术者认为髂关节囊肌是恒定存在的且能在所有病例中观察到（ Ward et al., 2000; Babst et al., 2011 ）。Babst 等（ 2011 ）认为，对于髋关节发育不良的病例，髂关节囊肌具有特别重要的作用，该肌肉的收缩有助于将股骨头稳定在有缺陷的髋臼中。因此，在髋臼发育不良时该肌可代偿性肥大，而当髋关节稳定、发育正常时该肌肉会萎缩。

F 型是指髂肌分为深、浅两层。股神经一分为二，其中一个分支走行于两层髂肌之间。

G 型是指髂肌存在两个大且浅表的变异性分支。股神经被一分为二，变异性肌肉分支在神经分支之间穿出。Rao 等（ 2008 ）报道了一例双侧髂肌变异的病例。在左侧，髂肌表面有两块变异性肌肉分支，

内侧是最小髂肌（图 4.10 ），外侧为副髂肌。股神经分成两支，其分支在这两束肌肉的内侧和外侧走行。神经的较大部分在外侧走行（在肌肉分支和髂骨之间），神经的较小部分在内侧的肌肉分支上方走行。

H 型是髂肌的单个大型变异性肌肉分支，股神经的主干在髂肌与其变异性肌分支之间走行。D'costa 等（ 2008 ）报道了一例在髂嵴内侧边缘中 1/3 处发出的肌肉分支，在小转子处与髂腰肌复合体融合。从 L4 发出的股神经在髂肌及其肌肉分支之间走行，而 L2 及 L3 神经根走行于变异性肌肉分支的上方。Rao 等（ 2008 ）报道了双侧髂肌变异。在右侧，髂肌分出了一束额外肌肉分支，股神经分为两支，包围变异性肌肉分支后再合二为一。

I 型有两个变异性肌肉分支，股神经分为两支，从这些肌肉分支的表层及深层穿过将其包围。Jelev 等（ 2005 ）报道了一例 I 型病例。变异性肌支的内侧位于正常腰大肌的外侧，起源于左 L3 椎体和 L3/4 间横突间韧带，延伸为一条短腱融入髂腰肌肌腱。作者将该肌肉称为"副腰大肌"（ Le Double, 1897; Rickenbacker et al., 1985; Jelev et al., 2005 ）。变异性肌肉分支的外侧起始于髂嵴三等分的中部，延伸融入上述变异性肌肉分支的肌腱。作者将该肌肉分支命名为"附属髂骨肌"（ Jelev et al., 2005 ）。

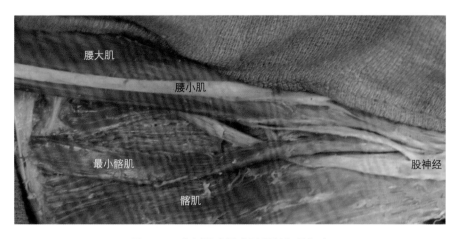

图 4.10 右侧髂小肌穿过股神经的标本

Jelev 等（2005）将其命名为"副髂腰肌"，并将该肌归类为副腰大肌及副髂肌的一部分。

J 型为股神经存在分叉包绕并穿过了一条小肌肉分支。Spratt 等（1996）首次报道了该型变异，并将其命名为"最小髂肌"（图 4.10），避免将其与髂小肌相混淆。Spratt 报道的病例（1996 年）有一个起源于髂腰韧带的变异性肌支，穿过股神经并分裂成两条肌腱，附着于股骨小转子和股骨内侧。据推测这块肌肉的止点可存在变异：可止于股骨小转子或融入髂腰肌，Spratt 等（1996）和 Aristotle 等（2003）都报道了上述情况。2006 年，Tubbs 等报道了一例具有相似变异性肌支的病例，起自髂腰韧带，在髂肌上方走行，穿过股神经，不同的是该肌束在腹股沟韧带水平与髂腰肌融合，没有止于股骨小转子。Alek sandrova 等（2013）也报道了一个类似的病例，其肌肉分支的末端融入了髂腰肌肌腱。

腰大肌

腰大肌为长条形肌肉，位于腰椎及骨盆上缘的两侧（图 4.1）。其近端附着点比较复杂，包括所有腰椎横突的前下缘，5 个突起分支均起始于两个相邻的椎体及中间的椎间盘。最高的分支起始于第 12 胸椎椎体下缘、第 1 腰椎椎体上缘及 T12/L1 椎间盘。最低的分支起始于第 4 腰椎椎体下缘和第 5 腰椎椎体上缘及 L4/5 椎间盘。在这些分支间有一组延伸穿过腰椎椎旁狭窄部分的弓状肌腱。腰动脉、腰静脉以及来自交感神经干的分支在弓状肌腱的内侧穿过。上 4 节腰椎的椎间孔与这些附着点有重要关系。椎间孔位于横突前方，并使腰大肌附着点位于椎体

附件、椎间盘和弓状肌腱的后方。因此，腰丛神经根直接穿入这些肌肉，腰丛神经被这些肌肉包裹，腰丛神经分支从这些肌肉的边缘和表面穿出。

腰大肌沿骨盆上缘继续下行，经过腹股沟韧带的后方，延伸至髋关节囊的前方，随后汇聚其外侧髂肌几乎全部的肌肉纤维，收束形成单根肌腱，并附着于股骨小转子。该肌腱被下方的髂肌腱下囊分离，无法与耻骨和髋关节囊接触，而髂肌腱下囊偶尔与髋关节腔相通。

腰大肌的上缘在膈肌的后方，位于后纵隔的最低点，可能与胸膜腔后方相接触。在腹部，腰大肌的前外缘毗邻内侧弓状韧带（腰部筋膜中弓形线性增厚的部分）、腹膜外组织和腹膜、肾脏、腰小肌、肾血管、输尿管、睾丸或卵巢血管以及生殖股神经。在腰大肌前缘，右侧有下腔静脉、回肠末端，而左侧有结肠穿过。腰椎横突和腰方肌的内侧缘位于腰大肌后缘，腰丛神经在腰大肌后方内走行。内缘与腰椎椎体和腰椎的血管相毗邻。腰大肌前内侧缘毗邻交感神经干、主动脉淋巴结以及髂外动脉外侧分支。在右侧，腰大肌的边缘被下腔静脉覆盖，而在左侧，腰大肌位于腹主动脉的后外侧。在大腿处，髂腰肌前方为阔筋膜和股动脉，后方为髋关节囊，之间被囊性结构隔开，内侧缘毗邻耻骨肌和股内侧动脉，外侧缘毗邻股神经和髂肌。股神经沿腰大肌纤维下行，于腰大肌与髂肌间隙穿过。

从腰大肌的腹内段，穿出腰丛神经的分支。在腰大肌的外缘从上往下发出髂腹下神经、髂腹股沟神经、股外侧皮神经和股神经。生殖股神经从腰大肌的前外侧发出，闭孔神经、副闭孔神经（如果存

在）和腰骶干的上段从腰大肌内缘发出。

腰大肌的动脉供应充足丰富，供应来自于腰动脉、髂腰动脉、闭孔动脉、髂外动脉和股动脉。肌肉的上部由腰动脉供应；中部由髂腰动脉的前支（腰大肌的主要动脉）供应，也接受旋髂深动脉和髂外动脉的供应；下部由股动脉及其分支供应。尽管同一根血管可同时供应腰大肌和腰肌肌鞘，但腰肌肌鞘拥有独立的动脉供应。腰大肌受到腰神经腹侧支的支配。Mahan 等（2017）报道了以下发现：腰大肌受到来自 L1~L4 脊神经腹侧支的支配，每块肌肉平均接受 6.3 支神经的支配。其中 L1 脊神经的分支最易变异缺失，而 L2 和 L3 脊神经分支是最大、最多且最不易缺失的。支配腰大肌的神经通常斜向穿过椎间盘；在 76%、80% 和 40% 的标本中发现支配腰大肌的神经分别于 L2/3、L3/4 和 L4/5 椎间盘中部穿过。

腰大肌与髂肌共同作用，实现屈髋运动。肌电图无法检测腰大肌的内旋功能。在直立位，髂腰肌具有维持躯干中立位的作用。

变异

有报道发现髂肌和腰大肌可出现完全分离或完全融合的情况。Macalister 报道了腰大肌与髂肌完全分离的情况。Fabrizio（2011）报道了一个病例，髂肌与腰大肌在髂骨上 1/3 处完全融合为一体。腰大肌可纵向地分为若干肌束（Bergman et al., 2012）。Jelev 等（2005）报道了一个病例，腰大肌纵向分成了 3 束：上部起始于 L1 椎体及 L1/2 椎间盘；中部起始于 L2/3 椎间盘；下部起始于 L3~S3

椎体下缘。Macalister（1875）也报道了一例腰大肌起始于第 5 腰椎的病例。Bergman 等（1988）将其描述为"变异的腰大肌肌束"，起始于 L4 椎体和 L5 横突，沿腰大肌的后方下行，在耻骨上腰小肌附着点后方终止。

腰小肌

腰小肌（图 4.1 和图 4.11）可能存在，也可能缺失。它起始于第 12 胸椎和第 1 腰椎的椎体两侧及 T12/L1 椎间盘。腰小肌的末端延伸为一条长而扁平的肌腱，附着于耻骨梳、髂耻隆突，外侧与髂筋膜相连。腰小肌位于腰大肌的前表面，大部分由肌腱构成。

腰小肌的主要动脉供应来自于腰动脉，次要供应动脉可来自于供应腰大肌的其他动脉网。腰小肌受到 L1 神经分支的支配，笔者有时也发现腰小肌也可接受生殖股神经的支配。腰小肌对躯干屈曲运动的作用微弱。

变异

腰小肌常常缺失，且易出现变异。腰小肌的出现率在不同种族间有所不同。Ghandhi 等（2013）回顾文献后发现该肌肉在其研究人群中的出现率为 33.4%~52%。比较不同种族之间的出现率比较困难，因为现有文献中腰小肌的出现率高度不一致，甚至同一种族的不同研究中的出现率也高度不一致。例如，Mori（1964）回顾研究日本人群中腰小肌出现率为 35%~55%。然而，Hanson 等（1999）比较年轻黑人与白人男性的腰小肌出现率，发现 91% 的

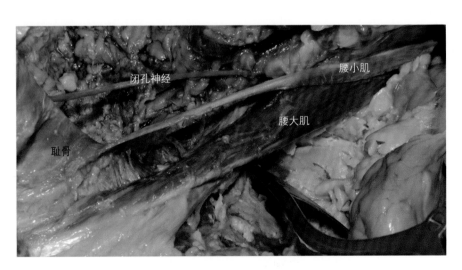

图 4.11　腰小肌的左侧标本，可见其附着于耻骨

黑人受试者缺失腰小肌，但只有 13% 白人受试者缺失腰小肌。而 18 三体综合征患者基本都缺失腰小肌（Agichani et al., 2013）。

腰小肌可被一条肌腱所取代（Macalister, 1875, Bergman et al., 2012），或者可有一条非常长的肌腱（Ghandhi et al., 2013）。Guerra 等（2012）报道，腰小肌的肌腱占肌肉总长度的 57%。其占总长度平均比例在女性中是 60%，男性则为 54%（Guerra et al., 2012）。Agichani 等（2013）发现，腰小肌肌腹的平均长度为 7.85 cm（右 7.56 cm；左 8.14 cm），肌腱的平均长度为 13.13 cm（右，13.56 cm；左，12.7 cm）。

有报道称，腰小肌的起止点可有变异。起点可由双头构成（图 4.12），止点前的肌束可部分或完全分裂（Ghandhi et al., 2013）。部分分裂的肌束可位于其余部分肌束的深部（Macalister, 1875; Bergman）。

腰小肌可起始于腰大肌纤维的一束分支（Macalister, 1875）。虽然该肌通常止于髂耻隆突处，但其附着部位也可有变异，例如可附着于股骨耻骨线（Bankart et al., 1869; Guerra et al., 2012）、弓状线、髂筋膜和耻骨梳韧带。大多数病例的止点不止一个（Muttarak and Peh, 2000; Guerra et al., 2012; Ghandhi et al., 2013）。

Ghandhi 等（2013）记载了一种特殊情况：当腰大肌起始部分为双头时，腰小肌与腰大肌融合后附着于髂筋膜、腹股沟韧带、股骨颈或股骨小转子。另一种特殊情况是腰小肌的肌腱止点分为双头时，额外的一头会附着于第 5 腰椎和骶骨之间的软骨结合区（Kraychete et al., 2007; Ghandhi et al., 2013）。Joshi 等（2010）报道腰小肌肌腱的深面可发出一块副肌，并在腰大肌表面与之伴行直至止点。在 25% 的病例中存在这种变异。

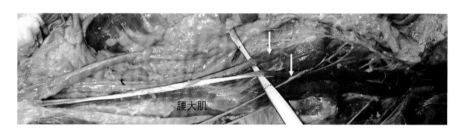

图 4.12 左侧的双头腰小肌（箭头）。需注意其与闭孔神经的关系

（Mary Katherine Cleveland, R. Shane Tubbs 著
董俊杰 龚志强 雷 宇 译 陈凌强 审校）

参考文献

Agichani, S., Sontakke, Y., Joshi, S.S., Joshi, S.D., 2013. Morphology of Psoas Minor Muscle-Reviewed.

Aleksandrova, J.N., Malinova, L., Jelev, L., 2013. Variations of the iliacus muscle: report of two cases and review of the literature. Int J Anat Var 6, 149−152.

Aristotle, S., Sundarapandian, S., Felicia, C., 2013. Accessory iliacus muscle with splitting of the femoral nerve: a case report.

Babst, D., Steppacher, S.D., Ganz, R., Siebenrock, K.A., Tannast, M., 2011. The iliocapsularis muscle: an important stabilizer in the dysplastic hip. Clin. Orthop. Relat. Res. 469, 1728−1734.

Bankart, J., Pye-Smith, P.H., Phillips, J.J., 1869. Notes of abnormalities observed in the dissecting room during the winter sessions of 1866−7 and 1867−8. Guy's Hosp. Rep. 14, 436−455.

Bergman, R.A., Thompson, S.A., Afifi, A.K., Saadeh, F.A., 1988. Compendium of Human Variation. Urban & Schwarzenberg, Baltimore.

Bergman, R.A., Afifi, A.K., Jew, J.J., Reimann, P.C., 2012. Anatomy atlases. Illustrates encyclopedia of Human Anatomic variation: Opus I: Muscular system: Extensor carpi ulnaris. http:/anatomyatlases. org.

Clarkson, R.D., Rainy, H., 1889. Unusual arrangement of the psoas muscle. J. Anat. Physiol. 23 (Pt 3), 504.

Das, 1950. Iliacus minor; a report. Ind. Med. Gaz. 85, 492.

D'costa, S.U.J.A.T.H.A., Ramanathan, L.A., Madhyastha, S., Nayak, S.R., Prabhu, L.V., Rai, R., Prakash, 2008. An accessory iliacus muscle: a case report. Rom. J. Morphol. Embryol. 49 (3), 407−409.

Fabrizio, P.A., 2011. Anatomic variation of the iliacus and psoas major muscles. Int. J. Acoust. Vib. 4.

Gandhi, S., Gupta, N., Thakur, A., Anshu, A., Mehta, V., Suri, R.K., Rath, G., 2013. Anatomical and clinical insight of variation morphologies of psoas minor muscle: a case report. Int J Cur Res Rev 5 (14).

Guerra, D.R., Reis, F.P., Bastos, A.D.A., Brito, C.J., Silva, R.J.D.S., Aragão, J.A., 2012. Estudio Anatómico del Músculo Psoas Menor en Fetos Humanos. Int. J. Morphol. 30 (1), 136−139.

Hanson, P., Magnusson, S.P., Sorensen, H., Simonsen, E.B., 1999. Anatomical differences in the psoas muscles in young black and white men. J. Anat. 194 (2), 303−307.

Jelev, L., Shivarov, V., Surchev, L., 2005. Bilateral variations of the psoas major and the iliacus muscles and presence of an undescribed variant muscle−accessory iliopsoas muscle. Ann. Anat. 187 (3), 281−286.

Joshi, S.D., Joshi, S.S., Dandekar, U.K., Daini, S.R., 2010. Morphology of psoas minor and psoas accessorius. J. Anat. Soc. India 59 (1), 31−34.

Kraychete, D.C., Rocha, A.P.C., Castro, P.A.C.R.D., 2007. Psoas muscle abscess after epidural analgesia: case report. Rev. Bras. Anestesiol. 57 (2), 195−198.

Le Double, A.F., 1897. Traite des variations du systeme musculaire de l'homme et de leur signification au point de vue de l'anthropologie, zoologique, vol. 2. Schleicher frères.

Macalister, A., 1875. Additional observations on muscular anomalies in human anatomy. (Third series) with a catalogue of the principal muscular variations hitherto published, 25. The Transactions of the Royal Irish Academy, pp. 1−134.

Mahan, M.A., Sanders, L.E., Guan, J., et al., 2017. Anatomy of psoas muscle innervation: cadaveric study. Clin. Anat. 30, 479−486.

Mori, M., 1964. Statistics on the musculature of the Japanese. Okajimas Folia Anat. Jpn. 40, 195−300.

Muttarak, M., Peh, W.C., 2000. CT of unusual iliopsoas compartment lesions. RadioGraphics 20 (Suppl. 1), S53−S66.

Park, R.J., Tsao, H., Cresswell, A.G., Hodges, P.W., 2012. Differential activity of regions of the psoas major and quadratus lumborum during submaximal isometric trunk efforts. J. Orthop. Res. 30, 311−318.

Phillips, S., Mercer, S., Bogduk, N., 2008. Anatomy and biomechanics of quadratus lumborum. Proc. Inst. Mech. Eng. H 222, 151−159.

Rao, T.R., Vanishree, K.P., Rao, S., 2008. Bilateral variation of iliacus muscle and splitting of femoral nerve. Neuroanatomy 7, 72−75.

Rickenbacker, J., Landholt, A.M., Theiler, K., 1985. Applied Anatomy of the Back. Springer, Heidelberg.

Spratt, J.D., Logan, B.M., Abrahams, P.H., 1996. Variant slips of psoas and iliacus muscles, with splitting of the femoral nerve. Clin. Anat. 9 (6), 401−404.

Tubbs, R.S., Oakes, W.J., Salter, E.G., 2006. The psoas quartus muscle. Clin. Anat. 19 (7), 678−680.

Ward, W.T., Fleisch, I.D., Ganz, R., 2000. Anatomy of the iliocapsularis muscle: relevance to surgery of the hip. Clin. Orthop. Relat. Res. 374, 278−285.

延伸阅读

Kirchmair, L., Lirk, P., Colvin, J., et al., 2008. Lumbar plexus and psoas major muscle: not always as expected. Reg. Anesth. Pain Med. 33, 109−114.

Willard, F.H., Vleeming, A., Schuenke, M.D., et al., 2012. The thoracolumbar fascia: anatomy, function and clinical considerations. J. Anat. 221, 507−536.

第5章 膈 肌

引言

膈肌拥有圆顶状的形状，起到将胸部和腹部隔开的作用（Allaix andPatti, 2015; Morton et al., 2019）（图 5.1 和图 5.2）。膈肌功能独一无二，因为它是唯一"可决定生死"的骨骼肌（Gayan-Ramirez and Decramer, 2015）。膈肌十分重要，本章专门介绍膈肌，详细讲解其解剖结构，并探讨了如何将该解剖知识应用于胸腰椎手术，以减少膈肌损伤相关疾病的发病率和死亡率。

胚胎学

根据 Schoenwolf 等（2008）的描述，膈肌形成的第一步是原始横隔约在妊娠第 4~5 周时移至尾部，随后隔膜的腹侧部分约在 T7 平面与前体壁相连，大约在 T12 水平固定于食管间充质背侧。随后，原始横隔的大部分成为中央腱。同时，肌母细胞在隔膜内进行分化，最终成为膈肌。其余起源于原始横隔的肌母细胞带着它们的神经分支迁移到胸腹膜，这导致了这一区域如果受到刺激可出现延迟性疼痛。形成的肌肉渐渐地被 C3~C5 脊神经根支配，这些脊神经根汇合共同组成了膈神经。

然而，并非所有的膈肌肌纤维都是通过该方式形成的。膈肌的边缘是由体壁中胚层细胞形成的。来自附近体节的肌母细胞进入膈肌边缘区域，导致其神经支配起源于 T7~12 水平。膈肌脚也有独特的起源，其源自于 L1~L3 水平的中胚层，并通过聚集形成两个结构。作为一个整体，膈肌的肌肉有 4 个胚胎起源：胸腹膜、体壁中胚层、食管间充质和原始横隔（Schoenwolf et al., 2008）。

生理学

膈肌是一种骨骼肌，与上肢和下肢肌肉类似，但也存在重要的区别。由于膈肌对呼吸至关重要，

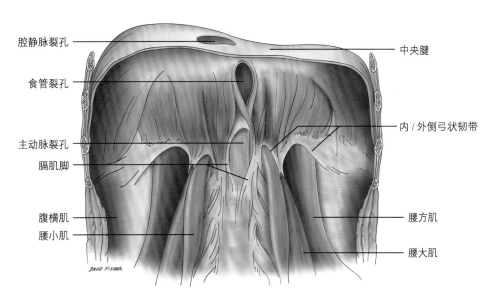

图 5.1　膈肌和周围解剖结构的示意图

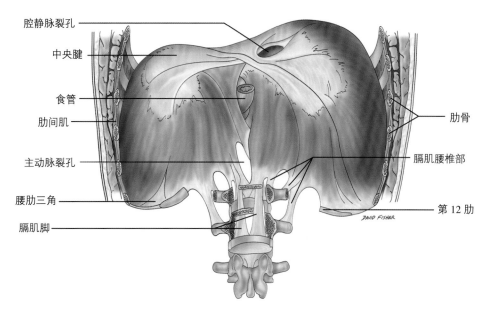

腔静脉裂孔
中央腱
食管
肋间肌
主动脉裂孔
腰肋三角
膈肌脚

肋骨
膈肌腰椎部
第 12 肋

DAVID FISHER

图 5.2　膈肌及其附件的后视图

因此该肌肉具有特殊的持续运动功能也不奇怪。特殊的适应性包括更高的氧化代谢能力，更强的抗疲劳能力，以及更多的毛细血管（因此，血流量增加）。有研究证明，膈肌内特殊的肌肉纤维约有80% 是氧化型肌纤维，而在大多数非运动员人群的肢体肌肉中氧化型肌纤维的峰值约为46%，这体现了膈肌的特殊性，也意味着与普通骨骼肌相比，膈肌中线粒体的密度是其 2 倍。同样，膈肌中毛细血管的密度大约是其他骨骼肌的 2 倍，这表明膈肌具有进行剧烈和持续活动的能力（Gayan-Hamirez and Decramer, 2015）。

一个独特的系统调节着膈肌的自主和非自主活动。脑干中控制呼吸的神经元利用膈神经来调节呼吸机制，包括呼吸频率和潮气量（Morton et al., 2019）。当发生神经肌肉信号传导时，膈肌的兴奋和动作电位扩散引起肌肉收缩（Sinderby and Beck, 2013），位于脑干呼吸中枢的数个呼吸反射会调节该神经肌肉信号传导（Morton et al., 2019）。在健康人中，吸气信号从呼吸中枢传导到膈肌所需的总时间为 26~28 ms，而呼气信号从神经根传导到膈肌所需的时间为 6~8 ms。如果呼吸工作负荷增加，呼吸肌功能受损，或者激发信号强度下降（如在全身麻醉期间；Sinderby and Beck, 2013），可能导致上述时间延长。

原位解剖

膈肌是一块椭圆的圆顶薄层肌肉，具有一条由中央向下方延伸的纤维性中央腱（尽管靠近前方而非后方），膈肌的各部分肌肉都附着于中央腱（LeBlond et al., 2015）。膈肌分为两个"半膈"，每边都有被称为杯状或圆顶状的顶点。膈肌的起点包括：后方起于 T12~L3 椎体，外侧起于下 6 对肋骨的肋弓，前方起于胸骨剑突（Allaix and Patti, 2015; Morton et al., 2019）。在用力呼气最末端时右半膈可上升到第 4 肋软骨水平，而左半膈可上升到约第 5 肋水平（Loukas, 2016）。右半膈肌覆盖了肝脏、右肾和肾上腺，而左半膈肌位于胃底、肝脏左叶、脾脏、左肾和肾上腺的上方（Morton et al., 2019; Loukas, 2016）。膈肌的中心位于心包的正下方，头侧与心包及双侧胸膜紧密相连。腹膜几乎盖满了整个膈肌的尾侧表面（Loukas, 2016）。右侧膈肌往往比左侧更高（Morton et al., 2019）。然而，必须指出的是上述概念过度简化了身高、体型、体位和呼吸相位对特定时机膈肌形态的影响。在病理状态下，如肺气肿或其他肺部过度膨胀的疾病下，膈肌往往会呈现为不典型的圆顶外观（Loukas, 2016）。

膈肌可以细分为 3 个不同的部分：胸骨部、肋骨部和腰椎部。膈肌胸骨部起源于剑突的后方，几乎水平地延伸为中央腱。膈肌肋骨部起源于下 6 对肋骨的内侧，并在另一端与腹横肌融合。最后，膈肌腰椎部（图 5.2）起源于外侧和内侧弓状韧带（Haller 韧带的外弓和内弓）以及上方的腰椎椎体。膈肌腰椎部距离中央腱的距离最长（Loukas, 2016）。

外侧弓状韧带（图 5.1）包裹着腰方肌，附着于 L1 横突的前方，向后延伸至第 12 肋骨的下缘。内侧弓状韧带横跨腰大肌上缘，附着至 L1 或 L2 椎体

上（Loukas, 2016）。

膈肌脚（图 5.3～图 5.6）插入时与前纵韧带混合，并在该交界处具有纤维特征。右侧膈肌脚起于上 3 节腰椎，比左侧长，在食管进入腹腔时将其包裹。左侧膈肌脚起于 L1 和 L2。两者在膈肌中央相遇，并于主动脉的前方形成正中弓状韧带（Loukas, 2016）。

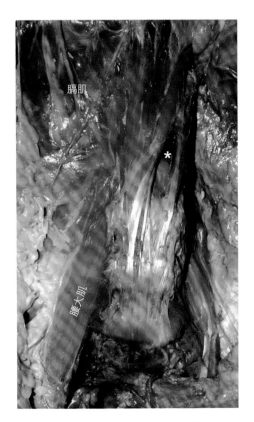

图 5.3 膈肌的尸体图，膈肌与腰椎的关系

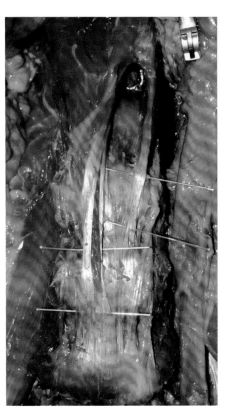

图 5.4 金属线位于左、右膈肌脚的下方

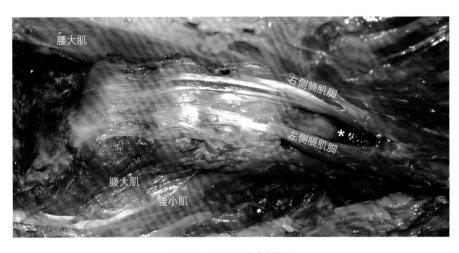

图 5.5 膈肌脚的半侧视图

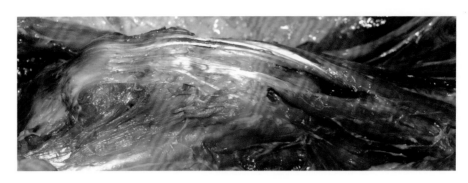

图 5.6   膈肌脚的侧视图

膈肌的裂孔

由于膈肌将胸腔与腹腔进行分隔，因此许多重要结构需要穿过膈肌也就不足为奇了。在膈肌附近的任何手术都需要谨慎操作，避免损伤这些重要结构。主动脉（图 5.7）大约在 T12 水平穿过膈肌，胸导管、交感神经干以及收集胸后壁下方的各种淋巴导管和奇静脉系统也会通过主动脉裂孔穿过膈肌（Allaix and Patti, 2015; Morton et al., 2019; Loukas, 2016）。两个膈肌脚形成该裂孔的外缘，后缘为脊柱，前缘为正中弓状韧带（图 5.3）。如果以上述边界定义主动脉裂孔时，主动脉实际位于膈肌后方，因此，有报道称膈肌中任何肌肉收缩或松弛均不会影响主动脉裂孔从而产生临床后果（Loukas, 2016）。食管在 T9~11 之间穿过膈肌，食管裂孔位于中线的左侧，比主动脉裂孔更靠前（Allaix and Patti, 2015;

Loukas, 2016）（图 5.7 和图 5.8）。上文中提到当食管穿过膈肌时，右侧膈肌脚可对食管进行包裹，并将主动脉与膈肌分开（Allaix and Patti, 2015）。除了食管，迷走神经和胃神经、左胃血管的食管支和许多小淋巴管也穿过该裂孔（Allaix and Patti, 2015; Morton et al., 2019; Loukas, 2016）。下腔静脉大约在 T8~10 之间椎间盘水平穿过膈肌（Allaix and Patti, 2015; Loukas, 2016），右侧膈神经的数个分支也经过该裂孔穿过膈肌（Allaix and Patti, 2015; Morton et al., 2019）（图 5.7 和图 5.8）。此外，内脏大、小神经都可穿过双侧膈肌脚（图 5.8）。在大多数患者中，交感干完整地从膈肌的后方（具体是从内侧弓状韧带后方）进入腹腔。有学者发现在膈肌胸骨部和肋骨部相连接处存在一些疏松结缔组织区域，腹壁上动脉与特定的淋巴管可以从这里穿过膈肌（Loukas, 2016）。

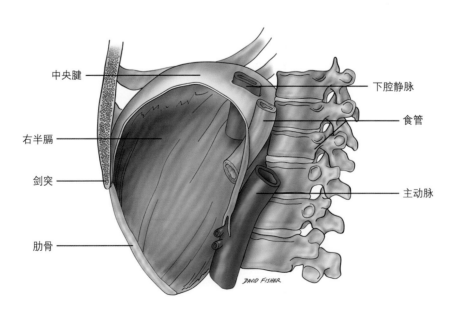

图 5.7   右半边膈肌的示意图以及下腔静脉、食管和主动脉的关系

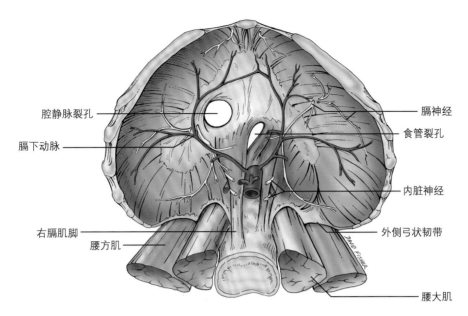

腔静脉裂孔

膈下动脉

右膈肌脚

腰方肌

膈神经

食管裂孔

内脏神经

外侧弓状韧带

腰大肌

图 5.8 膈肌的下视图及相关的神经血管结构

膈肌的血管

膈肌具有丰富的血供：膈上、膈下动脉，下 5 对肋下血管和肋间血管，以及胸内动脉的终末支（即心包动脉和膈肌动脉）（Allaix and Patti, 2015; Loukas, 2016）。虽然以上血供来源都很重要，但最重要的是膈下动脉（Loukas, 2016）（图 5.8）。通常右侧的膈下动脉来自腹腔干的分支或直接从主动脉发出。少数情况下，该动脉来自胃左动脉或肝固有动脉，通常走行于下腔静脉的后方，随后于下腔静脉裂孔处向右侧走行。左侧膈下动脉可从腹腔干或直接从主动脉上发出。它的走行方式与其对侧动脉相似，位于食管的后方，随后于食管裂孔的左侧向前方走行。上述两条动脉通常在中央腱的后缘处进一步分为外侧支、内侧支，内侧支向前方走行并与对侧分支汇合，并在中央腱的对侧与胸内动脉的终末支汇合。这些动脉的外侧支在胸壁处与膈肌动脉和肋间后下动脉吻合。右侧的外侧支供应下腔静脉，而左侧的外侧支供应部分食管（Loukas, 2016）。

除了膈下动脉，还有几条重要血管负责供应膈肌，包括供应膈肌头侧的膈上动脉。双侧膈上动脉通常由胸主动脉或第 10 对肋间动脉发出（近段比远段更常见）。肋间动脉和肋下动脉作为主要供应血管在膈肌肋骨部的血供中起到最为重要的作用（Loukas, 2016）。

与膈肌动脉血供相类似，膈肌上下表面的静脉回流也有所不同。膈周静脉和膈肌静脉负责膈肌头端回流，其走行与相应动脉类似。同样，膈下静脉负责膈肌尾端回流，其中右侧膈下静脉通常汇入下腔静脉（通常在膈肌水平下方），在少数病例中汇入右肝静脉，左侧膈下静脉通常也在膈肌下汇入下腔静脉。膈肌的淋巴管位于膈肌的凸面，可分为三组：前组、中组、后组。除了负责引流膈肌的淋巴液，这些淋巴管还负责引流部分肝脏和胃食管交界处的淋巴液。将膈肌的淋巴液引流到前纵隔淋巴结、胸骨旁淋巴结、后纵隔淋巴结及头臂淋巴结（Loukas, 2016）。

膈肌的神经支配

上文已提到膈肌主要是由膈神经支配，每根膈神经都包含运动和感觉神经纤维（图 5.8）。膈神经来源于 C3~C5 神经根（C4 神经根为主；Morton et al., 2019; Loukas, 2016），膈神经的运动神经纤维可引起膈肌收缩（Morton et al., 2019）。除了支配大部分膈肌（腹侧面及胸侧面），膈神经也有感觉神经纤维分布于心包壁层和壁层胸膜（壁层胸膜的膈肌和纵隔部分；Morton et al., 2019; LeBlond et al., 2015）。因为膈神经的根部在颈椎，刺激或激惹膈神经可引起颈部牵涉性疼痛，通常在深呼吸或做出 Valsalva 动作时加重（LeBlond et al., 2015）。第 5 和第 6 肋间神经可导致膈肌肌肉周围产生额外的疼痛感（Morton et al., 2019; LeBlond et al., 2015）。

在神经走行方面，膈神经始于颈神经根，在前斜角肌的前方下行（在锁骨下动静脉与心包动静脉之间；Morton et al., 2019）。右侧膈神经较左侧短，且会更为径直地抵达膈肌。右膈神经在头臂静脉和腔静脉外侧下行，在下腔静脉裂孔处穿过中央腱进入膈肌。左侧膈神经在左锁骨下动脉前方、胸导管后方沿左侧胸内动脉下行，首先在胸腔内沿着左侧颈总动脉和锁骨下动脉之间的间隙向下走行，经迷走神经的前方和头臂静脉的后方继续下行支配左半膈肌，随后在比右侧膈神经更靠前的位置进入膈肌（Loukas, 2016）。胸腔内双侧膈神经从前方绕过肺根，通过纵隔壁层胸膜与心包间形成的间隙，与心包血管伴行（Morton et al., 2019; Loukas, 2016）。接触膈肌后这双侧的膈神经通常分为3个独立的分支（前支或胸骨支、前外侧支和后支；Loukas, 2016）。前支向胸骨走行，前外侧支沿着中央腱向外侧走行，后支短暂地向后走行，随后分为沿前外侧支后方走行的后外侧支以及支配膈肌脚的后方分支（Loukas, 2016）。

膈肌的功能

如前所述，膈肌是最主要的吸气肌（Morton et al., 2019），收缩膈肌可实现吸气。首先，收缩膈肌会导致胸腔容积增加，降低胸腔压力，形成真空效应，使空气进入肺部（Morton et al., 2019; Gayan-Ramirez and Decramer, 2015）。膈肌收缩下降可同时使腹壁向外移动，进一步扩大胸廓，增大胸腔容积。低位肋骨与膈肌相连，膈肌收缩下降可对低位肋骨产生直接张力，导致肋骨外旋从而进一步提高胸腔容积（Gayan-Ramirez and Decramer, 2015）。上述效应叠加后降低了胸膜腔和肺泡内的压力，通过肺部膨胀实现吸气（Sinderby and Beck, 2013）。当膈肌放松时，膈肌在胸腔内上升，减少胸腔体积，这导致该空间的压力随之增加，并将空气推出肺部（Morton et al., 2019）。在呼气末期，膈肌位置高，胸壁收缩；在吸气末期，上述位置正好相反（LeBlond et al., 2015）。

除了有助于呼吸，膈肌还有一些辅助功能。膈肌收缩可增加腹内压，有助于通过对封闭的上呼吸道进行用力呼气来完成Valsalva动作，如促进"爆耳"

（平衡鼓膜两侧的气压）、呕吐、排便和排尿（Morton et al., 2019）。膈肌还可预防胃食管反流病，因为吸气时膈肌收缩可增加膈肌脚对胃食管交界处的压力，与特定的平滑肌细胞共同防止胃内容物回流到食管。膈肌食管韧带将食管与膈肌相连接，防止食管向胸腔过度地纵向移动，但为食管在吞咽和呼吸时的移动留有余地，从而增强上述功能（Loukas, 2016）。膈肌除了改变肺内压力从而产生呼吸运动的功能，还可改变血液流动，吸气时膈肌下腔静脉裂孔打开，腹压增加，将血液送入心脏，促进静脉血的回流（Morton et al., 2019; Loukas, 2016）。

外科应用

在胸腰椎手术中通常面临这样的问题：以何种方式来处理膈肌才能既达到最大限度地暴露所需椎体，又最大限度地减少手术明显损伤膈肌的发生率？T11至L2的脊柱病变通常可采用胸腰椎前路手术（Schuchert et al., 2014）。许多外科医生都推荐运用Papin法进行胸腰椎前路手术，因为其操作简单（Mirbaha, 1973）。术中如需到达更低的脊柱节段，延长切口即可到达（Mirbaha, 1973）。常规的T12~L1椎间盘手术仅需简单地分离膈肌止点就能完成，部分手术则需延长切开胸膜的膈肌部分，把椎体上附着的膈肌钝性剥离才能完成（Newton and Perry, 2009）（图5.9）。涉及L1椎体的手术通常需

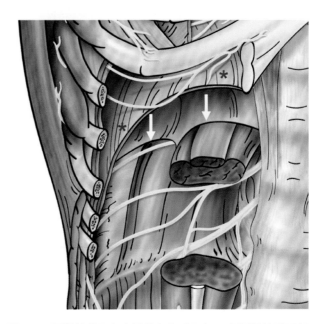

图5.9 膈肌的前下部（星号）和后下部。在膈肌的后下部，需注意内侧和外侧的弓状韧带（箭头）

切断膈肌（Hamilton and Trost, 2017）。其他学者认为显露目标椎体时没必要分离膈肌，通过使用台式固定撑开器少量剥离膈肌的脊柱附着点，同时进行膈上及膈下显露，可以在促进椎体显露的同时减少膈肌损伤。例如，采用经腰肌入路手术时，推荐经胸膜后入路，在 L1 节段以上将膈肌自椎体及附件上剥离（Deukmedjian and Uribe, 2014）。

经胸入路手术中，患者常取侧卧位，为了显露 T12~L1 间隙，通常采用第 10 肋切口，也可于第 9 肋切开，随后可切除相应肋骨，必要时可切除第 11 或第 12 肋以获得更大的操作空间和手术视野（Hamilton and Trost, 2017）。自第 12 肋内侧部分进行剥离具有以下优点：首先，膈肌及腰方肌附着于该处，剥离后上述肌肉的回缩有利于进入腹膜后胸膜外的椎前间隙。其次，在腰部的 Petit 三角顶点做一个短切口，牵开背阔肌和腹外斜肌，分离腹内斜肌与腰方肌后打开 Grynfeldt 三角的底部（由腹横肌构成），就可进入腹膜后间隙（Mirbaha, 1973）。用自固定开胸牵开器固定后，才能进行后续操作。该平面左侧有脾脏，右侧有肝脏，外科医生应该熟知该解剖特点，避免损伤上述脏器。剥离膈肌脚与椎体附着部位，有助于经过膈下腹膜后间隙显露椎体（Hamilton and Trost, 2017）。

当需要显露中段腰椎时，需略微调整手术技术，采用类似腰交感神经节切除术的方法，有助于显露 L2 至骨盆上缘的椎体。相比之下手术医生更熟悉该方法，可以更清晰地显露目标椎体。但也存在缺点：显露的上界止于膈肌脚，下界止于骨盆环，腰大肌的存在限制了椎间孔的可及性。如果只需显露 L1~L2 椎间隙，通常采用肋下胸膜外入路，只需切除 T12 的肋骨就可获得满意的显露，从而无须切断膈肌（Hamilton and Trost, 2017）（图 5.10）。

Francioli 开发了一种更具限制性的替代方法，可以从脊柱附件中横断或分离膈肌。为了显露胸腰椎交感神经干，需剥离膈肌的上下部。相较于剥离膈肌与脊柱的连接，采用该术式患者的膈肌仍与脊柱相连，该术式局限性更强，可能只适用于活检或处理交感干而无法处理椎体（Moskovich et al., 1993）。

即使在较高节段的脊柱手术中，仍需考虑到膈肌，因为膈肌标记着众多手术的下界。例如，当进

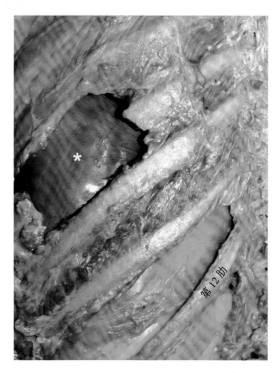

图 5.10　胸膜（星号）覆盖在膈肌后部的尸体视图。第 12 肋的上方是腹膜，下方是腹膜后脂肪

行 T4~T10 手术时，通常选择前方经胸入路，通过正中切开膈肌后最低可以显露 L2~L3 椎间盘。采用该入路显露脊柱时，最好采用侧卧位，根据目标椎体来确定切口水平。另一种方法是肋骨下腹膜后入路，可最高显露到 T12（Klekamp and Samii, 2007）（图 5.11）。

部分外科医生通过运用该入路结合正中切开膈肌，尚无膈肌手术相关并发症发生率和死亡率的资料。如果需要切断膈肌，常规是在膈肌的外围肌肉处切开，否则膈神经有被切断的风险（Hamilton and Trost, 2017）。如果有必要环形分割半膈，建议沿胸壁留出至少 1 cm 长的边缘，以便重新缝合膈肌，推荐使用 0-0 prolene 缝合线缝合膈肌（Schuchert et al., 2014）。当切断膈肌时，胸膜和腹膜后腔都被侵犯，造成手术并发症的发生率和死亡率增高（Hamilton and Trost, 2017）。这比腹膜后入路中只进入一个体腔的风险更大，应适当权衡利弊。已经提出了一种替代方案：在低位肋骨处（第 11 肋处）做单个切口，只进入腹膜后腔。该方案的缺点有：目标椎体的显露范围缩小，手术时间延长，增加手术难度。此外，

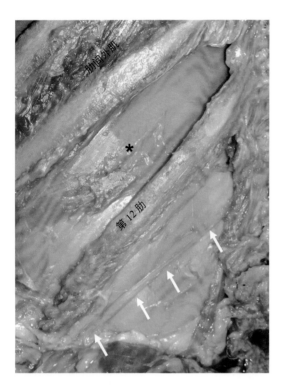

图 5.11　图 5.10 所示图像的前视图，箭头处表示肋下神经，星号处表示腹膜

应避免过度牵开患者左侧以保护脾脏，减小损伤风险（Hamilton and Trost, 2017）。如果有必要，术中任何时候都可以抬高膈肌与脊柱连接的部位。因有胸膜破裂、气胸的潜在风险，推荐术后进行影像学检查（Klekamp and Samii, 2007）。

总结

　　膈肌是一块具有重要功能的肌肉，膈肌功能丧失后可导致毁灭性后果。外科医生有必要处理好膈肌，利于胸腰椎的显露。本章的目的是传授膈肌相关的解剖学知识，以及涉及膈肌时需考虑采用的各种手术入路。

（Peter Oakes, R. Shane Tubbs 著　董俊杰　李兴国　龚志强　雷　宇译　陈凌强　审校）

参考文献

Allaix, M., Patti, M., 2015. Chapter 20: Esophagus and diaphragm. In: Doherty, G. (Ed.), Current Diagnosis and Treatment: Surgery, fourteenth ed. McGraw-Hill Education, New York.

Deukmedjian, A., Uribe, J.S., 2014. Chapter 28: Minimally invasive anterior column reconstruction for sagittal plane deformities. In: Wang, M., Lu, Y., Anderson, G., Mummaneni, P. (Eds.), Minimally Invasive Spinal Deformity Surgery: An Evolution of Modern Techniques. Springer, New York, pp. 281–291.

Gayan-Ramirez, G., Decramer, M., 2015. Chapter 3: The respiratory muscles. In: Grippi, M. (Ed.), Fishman's Pulmonary Diseases and Disorders, fifth ed., Minimally Invasive Spinal Deformity Surgery: An Evolution of Modern Techniques. McGraw-Hill Education, New York.

Hamilton, K., Trost, G., 2017. Section 7: Perioperative management. In: Steinmetz, M., Benzel, E. (Eds.), Benzel's Spine Surgery: Techniques, Complication Avoidance, and Management, fourth ed. Elsevier, Inc., Philadelphia, PA, pp. 1739–1741.

Klekamp, J., Samii, M., 2007. Chapter 5: Epidural tumors. In: Schröder, G. (Ed.), Surgery of Spinal Tumors. Springer, Heidelberg, pp. 378–387.

LeBlond, R., Brown, D., Suneja, M., Szot, J., 2015. The chest: chest wall, pulmonary, and cardiovascular systems; the breasts. In: Henry, S., Pancotti, R. (Eds.), DeGowin's Diagnostic Examination, 10e. McGraw-Hill Education, New York.

Loukas, M., 2016. Chapter 55: Diaphragm and phrenic nerves. In: Spratt, J., Standring, S. (Eds.), Gray's Anatomy, 41st ed. Elsevier, Philadelphia, pp. 970–973.

Mirbaha, M., 1973. Anterior approach to the thoracolumbar junction of the spine by a retroperitoneal-extrapleural technique. Clin. Orthop. Relat. Res. 91 (91), 41–47. Available at: https://www.researchgate.net/publication/18463470_Anterior_Approach_to_the_Thoraco-Lumbar_Junction_of_the_Spine_by_a_Retroperitoneal-Extrapleural_Technic.

Morton, D., Foreman, K., Albertine, K., 2019. Chapter 2: Anterior thoracic wall. In: The Big Picture: Gross Anatomy, second ed. McGraw-Hill, New York.

Moskovich, R., Benson, D., Zhang, Z.H., Kabins, M., 1973. Extracoelomic approach to the spine. J. Bone Joint Surg. Br. 75 (6), 886–893.

Newton, P., Perry, A., 2009. Thorascopic deformity correction. In: Ozgur, B., Benzel, B., Garfin, S. (Eds.), Minimally Invasive Spine Surgery: A Practical Guide to Anatomy and Techniques, first ed. Springer, New York, NY, p. 80.

Schoenwolf, G., Bleyl, S., Brauer, P., Francis-West, P., 2008. Development of the respiratory system and body cavities. In: Larseon's Human Embryology, fourth ed. Elsevier, Philadelphia.

Sinderby, C., Beck, J., 2013. Neurally adjusted ventilatory assist. In: Tobin, M. (Ed.), Principles and Practice of Mechanical Ventilation, third ed. McGraw-Hill, New York.

Schuchert, M., McCormick, K., Abbas, G., Pennathur, A., Landreneau, J., Pitanga, A., Gomes, J., Franca, F., El-Kadi, M., Peitzman, A., Ferson, P., Luketich, J., Landreneau, J., 2014. Anterior thoracic surgical approaches in the treatment of spinal infections and neoplasms. Ann. Thorac. Surg. 97 (5), 1750–1757. Available at: www.annalsthoracicsurgery.org/article/S0003-4975(13).

第6章　腰　丛

引言

采取腰椎侧方经腰大肌入路需要详细了解周围的神经血管结构。对于采用这类入路的脊柱外科医生来说，掌握腰丛的解剖结构至关重要（图6.1）。腰丛发自前4条腰神经腹支（图6.2），也可包括T12腹支，本章将具体介绍这组神经的详细解剖结构。

肋下神经
解剖

第12胸神经（T12）走行于最后一根肋骨下方，肋下神经是T12的腹支（图6.3）。第1~11肋间胸神经走行于肋骨之间，其分支可分为侧副支、侧支、皮支、前皮支或肌支（Harman, 1898; Standring,

2015）。各脊髓节段都会发出背侧和腹侧胸神经根，这些神经根离开脊髓后会分成腹支和背支。从交感神经干发出的节后交感神经纤维穿过灰交通支后汇入腹支。从T6到L1的腹支在脊柱各节段都发出分支（Lykissas et al., 2013; Standring, 2015）。T12腹支要大于其他腹支，可发出一条与第1腰椎腹支连接的交通支，也被称为背腰神经。肋下神经发出一条侧副支来支配肋间肌和邻近壁层胸膜（Moore et al., 2010; Standring, 2015），同时沿着第12肋下缘走行，伴行肋下血管。动静脉走行于肋下神经上方且隐于肋沟（coastal groove）内，使得该神经外露，在手术过程中容易造成医源性损伤。肋下神经继续向后延伸至外侧弓状韧带和肾脏，向前延伸至腰方肌上部区域（Standring, 2015）。在穿过腹横肌起点的腱膜后，肋下神经继续在腹横肌和腹内斜肌之间穿行

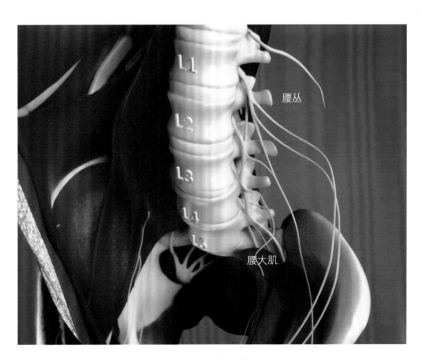

图 6.1　腰丛示意图

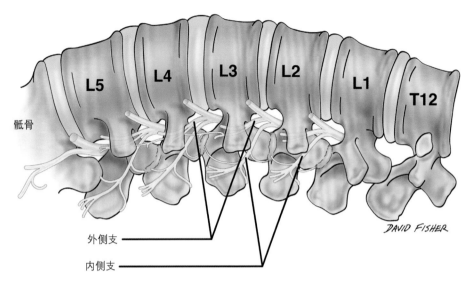

图 6.2　腰椎及其腹支和背支侧视图

（Standring，2015），在这一部位的分布与其他肋间神经相似（Moore，2010），向腹前壁肌肉分布肌支（Dakwar et al.，2011；Standring，2015）。肋下神经支配腹外斜肌最下部、腹直肌和腹横肌（D'Souza et al.，1994；Fahim et al.，2011；Tokita，2006），有助于其在呼吸过程中发挥作用。肋下神经向下与腰丛第 1 脊神经——髂腹下神经汇合，向锥状肌（附着在耻骨联合和嵴上的前壁肌肉）发出一条分支。肋下神经的支配作用使这块肌肉能够绷紧白线（Standring，2015；Tubbs et al.，2015）。与其他肋间神经类似，肋下神经有一个分支，称为外侧皮支，这一分支可以穿入腹内斜肌和腹外斜肌，并直至腹外斜肌的最低区域。肋下神经向下走行，在髂前上棘（anterior superior iliac spine，ASIS）后方约 5 cm 处跨过髂嵴并支配前臀皮肤，但有些神经纤维可能下行至股骨大转子（Moore et al.，2010；Standring，2015；Tokita，2006）。

变异

肋下神经并非都走向腰丛（Dakwar et al.，2011；Lovering and Anderson，2008），此类情况约有一半。此外，一些研究还强调了锥状肌神经支配的变异情况（Tokita，2006；Williams et al.，2008）。一项研究报告称，T12、L1 和 L2 前支都会向锥状肌发出分支（Tokita，2006）。D'Souza 也发现肋下神经外侧皮支的粗细具有差异（D'Souza et al.，1994）。

病理

研究证实，肋下神经会在一些病理情况中发挥作用。肋间神经痛就是其中一种病症。有文献将肋间神经痛描述为一种在相应皮节上出现的剧烈刺痛，诱发因素包括神经卡压、肿瘤、胸腔手术、乳房手术或带状疱疹病毒感染（Kim et al.，2015；Nasseh et al.，2013；Ombregt，2013）。此外，Nasseh 等对 68 名经皮肾镜取石术后出现同侧腹痛或大腿近端麻木的患者进行了横断面研究（Nasseh et al.，2013），他们发现由肋下神经或 T12 支配的皮节是最常受累的区域（Ombregt，2013）。在某些情况下，患者术后会在肋下神经出现神经瘤。Williams 等的一项回顾性研究报告称，开放性肾切除术后可能会在第 12 胸脊神经出现神经瘤（Williams et al.，2008）。如果在肾切除术中出现肋下神经损伤，可能会发生术后腹壁膨出（也被称为假疝或胁腹膨出）（Tubbs et al.，2015a，b）。胁腹膨出也是经腰部肾脏手术术后的常见并发症。在切开或术后缝合的影响下，肋间神经和肋下神经医源性损伤可能导致这些神经所支配的组织出现病症。这些神经损伤以及随后神经支配障碍可能会导致瘫痪、肌肉萎缩、肌肉松弛和腹壁膨出（van der Graaf et al.，2011）。肋下神经肿瘤也会压迫脊髓圆锥，进而影响膀胱和肛门，表现出类似于鞍区麻醉的症状（Cranfield et al.，1997）。与动静脉不同的是，肋下神经暴露在后方，

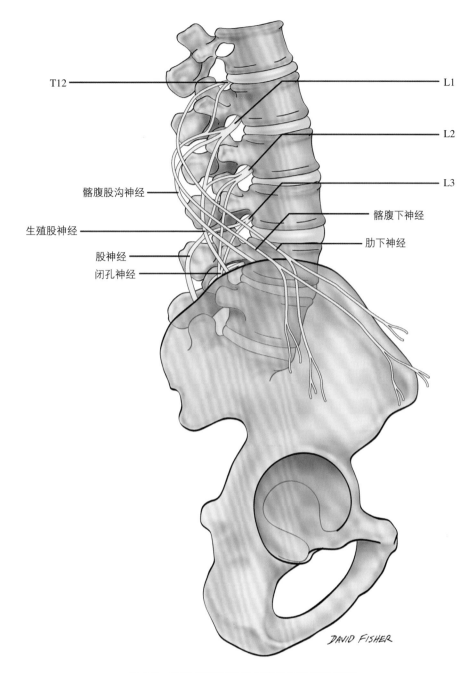

T12　L1
L2
L3
髂腹股沟神经
生殖股神经
髂腹下神经
肋下神经
股神经
闭孔神经

DAVID FISHER

图 6.3　腰丛侧视图及其与脊柱和盆腔的关系

使其在肾脏手术时更易受到侵犯，从而增加损伤的可能性。

　　第 12 肋脱位导致的肋椎关节错位可压迫肋间神经，这一临床表现被称为滑脱性肋骨综合征或第 12 肋综合征（Machin and Shennan, 1983）。肋骨的过度活动导致肋下神经受到冲击，从而引起剧烈疼痛（Cranfield et al., 1997）。肋下神经在穿过腹直肌鞘腱膜时也可能受到卡压，导致腹直肌综合

征（Standring, 2015; Tran et al., 2009）。此外，一些报告显示，髂嵴上方的肋下神经和髂腹下神经侧支受压也会导致一系列疼痛综合征（Maigne et al., 1986）。Maigne 等对神经通路和分布模式进行了解剖学研究。从肋下神经和髂腹下神经发出的神经支紧密交叉形成切迹，随后被周围肌肉的腱膜包裹形成骨膜隧道，并且在体瘦患者的体表可触及到。由于这一区域位于皮下，所以摩擦和轻微创伤可导致

其暴露。因此，这种位置分布可能会引起卡压综合征（Maigne et al.，1986）。

外科手术

肋下神经涉及多种手术治疗过程，包括超声引导腹横肌神经阻滞，这一操作通常以（Petit）腰三角作为注射标记进行 T11~L1 脊神经麻醉（Chou et al.，2004）。此外，文献报告显示，在采用某些手术入路时，肋下神经有可能发生医源性损伤。D'Souza 等在进行截骨术时发现髂前上棘和肋下神经外侧皮支之间的距离会发生变化（D'Souza et al.，1994）。在使用改良 Smith-Peterson 入路后，他们发现肋下神经外侧皮支在髂前上棘后方 2~5 cm 处穿行，可以据此在进行臀区手术时避免造成感觉障碍或紊乱（D'Souza et al.，1994）。Chou 等的另一项研究报告称，肋下神经分支存在于髂前上棘后方的髂嵴上，在从髂嵴上取骨时需要在此处进行切开，因此极易造成肋下神经损伤。这项研究建议外科医生在剥离至髂前上棘后方 6 cm 处时要谨慎操作以避免损伤。一般而言，最早可在髂前上棘后方 4 指宽处发现神经，所以，外科医生在这个区域进行手术时应保持警惕。然而，如果神经被意外切断，最好让神经回落到健康组织中，且避免在闭合筋膜时包入神经（Cahill et al.，2012）。神经的医源性损伤常见于经腰椎侧路微创手术，特别是在暴露上腰椎的过程中，也可发生在缝合腹壁时（Cahill et al.，2012; Tubbs et al.，2015）。一些研究人员建议采用与肋下神经平行的切口，以便减少肋下神经损伤风险（Cahill et al.，2012）。

虽然有人认为肋下神经损伤会损害其所支配的肌肉功能，但 Standring 指出，腹前外侧壁是由节段脊神经的数个分支支配（Standring，2015）。因此，支配肌肉的单根脊神经损伤几乎不太可能对肌张力造成显著的影响，除非损伤一根以上的脊神经（Standring，2015）。

髂腹下神经

髂腹下神经（图 6.3）长度约为 210 mm（Izci et al.，2005），支配下腹盆腔区域内多数结构的运动和感觉。腹横肌和腹内斜肌可以维持腹部张力，增加腹内压力，还可以实现侧屈（特别是腹内斜肌）。负责运动支配的髂腹下神经可以支配腹横肌和腹内斜

肌（Standring，2016）。负责感觉支配的髂腹下神经延伸至下腹皮肤以及大腿上外侧和臀区（Anloague and Huijbregts，2009; Griffin，1891; Klaassen et al.，2011; Papadopoulos and Katritsis，1981）。在累及腹腔、盆腔或会阴区域的手术中，这一神经较易发生损伤，术中损伤可导致下腹壁发生运动功能障碍以及上述区域发生感觉障碍。

解剖

髂腹下神经发自 L1 脊神经前支（Klaassen et al.，2011），直径约为 4 mm（Izci et al.，2005）。L1 脊神经根穿出 L1~L2 椎间孔后分叉成为髂腹下神经和髂腹股沟神经，上述神经于腰大肌后方走行（Anloague and Huijbregts，2009; Standring，2016），在 L1~L2 水平自腰大肌上外侧缘穿出且位于内侧弓状韧带后方（Papadopoulos and Katritsis，1981）。髂腹下神经（直径为 2.2 mm）在进入腹腔后，在腰方肌前表面和肾下极后表面之间横向下行直至腹横肌（Anloague and Huijbregts，2009; Linder，1989; Mahadevan，2008; Moore and Dalley，1999; Palastanga et al.，1998; Pratt，1991; Sauerland，1994; Standring，2016; Williams，2005）。髂腹下神经穿过腹横肌后缘表面，在腹横肌和腹内斜肌之间平行于髂嵴走行，随后分为两个分支：外侧皮支（髂支）和下腹支（前支）（Anloague and Huijbregts，2009; Griffin，1891）。髂支在穿出腹内斜肌后，紧接着经髂嵴上方的结节穿过腹外斜肌腱膜，并分成两条皮支。一条皮支支配大腿上段外侧阔筋膜张肌上方的皮肤感觉，另一条皮支为臀中肌和外侧 1/3 臀大肌表面在大转子水平的皮肤提供感觉信息。而下腹支则继续在腹横肌和腹内斜肌之间走行，在髂前上棘水平进入腹内斜肌，支配这两块肌肉的运动，随后在腹内斜肌和腹外斜肌之间与腹股沟韧带平行向腹内侧走行。下腹支沿腹股沟管浅环外缘中点处的垂直线穿过腹外斜肌腱膜，支配耻骨区皮肤（Grifn，1891）。在左侧，髂腹下神经于髂前上棘内侧 1.5~8 cm 处进入腹内斜肌，右侧则为 2.3~3.6 cm（Avsar et al.，2002）。髂腹下神经在髂前上棘内侧 2.8 cm ± 1.3 cm（1.1~5.5 cm）和下侧 1.4 cm ± 1.2 cm（0.6~5.1 cm）处穿出腹壁，走行至白线外侧 4.0 cm ± 1.3 cm（2.0~12.6 cm）处（Klaassen et al.，2011）。

变异

髂腹下神经的变异包含多种情况。多达 20% 的腰丛可能没有髂腹下神经。髂腹下神经缺失会导致非常轻微的感觉障碍，原因是生殖股神经和髂腹股沟神经的感觉区域与髂腹下神经的感觉区域基本重叠（Anloague and Huijbregts, 2009）。髂腹下神经有多个起点，按形态学分类可分为 Ⅰ ~ Ⅳ型。7% 的髂腹下神经起点位于 T12 处，可归为 Ⅰ型；Ⅱ型占 14%，起点位于 T12 和 L1 交界处；Ⅲ型占 10%，起点位于 L1 处；Ⅳ型（6%）起点位于 T11 和 T12 处（Klaassen et al., 2011）。髂腹下神经也可以通过在腹横肌表面走行的小副神经支与腰丛中的其他神经相连，包括股外侧皮神经（5%）和髂腹股沟神经（55%）（Bardeen, 1901; Bardeen, 1906; Hollinshead, 1956a, b; Klaassen et al., 2011; Moosman and Oelrich, 1977; Netter, 2003; Sasaoka et al., 2005; Webber, 1961）。此外，肋下神经也可以发出髂腹下神经（Anloague and Huijbregts, 2009; Bergman et al., 1984; Hollinshead, 1956a, b; Klaassen et al., 2011; Mandelkow and Loeweneck, 1988）。神经形态也会发生变异。例如，髂腹股沟神经可以在腹股沟管浅环内替代髂腹下神经下腹支（Anloague and Huijbregts, 2009）。在多达 30% 的病例中可以发现髂腹下神经和肋下神经之间有一条共同的神经干。在这些案例中，神经可在 3 个位置发生分叉：肾脏后方，腹内斜肌和腹横肌之间，少数情况下可发生在腹内斜肌和腹外斜肌之间。这些髂腹下神经和肋下神经共同的神经干位于外侧弓状韧带的背侧。这些神经要么在腰方肌和腹横肌附近分离，要么在腹内斜肌和腹横肌之间横向分离。

外科标志

外科医生在手术时应明确髂腹下神经的相关标志，避免造成术中损伤，阑尾切除术、腹股沟疝修补术、子宫切除术或剖宫产手术中神经损伤的发生率较高。在腹侧面，髂腹下神经首先出现于 L1~L2 椎体水平腰大肌外侧缘附近的腰方肌表面，距椎旁约 1 cm。在右侧面，髂腹下神经沿右肾中央后方走行，出现在肾外侧下极上方 2 cm 处。66% 的左侧髂腹下神经在肾脏水平走行时比右侧髂腹下神经高 2 cm。随后髂腹下神经于髂嵴和第 12 肋尖连线中点

穿过髂嵴上方的腹横肌腱膜纤维。在髂前上棘内侧 3 cm 内的腹横肌和腹内斜肌之间可发现这一神经。在这一水平上，髂腹下神经穿过腹内斜肌，在腹股沟韧带上方 4 cm 与之平行走行，深达腹外斜肌腱膜，其终末分支在中线外侧 4 cm 处穿出腱膜。髂腹下神经外侧皮支在腹横肌和腹内斜肌间的髂嵴外峰处发出分支支配阔筋膜张肌表面的皮肤（Pećina et al., 1997）。

病理

髂腹下神经损伤可引发髂腹下综合征，造成腹部功能紊乱，导致屈曲 - 旋转能力减弱。具体表现为与感觉功能异常相关的发作性疼痛，行走或坐立时疼痛加重，伴有下腹部、大腿上部或骨盆区出现刀割痛、烧灼痛、抽搐痛或刺痛（Choi et al., 1996; Soldatos et al., 2013; Vuilleumier et al., 2009; Whiteside et al., 2003）。损伤主要包括创伤性损伤（术中医源性损伤等）或牵拉性损伤。髂腹下神经损伤最常见的手术原因是下腹壁内切口、缝合卡压、髂骨取骨移植、腹股沟区淋巴结清扫术、股动脉导管插入术、睾丸切除术（Pećina et al., 1997; van Ramshorst et al., 2009）以及腹腔镜手术中在下腹壁内放置穿刺套管（Alfieri et al., 2006）。髂腹下神经在肌肉层间走行，因此容易受到牵拉，所以也会发生牵引或卡压损伤（Papadopoulos and Katritsis, 1981; Vuilleumier et al., 2009）。此外，压力也会引起髂腹下神经损伤，如在下肾或下腰部出现的肿瘤。由于髂腹下神经与这些结构的距离较近，这些肿瘤可以直接干扰神经；腹部钝性创伤也可能引起髂腹下神经损伤，继而导致血肿（Vuilleumier et al., 2009）。

外科手术

如前所述，下腹壁内手术是髂腹下神经损伤的主要原因。一项使用单变量和多变量分析的研究显示，未能识别髂腹下神经与存在慢性疼痛和腹股沟疼痛发生风险显著相关（Stulz and Pfeiffer, 1980）。这进一步强调了需要详细了解髂腹下神经的解剖结构，避免造成此类损伤。几种腹壁手术切口可导致特定的病理变化，进而影响髂腹下神经。例如，在使用侧方入路进行阑尾切除术时，需要格外注意避免伤及髂腹下神经前支（Condon and Nyhus, 1971）。外科医生可以通过避开在髂前上棘上方和内侧 3 cm

的区域内做切口来确保神经的安全性。在腹股沟疝修补术中，髂腹下神经也可能发生损伤。当做斜切口时，由于切口向内侧延伸，髂腹下神经前支可能会受到损伤（Loos et al., 2008a, b）。腹壁切口有可能会损伤腹股沟韧带上方 4cm 处的髂腹下神经。在腰部做斜切口（Pfannenstiel 切口）时，如果解剖结构太靠近腹直肌外侧边界，可能会造成髂腹下神经损伤并形成神经瘤（Khedkar et al., 2015）。

影像

虽然尚无研究确定哪种影像学检查能最有效地显示髂腹下神经和相关神经病变，但可以使用几种影像学检查技术指导治疗并识别病变。在准备行下腹或耻骨上部的各类手术时，可以在超声引导下进行髂腹下神经阻滞。使用超声引导神经阻滞技术可以更好地了解神经的变化，从而提高麻醉效果。超声引导神经阻滞的特点是可以在术前减少麻醉剂所需的剂量或种类，降低术后疼痛水平（Anloague and Huijbregts, 2009; Courtney et al., 2002; Eichenberger et al., 2006; Papadopoulos and Katritsis, 1981; Pećina et al., 1997）。虽然磁共振神经成像的主要功能是沿髂腹下神经解剖路径观察肿瘤，但借助这一检查可以较为容易地发现髂腹下神经卡压或肿大。电生理学数据的诊断结果并不可靠，需要通过局部麻醉来实现神经阻滞，以确定诊断（Whiteside et al., 2003）。

治疗

术后慢性疼痛是髂腹下神经损伤的主要表现。术后疼痛的治疗方法取决于疼痛的严重程度以及患者意愿，包括保守治疗及神经切除术。在一项对 5506 名接受疝造影术治疗的腹股沟疝患者的研究中，125 名患者报告了重度至极度疼痛，多达 25% 的患者持续存在这种疼痛（Hakeem and Shanmugam, 2011）。与非甾体抗炎药、阿片类药物和肌肉松弛剂等常规镇痛药相比，抗抑郁药和抗癫痫药可以更加有效地缓解与神经损伤相关的神经性腹股沟疼痛。然而，大多数患者会对镇痛药产生耐药性，进而出现复发（Amid and Hiatt, 2007）。超声引导神经阻滞已被用于治疗与髂腹下神经病变相关的疼痛，且具有较高的准确性和选择性（Courtney et al., 2002）。建议手术干预的时机在术后 6 个月以上，以期神经失用可自行消退或接受药物治疗好转。

当上述治疗方案无效时建议进行手术。只有在神经阻滞无法实现疼痛缓解时，才可进行神经切除术（Amid and Hiatt, 2007）。在与腹股沟相关的髂腹下神经病变患者中，选择单纯切除髂腹下神经或者全部切除分布于腹股沟区域的 3 条神经（髂腹下神经、髂腹股沟神经和生殖股神经）尚在争议。导致这一争议的原因是剩余的神经仍然可以传递疼痛信号（Amid and Hiatt, 2007）。

髂腹股沟神经
解剖

髂腹股沟神经（图 6.4）起于 L1 脊神经前支，但通常也可源于 T12、L2 和 L3（Amin et al., 2016; Klaassen et al., 2011; Rab and Dellon, 2001; Schaeffer, 1953; Thane, 1895; Vanetti et al., 2016）。髂腹股沟神经的直径为 2.2 mm（1.3~3.3 mm），与在其侧下方走行的髂腹下神经成反比（Klaassen et al., 2011; Ndiaye et al., 2007）。根据 Klaassen 等的研究，在 20% 的病例中，髂腹股沟神经与髂腹下神经形成共同的神经干，但在离开椎间孔后出现分离（Klaassen et al., 2011; Walji and Tsui, 2016）。有研究报道称，髂腹股沟神经与肋下股外侧皮神经（lateral femoral cutaneous nerve, LFCNs）有交通支（Schaeffer, 1953）。髂腹股沟神经继续横向走行经过腰大肌上外侧边界（大约在髂后上棘上缘 4.4~8.6 cm 处），并通常经过肾下极前方（Amin et al., 2016; Reinpold et al., 2015; Walji and Tsui, 2016）。随后，髂腹股沟神经向内下走行（Schaeffer, 1953; Thane, 1895），在腰方肌和腹横肌前方向下延伸至肾下极，右侧位于升结肠后部（左侧位于降结肠后部），然后在髂上棘和髂嵴间中点的上方 3.0 cm 内穿过腹横肌；在 13% 的病例中，髂腹股沟神经走行略微低于髂上棘的中点（Rab and Dellon, 2001; Reinpold et al., 2015）。在腹横肌平面（腹横肌和腹内斜肌之间的区域），髂腹股沟神经可能通过小副神经支与髂腹下神经下腹支交通（Schaeffer, 1953; Thane, 1895）。在腹横肌和腹内斜肌之间走行一段距离后，髂腹股沟神经在腹横肌下方纤维中分布运动神经。髂腹股沟神经还会穿透腹内斜肌，在其内分布运动神经（Amin et al., 2016; Standring, 2015; Tsui, 2016; Walji and Tsui, 2016）。Avsar 等（2002）的研究表明，在右侧，这种穿透发生在髂前上棘内下侧 4.85 cm（3~6.4 cm）

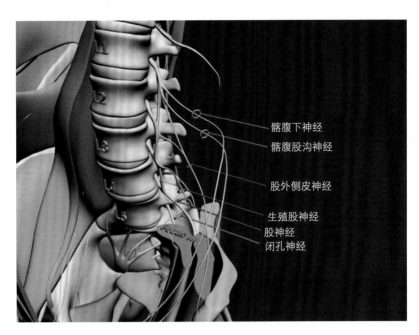

髂腹下神经
髂腹股沟神经

股外侧皮神经

生殖股神经
股神经
闭孔神经

图 6.4　腰丛分支

处，距麦氏点 2.99 cm（0.2~6.1 cm）；在左侧则发生在髂前上棘内下侧 3.37 cm（2~5 cm）处，距麦氏点 3.74 cm（1.8~7.5）cm（Avsar et al., 2002）。Whiteside 等发现，髂腹股沟神经邻近髂前上棘（Whiteside et al., 2003），在小儿患者中更为接近（Schoor et al., 2005）。髂腹股沟神经在髂前上棘和脐部的连线上分别距离髂前上棘左侧和右侧 1.9 mm（0.61~4.01 mm） 和 2.0 mm（0.49~3.44 mm）（Schoor et al., 2005）。在腹外斜肌和腹内斜肌之间，髂腹股沟神经被腹外斜肌的筋膜覆盖，直至圆韧带或精索（Klaassen et al., 2011; Ndiaye et al., 2007）。Ndiaye 等的研究表明，在 28.72% 的病例中，髂腹股沟神经在到达精索或圆韧带之前会穿过腹外斜肌筋膜，在腱膜外走行。髂腹股沟神经从腹股沟韧带约 1.015 cm（范围 0~4 cm）处穿过腹内斜肌浅表，但在 66% 的病例中这一距离小于 1 cm（Ndiaye et al., 2007）。在腹外斜肌和腹内斜肌之间走行时，髂腹股沟神经会穿越管壁进入腹股沟管，不会经过腹股沟深环。Rab 等的研究表明，髂腹股沟神经及其感觉分支在腹股沟管内的走行有两条不同的路径（Rab and Dellon, 2001）。在 A 型（43.7%）中，神经皮支要么在腹股沟深环外侧腹内外斜肌之间（腹股沟深环内）与生殖股神经相接，要么在腹股沟管外侧附近与生殖股神经相接，生殖股神经的生殖支在精索或圆韧带上向腹侧走行（Rab and Dellon, 2001）。在 B 型（28.1%）、C 型（20.3%）和 D 型（7.8%）中，生殖股神经的生殖支和髂腹股沟神经皮支进入腹股沟深管，髂腹股沟神经在圆韧带或精索腹侧走行（Rab and Dellon, 2001）。B 型、C 型和 D 型的不同之处主要在于，与圆韧带或精索相比，生殖股神经的生殖支和生殖股分支到提睾肌的走向不同；然而，与 A 型类似，髂腹股沟神经会通过精索腹侧（Moosman and Oelrich, 1977; Rab and Dellon, 2001; Standring, 2015）。Moosman 和 Oelrich（1977）的早期研究发现支持 Rab 等提出的分类法。在 Moosman 和 Oelrich 描述的"异常"行程中，35% 的病例中髂腹股沟神经的感觉支被纳入生殖股神经的生殖支，位于精索内后方（或圆韧带后方），然后继续向下深入提睾肌层（Moosman and Oelrich, 1977; Wijsmuller et al., 2007）。这种变异路径与 Rab 等的 A 型分类吻合，而 B、C 和 D 型则反映了"经典"行程（Moosman and Oelrich, 1977; Raband Dellon, 2001; Wijsmuller et al., 2007）。然而，其他文献很少报告此类变异路径（Al-dabbagh, 2002）。当髂腹股沟神经通过腹股沟管浅环离开腹股沟管时，它位于精索或圆韧带之上（Al-dabbagh, 2002）。髂腹股沟神经与精索一起从腹股沟管浅环穿出后，其皮支在男性中分布于大腿内侧近端、外生殖器、腹股沟管上方皮肤、同侧阴囊前部和阴茎根部；在女性中分布于阴阜和大阴唇外侧（Amin et al., 2016; Moosman and Oelrich, 1977; Schaeffer, 1953; Standring, 2015; Thane, 1895; Tsui, 2016; Vanetti et al., 2016; Walji and Tsui, 2016）。生殖股神经的生殖支分布与该区域重叠，在男性中分布于大腿前内侧和同侧阴囊前部，在女性中分布于阴阜和大阴唇（Rab and Dellon, 2001; Standring, 2015）。Rab 等也对这两条神经皮支的重叠分布部分进行了分类，A 型（43.7%）仅包含生殖股神经的生殖支，B 型（28.1%）仅包含髂腹股沟神经皮支，剩余型包含两条神经的分支，在 C 型（20.3%）中，髂腹股沟神经皮支分布于阴阜、腹股沟皱襞和阴茎根部或大阴唇，而生殖股神经的生殖支分布于腹股沟下缘和大腿前内侧，在 D 型（7.8%）中，两条神经在这些区域均有分布（Rab and Dellon, 2001）。需要注意，一些研究发现，在大约 7% 的腹股沟解剖中未发现髂腹股沟神经，但通常发生于单侧（Al-dabbagh, 2002; Ndiaye et al., 2007; Salama et al., 1983; Wijsmuller et al., 2007）。也有报告称，髂腹股沟神经与髂腹下神经有远端吻合终末分支（Rab and Dellon, 2001）。髂腹下神经、髂腹股沟神经和会阴神经分支在耻骨联合处也有分布。

病理

髂腹股沟神经损伤通常为医源性损伤，常在下腹部手术中发生，术后瘢痕和病理性冲击导致的神经卡压也会导致髂腹股沟神经损伤（Amin et al., 2016; Knockaert et al., 1989; Luijendijk et al., 1997; Murinova et al., 2016）。容易造成髂腹股沟神经损伤的手术包括疝修补术（最常见）、腹部腹腔镜手术、女性压力性尿失禁治疗以及使用 Pfannenstiel 切口的手术（剖宫产手术、阑尾切除术、前列腺切除术、腹股沟疝根治术和经腹子宫切除术等）（Amin et al., 2016; Loos et al., 2008a, b; McCrory and Bell, 1999; Poobalan et al., 2003; Purves and Miller, 1986; Whiteside et al., 2003）。在手术过程中，如果切口路径经过神经或者在提供手术视野时拉伸神经，就会对神经造成直接损伤，这在使用 Pfannenstiel 切口的手术和开放式疝修补术中较为常见（Dittrick et al., 2004; Gaines, 1978; Loos et al., 2008a, b; Luijendijk et al., 1997; Wijsmuller et al., 2007）。在耻骨联合上方

2~3 cm 处做一个 8~15 cm 的 Pfannenstiel 切口，切开皮肤、皮下脂肪以及腹直肌鞘。通过腹横肌、腹内斜肌和腹外斜肌筋膜进行横向切开。将前筋膜和白线与腹直肌和锥状肌分离，沿前正中线进入腹膜（Loos et al., 2008a, b; Luijendijk et al., 1997; Murinova et al., 2016）。这一切口和手术视野会经过髂腹股沟神经所在区域，因此可能导致直接损伤或因瘢痕形成而造成损伤。在开放式疝修补术中，腹壁牵拉、意外切断神经或使用促进神经瘤形成的补片可能引起髂腹股沟神经痛（Gaines, 1978; Hahn, 2011; Ndiaye et al., 2007; Vernadakis et al., 2003）。由于髂腹股沟神经与腹股沟管平行，因此在分离腹内斜肌腱膜、处理精索或调整手术视野时，最容易对神经造成医源性损伤（Ndiaye et al., 2007; Stark et al., 1999）。外科医生在危险三角（位于输精管和精索血管之间）和疼痛三角（由股神经、生殖股神经和股外侧皮神经重叠行程形成的空间）区域或附近区域进行手术时应谨慎操作，髂腹股沟神经在这些区域中发生损伤的概率较高（Demirer et al., 2006; Reinpold et al., 2015; Rosenberger et al., 2000）。纤维化和术后瘢痕组织形成会引起髂腹股沟神经卡压。手术缝合线、固定物、假体材料或补片也可能会卡压神经（Amid, 2004; Amin et al., 2016; Demirer et al., 2006; Loos et al., 2008a, b; Miller et al., 2008; Vernadakis et al., 2003），进而导致神经瘤（Amin et al., 2016; Gaines, 1978; Knockaert et al., 1989; Murinova et al., 2016; Rosenberger et al., 2000）。下腹壁或腹股沟区的非手术创伤以及怀孕、子宫内膜异位症或肿瘤造成的腹壁牵拉也可能导致神经损伤或卡压（Hahn, 2011; McCrory and Bell, 1999; Poobalan et al., 2003）。髂腹股沟神经通常在髂嵴、椎旁区和腹直肌边缘发生肌肉卡压，可将其归为腹部皮神经卡压（Amin et al., 2016; Kopell et al., 1962; Murinova et al., 2016）。腹壁外伤导致的"自发性卡压"通常累及腹横肌和腹内斜肌，原因是该区域内的神经呈"之"字形走行（Amin et al., 2016; Knockaert et al., 1989; Kopell et al., 1962）。因卡压或切口导致的髂腹股沟神经损伤一般表现为神经支配区出现感觉异常（Amin et al., 2016; McCrory and Bell, 1999; Miller et al., 2008; Rab and Dellon, 2001; Vanetti et al., 2016）。可以证实髂腹股沟神经损伤的临床三联征会发生一些变化，但最常见的报告包括：①大腿上内侧和阴囊或大阴唇内

侧感觉过敏和（或）感觉障碍；②髋关节伸展以及向髂前上棘、腹直肌外缘或潜在卡压区施加压力时会出现疼痛加剧；③髂腹股沟神经注射治疗后疼痛缓解（Amin et al., 2016; Hahn, 2011; Knockaert et al., 1989; Rab and Dellon, 2001; Starling and Harms, 1989; Stulz and Pfeiffer, 1982）。其他症状包括运动无力；提睾反射发生变化；病因未明的慢性盆腔、腹部或耻骨上疼痛；从切口到神经分布区域的灼痛；疝气；或在行走时因髋关节伸展而出现"刺痛"（Acar et al., 2013; Amin et al., 2016; McCrory and Bell, 1999; Stulz and Pfeiffer, 1982）。髂腹股沟的疼痛或不适会在髋关节处于屈曲和侧卧位时减轻（Amin et al., 2016; Vanetti et al., 2016）。可以通过触诊引发受累神经出现触痛来检测不同位置的卡压情况。比如，可通过触诊脐下腹直肌边缘、髂嵴附近的腹外斜肌游离缘或L1椎旁间隙来分别检测腹直肌边缘（Amin et al., 2016）、髂嵴周围或椎旁的卡压（Amin et al., 2016）。

髂腹股沟神经痛的症状经常与阑尾炎、腹部肌肉肌腱炎、腰神经根病、子宫内膜异位症、肌筋膜疼痛、上腰椎关节突病变、间质性膀胱炎、腹直肌鞘神经瘤和肠易激综合征相混淆（Amin et al., 2016）。临床医生可以通过患者病史确定腹部或盆腔手术，结合临床三联征排除上述疾病（Amin et al., 2016）。生殖股神经、髂腹股沟神经和髂腹下神经重叠的神经分布增加了诊断难度，原因是这些神经有可能出现联合损伤（Amin et al., 2016; McCrory and Bell, 1999; Rab and Dellon, 2001）。

外科手术

大部分涉及髂腹股沟神经的手术是为了防止术后出现髂腹股沟神经痛或者消除这一病症。在通过Lichtenstein疝修补术或腹腔镜手术修复腹股沟疝时，可以切除髂腹股沟神经来避免术后神经痛，但这种方法的长期疗效尚未确定（Alfieri et al., 2011; Barazanchi et al., 2016; Dittrick et al., 2004; Kingman et al., 2016; Khoshmohabat et al., 2012; Malekpour et al., 2008; Moosman, 1977; Mui et al., 2006; Picchio et al., 2004）。在腹腔镜手术中，Kingman等建议在髂腹股沟神经穿过腰方肌处将其切除，并修剪固定断点的近端和远端，从而防止形成神经瘤，如果术后需要进行神经阻滞手术，可以借此提供一处影像学

检查标志（Kingman et al., 2016）。在开放性疝修补术中，Malekour等和Khoshmohabat等建议在腹股沟深环外侧1~2 cm处切除3~4 cm长的神经。Mui等建议将髂腹股沟神经从其腹直肌入口处切除，直至"深环侧面"。然而，需要注意，由于缺乏证据，髂腹股沟神经切除术并未确定标准化的手术方法（Alfieri et al., 2011; Barazanchi et al., 2016; Picchio et al., 2004; Wijsmuller）。在因盆腔或腹部手术导致的髂腹股沟神经痛治疗中，神经阻滞和切除是最常见的缓解方法。可以借助解剖标志和筋膜触点进行髂腹股沟神经阻滞，但更常见的是在超声引导下进行。仅靠解剖标志可以确定髂前上棘的位置，从髂前上棘外侧1/4~1/3朝向脐部入针（Bugada and Peng, 2015; Tsui, 2016）。van Schoor等建议，距髂前上棘2.5mm处在小儿患者中是更加准确的进针部位（Schoor et al., 2005; Tsui, 2016）。以45°角或垂直方向进针，在刺入腹内斜肌后可以听到"咔嗒"声（Tsui, 2016）。在刺穿腹外斜肌时，可能会听到第1声，但这个位置可能是肌肉腱膜。一旦听到腹内斜肌筋膜"咔嗒"声，就在腹横肌和腹内斜肌之间的神经走行区注入左布比卡因或布比卡因（Bugada and Peng, 2015; Tsui, 2016）。注射时，可以沿腹股沟或脐部方向放置针头角度，在注射麻醉剂时保持针头角度。在向腹内斜肌浅表注射麻醉剂后，可以缓慢回抽针头阻滞腹外斜肌（Tsui, 2016）。该操作的并发症通常与因筋膜平面识别困难而引起的进针不当有关，包括结肠穿刺、股神经阻滞或腹膜内注射（Bugada and Peng, 2015）。

为了提高髂腹股沟神经阻滞的准确性，通常可以借助超声波确保正确放置针头。在超声引导神经阻滞中，患者取仰卧位，使用6~15 MHz的高频线性探头执行操作（Hongetal, 2010; Tsui, 2016）。对于肥胖患者而言，可使用中频弯曲探头，且有文献表明，采取侧卧位可以实现更好的效果（Mathers et al., 2015; Tsui, 2016）。在确定髂前上棘的位置后，使用探头追踪其到脐部的轨迹（Amin et al., 2016; Hong et al., 2010; Thomassen et al., 2013; Tsui, 2016）。同时，需要确定腹壁层以及位于腹内斜肌与腹外斜肌或腹横肌之间的髂腹下神经和髂腹股沟神经（Thomassen et al., 2013; Tsui, 2016）。在小儿患者中，这种可视效果更为明显，但在成人中可能需要通过液体定位进行对比（Tsui, 2016）。然而，如

果可视操作失败，也可以在腹内斜肌浅表和深层的平面上注射麻醉剂（Tsui，2016）。针可以插入"平面内"，以锐角向内或向外倾斜朝向髂前上棘；也可以 45° 角将针头放在"平面外"，但探头需倾斜放置（Tsui，2016）。在这两种方法可以通过超声确认正确的进针位置。神经附近的麻醉剂会表现出低回声（Gofeld and Christakis，2006；Tsui，2016）。也可以在透视下行神经根封闭或经椎间孔硬膜外封闭来完成神经阻滞，超声引导则无法实现这类效果（Amin et al.，2016）。周围神经刺激器可以确定相关病理变化。当采用椎旁注射时，可以通过透视确定俯卧患者的椎间孔位置并使用周围神经刺激器的选择性神经根技术区分髂腹股沟神经（Amin et al.，2016）。神经切除术是髂腹股沟神经痛的另一治疗方法。有多种方法可以到达髂腹股沟神经处，但这些方法都是借助前文重点提到的神经阻滞方式（Aasvang and Kehlet，2005；Hahn，2011）。Kline 等描述了一种方法，在神经阻滞期间联合使用蓝色染料与麻醉剂，以便对相关区域进行染色。在注射部位上方做一个切口，穿过腹外斜肌腱膜，在此处应该可以找到染料（Kline et al.，2013）。将染色组织与相应的神经部分一起切除，包括腹外斜肌筋膜、皮下脂肪或腹内斜肌（Kline et al.，2013）。如果无法选择打开腹外斜肌腱膜上方的瘢痕组织，Campanelli 等建议借助腹股沟管上方的横切口从前方进入。这种入路方法需要确定所用手术设备，如既往腹部或盆腔手术所用的缝合线或补片，从卡压部位游离髂腹股沟神经，然后再切除神经。由于髂腹股沟神经在腰大肌头侧穿过髂前上棘或腰方肌，所以可以使用类似的切口对其进行切除（Campanelli et al.，2013）。Hahn 建议在髂前上棘做一个 6~8cm 的斜切口，于腹外斜肌筋膜层面切开，在髂棘内侧和深处确认髂腹股沟神经，随后进行神经阻滞及横断（Hahn，2011）。

股外侧皮神经

解剖和功能

　　股外侧皮神经源于 L2 和 L3 脊神经腹支（图 6.4）。这一皮神经分布于大腿外侧。股外侧皮神经的走向变化较大，从腰大肌外侧边界下方斜行经过髂肌穿入盆腔，与髂嵴平行走行并在髂前上棘处离开盆腔。在此处，股外侧皮神经将感觉神经分布到髂窝腹膜壁层。在左侧，股外侧皮神经经过降结肠下段后方；在右侧，股外侧皮神经从后外侧经过盲肠。出盆腔后，股外侧皮神经穿过腹股沟韧带下方的阔筋膜进入大腿区域（Apaydin，2015；Mirjalili，2015），并在皮下层向大腿外侧及远端走行。股外侧皮神经在大腿内下行并分为前支和后支，前支在髂前上棘下方 10 cm 处穿出并支配大腿前外侧到膝关节区域内皮肤的感觉。股外侧皮神经前支还与股前神经（anterior femoral nerve）皮支和隐神经髌下支相连，形成髌周神经丛。股外侧皮神经后支穿过前支上方阔筋膜并进一步分叉，在大转子外侧至大腿中段的皮肤中分布神经，也包括臀部皮肤（Apaydin，2015；Mirjalili，2015）。Ray 等对股外侧皮神经的分析显示，该神经在腹股沟韧带处通常呈扁平状，周围有同心排列的密集神经束膜包裹（Ray et al.，2010）。股外侧皮神经在这一点的平均横截面积为（1.921 ± 0.414）mm^2。此外，股外侧皮神经在此位置包含 3~6 条神经束，平均为 4.5 条，神经束的平均面积为（0.647 ± 0.176）mm^2。Ray 等的尸体研究报告，髂前上棘与股外侧皮神经腹股沟韧带区穿出点或缝匠肌外侧缘穿处点的平均距离分别为（1.87 ± 0.48）cm 或（6.15 ± 1.79）cm（Ray et al.，2010）。

变异

　　如前所述，股外侧皮神经在下行过程中通过盆腔和大腿前外侧的具体路径变化较大。De Ridder 等发现，在至少 25% 的患者中，股外侧皮神经存在某种程度的解剖结构变化（De Ridder et al.，1999）。由于无法预测该神经的确切走向，在手术过程中，这种变化可能会导致该神经发生医源性损伤（Carai et al.，2009；Dibenedetto et al.，1996；Williams and Trzil，1991）。第一种变化是股外侧皮神经的起点。通常情况下，股外侧皮神经源于 L2 和 L3 后部，但也有证据证明，这一神经也可起于 L1 和 L2（"高位"）以及 L3 和 L4（"低位"）。此外，该神经也可以起自股神经或作为腰丛的一个独立分支（Apaydin，2015）。Sim 和 Web 发现，在 60 名受试者中，有 22 名受试者的股外侧皮神经源自前 2 条腰神经，1 名受试者的股外侧皮神经仅从 L2 腹支发出，6 名受试者的股外侧皮神经来自股神经，几乎有一半受试者的股外侧皮神经来源发生了一定程度的变化（Sim 和 Webb，2004）。Webber 确定了至少 8 种不同的股外侧皮神经起点模式和衍生神经（Bergman et al.，1988）。

Carai 等（2009）发现，在需要手术干预的感觉异常性股痛患者中，有近 9% 的患者未检出股外侧皮神经（Carai et al., 2009）。有些样本显示两侧均无股外侧皮神经，但有股前皮神经（anterior femoral cutaneous nerve）发挥类似的作用（Bergman et al., 1988）。股外侧皮神经出盆腔并进入大腿区域的位置是另一发生变化的重要区域。正常情况下，股外侧皮神经在髂前上棘内侧出盆腔，在腹股沟韧带下方走行（Tomaszewski et al., 2016）。Aszmann 等在尸体研究中发现了股外侧皮神经出盆腔以及进入大腿的五类解剖结构变化，这也得到了其他研究的证实（Aszmann et al., 1997; Majkrzak et al., 2010; Ropars et al., 2009; Surucu et al., 1997）。根据 Aszmann 等的定义，A 型：股外侧皮神经在髂前上棘后方走行，横跨髂嵴；B 型：股外侧皮神经在髂前上棘前方和缝匠肌浅表走行，但位于腹股沟韧带内；C 型：股外侧皮神经在髂前上棘内侧走行，完全封闭于缝匠肌肌腱起点内；D 型：股外侧皮神经在缝匠肌内侧走行，直至腹股沟韧带，同时在缝匠肌肌腱和髂腰肌的厚筋膜之间走行；E 型：股外侧皮神经位于最内侧，深达腹股沟韧带，嵌入一片松散的结缔组织内。还有研究人员指出，E 型参与生殖股神经股支的形成（Aszmann et al., 1997; Cheatham et al., 2013）。最后，有报道称，在盆腔内、大腿内以及靠近神经出盆腔的位置有多种分支模式。Grothaus 等在针对 29 具尸体的研究中发现，有 27.6% 的股外侧皮神经在行进到腹股沟韧带下之前会分出其他分支（Grothaus et al., 2005）。Rudin 等最近针对股外侧皮神经穿越髂前上棘时的各种分支模式提出了一种分类系统。在缝匠肌型模式中，有一条主导前支沿缝匠肌外侧边界走行，伴有一条非常细的后支。在后支型模式中，后支至少与前支一样粗。这条后支从侧面出离，穿过位于髂前上棘远端的阔筋膜张肌内边界。最后，扇型（fan-type）模式显示出许多粗细相似的分支，在大腿前外侧呈扇形分布，穿过缝匠肌和阔筋膜张肌外侧边界（Rudin et al., 2016）。也有几项研究报道了三分叉和四分叉的情况（Surucu et al., 1997; Tomaszewski et al., 2016）。

病理和外科手术

考虑到股外侧皮神经走向多变以及文献报道的解剖结构变化，这一神经极易受到医源性或意外损伤。当股外侧皮神经与腹股沟韧带一起走行时，在沿大腿前部或前外侧近端发生这种损伤的风险最大。医源性损伤机制包括切开时意外损伤神经、缝合结扎以及横断神经。在腹部、盆腔或臀部手术中最常发生医源性损伤。可能导致股外侧皮神经损伤的手术包括腹股沟疝修补术、腹股沟淋巴结活检术、股动脉导管插入术、所有前路或前外侧入路的髋关节手术以及仅髂腹股沟入路的髋臼手术。使用腰带和支架或外伤可能会继发非医源性损伤（Mirjalili, 2015）。股外侧皮神经刺激会导致感觉异常性股痛（Bernhard-Roth 综合征），当股外侧皮神经离开盆腔并抵达腹股沟韧带或经过腹股沟韧带时受到卡压就会继发这一综合征（Ray et al., 2010）。感觉异常性股痛可在大腿前外侧股外侧皮神经分布范围内产生疼痛、感觉异常和感觉功能丧失的症状（Cheatham et al., 2013）。这一综合征最初由 Hager 描述，Roth 对此进一步定义，Roth 还对该神经进行了命名（Hager, 1885; Roth, 1895）。在糖尿病患者和有长期剧烈运动史的患者中，感觉异常性股痛的发病率可能更高（Cheatham et al., 2013; Parisi et al., 2011; Ulkar et al., 2003）。其他相关因素包括肥胖、穿紧身衣、姿势改变以及运动或身体状态，例如，怀孕需要在腹盆腔区域占据更大的空间。股外侧皮神经在出盆腔时最容易受到压迫或发生医源性损伤，较高的变异性导致在该区域进行手术后更易出现感觉异常性股痛（Sunderland, 1970）。

感觉异常性股痛在接受髋关节置换术和脊柱手术的患者中的发病率较高（Cheatham et al., 2013）。对接受髋关节手术的患者进行分析后发现，术后股外侧皮神经麻痹的发生率较高。Goulding 等发现，在接受前路髋关节表面置换术的患者中，91% 的患者出现了该并发症，而在前路全髋关节置换术的患者中该并发症的发生率为 67%（Goulding et al., 2010）。Rudin 等认为，在前路髋关节手术中，可以基于其通过髂前上棘的分支模式类型来避免股外侧皮神经发生医源性损伤。在缝匠肌型分支模式中，建议在离缝匠肌外侧边界更远处做偏侧切口。后支型和扇形分支模式更容易受到切口的影响，即便采用偏侧切口也可能无法防止损伤。Rudin 等建议将皮肤切口限制在皮下组织浅表水平。他们还认为，通过钝性分离以及精细操作分支及其伴随血管可以防止后支损伤（Rudin et al., 2016）。Gupta 等发现，在接受后路腰椎手术的患者中，12% 的患者在股外侧皮神经分布区域内出现术后神经麻痹（Gupta et al., 2004）。他们认为这是由于患者在手术过程中持续处于俯卧位，髋关节前方受压而导致感觉异常性股痛（Cheatham et al., 2013; Gupta et al., 2004）。关于接受俯卧位脊柱手术的患者术后出现股外侧皮神经麻痹，有研究报道了类似的发生率（Cho and Lee, 2008; Yang et al., 2005）。

生殖股神经

解剖

生殖股神经起于腰丛（图 6.3），由 L1 和 L2 腹支的脊神经分支在腰大肌内结合形成。第 2 腰神经是生殖股神经的主要起源，此外，也有一部分发于第 1 腰椎神经以及第 1 和第 2 腰椎神经之间的结缔组织纤维（Schaeffer, 1953; Schafer 和 Thane, 1895; Standring, 2016）。虽然这条神经的解剖结构较为明确，但其解剖路径同样具有多样性，许多变化已得到确认（Rab and Dellon, 2001）。生殖股神经分布于外生殖器和大腿的部分区域（Cesmebasi et al., 2015; Maldonado et al., 2014; Schafer and Thane, 1895）。了解这些变化至关重要，尤其是对于在下腹部、盆腔和大腿区域进行手术的外科医生。了解这一神经的解剖学有助于避免对生殖股神经纤维造成医源性损伤（Cesmebasi et al., 2015; Tagliafico et al., 2015）。

变异

生殖股神经形成于腰大肌内，起于第 1 和第 2 腰神经。其中，绝大多数源于第 2 腰神经，另有少部分生殖股神经发于第 1 腰神经以及 L1 和 L2 之间的交通纤维（Schafer and Thane, 1895; Standring, 2016）。一旦在腰大肌内形成，生殖股神经就会在肌肉内穿行，并在 L3~L4 椎体水平从腰大肌内侧边界出离，向斜下方走行。此时，生殖股神经位于覆盖腰大肌前表面的筋膜上（Brownetal, 2000; Schaferand Thane, 1895），然后分为一条内侧支或生殖支以及一条外侧支或股（腿）支。这个分叉点可以在不同的高度出现，通常发生在生殖股神经经输尿管后方与之交叉后，且位于腹股沟韧带水平（Schaeffer, 1953; Schafer and Thane, 1895; Standring, 2016）。在某些病例中，生殖股神经的分支更接近其神经丛的起点，随后两个独立的分支沿不同的轨

迹沿腰大肌走行（Rab and Dellon, 2001; Schafer and Thane, 1895; Standring, 2016）。也有研究发现，生殖股神经的生殖支（在男性中也称为精索外神经）出现在髂外动脉近端，在此处穿过动脉的下方。生殖股神经的生殖支在穿越腹横筋膜后继续进入腹股沟深环，并穿过精索（男性）或圆韧带（女性）。随后生殖支在（男性）提睾肌分布运动神经，在（男性和女性）外生殖器分布皮支（Schaeffer, 1953; Schafer and Thane, 1895; Standring, 2016）。股支在腰大肌和髂外动脉外侧下行，然后穿过旋髂深动脉，在下行过程中继续在腹股沟韧带后部进入位于股动脉外侧的股鞘（Cesmebasi et al., 2015; Rab and Dellon, 2001; Schaeffer, 1953; Schafer and Thane, 1895; Standring, 2016）。有证据表明，股支与股前神经的中间皮支交通，一些支持性纤维将其与股动脉相连（Schafer and Thane, 1895）。重要的是，要了解生殖股神经在起点、行程和分叉点处潜在的解剖结构变化，在一些手术中，特别是经腹部切口入路的手术，容易对该神经造成医源性损伤（Brown et al., 2000）。此外，这条神经的分支也会发生变化，因为在某些个体中，生殖支和股支可能不从腰丛产生。生殖支偶尔会发于最后 1 条胸神经和第 1 条腰神经（Schafer and Thane, 1895）。另一主要的变化是缺少分支或神经缺如。在这些病例中，生殖股神经的起源纤维会与另一条神经连接。参与形成生殖支的常见纤维可能与髂腹股沟神经有关，而股支的常见起源纤维可能与股外侧皮神经或股前神经交错分布（Schafer and Thane, 1895; Standring, 2016）。生殖股神经也可能在不同的距离和位置穿越腰大肌。Rab 等的分析表明，在大约 2/3 的样本中，距离骶骨粗隆 4~12 cm 之间有一条生殖股神经干穿越腰大肌。在平均走行 7 cm（±3.5 cm）后，分成了两个分支。在其余 1/3 的样本中，这些分支独立地穿越了腰大肌，作为独立的神经纤维下行。在这些病例中，股支穿越部位与骶骨粗隆间的距离为 1.5~13 cm，生殖支穿越部位与骶骨粗隆间的距离为 4~13 cm（Rab and Dellon, 2001）。外科医生应考虑生殖股神经在穿越下腹和盆腔区域时的走行变化。根据生殖股神经沿腰大肌的走行，可分为 3 种不同的分布模式（Geh et al., 2015）。在第一种分布模式中，生殖股神经作为单一神经干从腰大肌穿出，然后分为生殖支和股支。在第二种分布模式中，生殖股神经作为单一神经干

从腰大肌穿出，但继续作为单一神经干向腹股沟韧带下行。在第三种分布模式中，生殖支和股支分别从腰大肌穿出。研究表明，第一种分布模式最常见，占比约为 50%；第二种分布模式占比约为 30%，第三种分布模式占比约为 20%（Geh et al., 2015）。生殖股神经自腰大肌穿出的椎体水平具有临床应用和手术意义。以 L2 横突和髂嵴为标志，生殖股神经可能会出现在 L2 横突上方、L2 横突和髂骨棘之间，或髂嵴下方。最近一项分析表明，生殖股神经出现在 L2 横突和髂棘之间的占比为 70%，出现在髂嵴下方的占比为 20%，出现在 L2 横突上方的占比为 10%（Geh et al., 2015）。外科医生掌握潜在的解剖结构变化有助于避免医源性损伤。

神经分布和功能变化

生殖支和股支同时包含感觉和运动神经纤维。生殖支在男性提睾肌分布运动神经，在阴囊前 1/3 区域分布感觉神经，在女性中支配阴阜和大阴唇部位。股支分布在大腿前内侧皮肤中（Cesmebasi et al., 2015; Rab and Dellon, 2001; Schaeffer, 1953; Standring, 2016）。虽然生殖支和股支的分布和功能已经得到了充分的阐释，但不同个体间的神经分布模式存在差异，在腹股沟区已观察到 4 种不同的皮支分布模式。Rab 等的分析显示，只有 40.6% 的病例显示出双侧对称性（Rab and Dellon, 2001），这进一步增加了该神经分布的复杂性。43.7% 的病例表现为第一种神经分布模式，表现为一条支配性生殖股神经，但无髂腹股沟神经的感觉神经支参与。生殖股神经的生殖支分布于耻骨、腹侧阴囊 / 阴唇和大腿内侧的皮肤中，通过腹股沟深环进入腹股沟管并沿精索腹侧面走行。此外，生殖股神经的生殖支在男性提睾肌中分布有运动神经。生殖支的皮支穿过腹股沟管浅环后沿精索 / 圆韧带背侧走行（Rab and Dellon, 2001）。28.1% 的病例表现为第二种神经分布模式，具有一条支配性髂腹股沟神经。在这种分布模式下，生殖股神经与髂腹股沟神经形成一条分支，在提睾肌内分布有运动神经，但未在腹股沟区分布感觉神经。髂腹股沟神经的皮支在耻骨、前侧阴囊 / 阴唇和大腿前内侧的皮肤内分布。生殖股神经的生殖支通过腹股沟深环进入腹股沟管，沿精索腹侧走行，在提睾肌内分布运动神经。在男性尸体研究中，生殖股神经的生殖支与腹股沟管内的髂

腹股沟神经皮支共同构成几条分支；在女性尸体研究中，生殖股神经的生殖支与髂腹股沟神经融为一体，在男性和女性中均未发现这一神经存在皮支（Rab and Dellon, 2001）。20.3% 的病例表现为第三种神经分布模式，包含一条支配性生殖股神经。髂腹股沟神经在阴阜、腹股沟皱襞以及邻近的阴茎根部或大阴唇分布有感觉神经纤维。生殖股神经生殖支的皮支分布于腹股沟下份和大腿前内侧剩余的区域。生殖支和髂腹股沟神经均进入腹股沟管，类似于第二种神经分布模式。生殖支包括分布在提睾肌中的运动纤维和皮肤中的皮支纤维。髂腹股沟神经的皮支和生殖股神经来源的提睾肌运动神经均在精索腹侧走行，而生殖股神经生殖支的皮支则在背侧走行。在女性中，这一神经沿圆韧带背侧走行（Rab and Dellon, 2001）。

7.7% 的病例表现为第四种神经分布模式，其皮支同时源于生殖股神经和髂腹股沟神经。在这些个体中，髂腹股沟神经分布于阴阜、腹股沟皱襞以及阴茎根部和大阴唇近端前缘。该神经进入腹股沟管的分布模式、生殖股神经和髂腹股沟神经的运动支和皮支分布与精索 / 圆韧带的关系，与之前描述的第三种神经分布模式相似。然而，在第四种神经分布模式中，髂腹股沟神经在耻骨、腹股沟和大腿前内侧区域分布有皮支（Rab and Dellon, 2001）。

临床意义和损伤

在腹部手术中，特别是与左和（或）右下腹或腰大肌相关的手术中，生殖股神经损伤的发生率较高（Cesmebasi et al., 2015; Rab and Dellon, 2001; Schaeffer, 1953; Schafer and Thane, 1895; Standring, 2016）。由此产生的病症被称为生殖股神经痛，特点是令人衰弱的慢性神经性疼痛（Cesmebasi et al., 2015）。这种情况导致在生殖股神经及其终末分支分布的区域出现持续或间歇性疼痛。这种疼痛和不适在行走、站立、弯腰或进行髋关节伸展时会加重，但通过仰卧位可得到缓解。临床症状包括腹股沟区疼痛、感觉异常以及下腹部至大腿内侧之间的区域出现烧灼感（Cesmebasi et al., 2015; Verstraelen et al., 2015）。在外科手术（如股疝修补术或腹股沟疝修补术）中发生生殖股神经医源性损伤会导致这种神经病变。由于生殖股神经和其他腹股沟神经的皮支分布出现重叠，加上先前描述的皮支分布多变性，可以通过选择性

神经阻滞进行诊断。生殖股神经痛可通过侵入性和非侵入性手术进行治疗，包括 TCA、镇痛药和麻醉剂联合注射治疗、射频消融术、冷冻消融术、神经阻滞术和神经切除术（Acar et al., 2013; Cesmebasi et al., 2015; Shanthanna, 2014）。在某些病例中，可能难以确定诱发神经病变的某一具体的神经，需要进行 L1 和 L2 神经丛椎旁阻滞，或进行三联神经切除术来缓解疼痛（Cesmebasi et al., 2015; Brown et al., 2000）。

生殖股神经在腹股沟阴囊阶段参与睾丸的下降过程（Hutson et al., 2013; Standring, 2016）。动物模型表明，该神经在睾丸成功下降中发挥重要作用（Cousinery et al., 2016; Su et al., 2012）。Hutson 等详细介绍了睾丸下降的不同阶段，并根据小鼠数据对男性个体进行了推断。他们认为，降钙素基因相关肽（calcitonin gene-related peptide，CGRP）在睾丸下降中发挥了重要作用。由生殖股神经释放的降钙素基因相关肽能诱导睾丸引带内处于发育过程中的提睾肌进行节律性收缩，提供了一种趋化梯度，进而刺激引带向阴囊迁移。另有研究提出，雄性激素作用下由生殖股神经分泌的降钙素基因相关肽在男性化和引带的增殖反应预调节中发挥重要作用（Cousinery et al., 2016; Hutson et al., 2013; Su et al., 2012）。

股神经

股神经（图 6.3～图 6.5）是腰丛最大的分支，以平均 27.78° 的矢状角沿腰大肌与髂肌前侧之间向外下走行（在髂肌中有此类神经分布）（Anloague and Huijbregts, 2009; Cho Sims et al., 2016; Choy et al., 2013; Pećina et al., 1997; Van Beek, 1998）。股神经起于腰大肌内的第 2、第 3 和第 4 腰脊神经腹支的后支（距皮肤表面约 9 cm），并在股外侧皮神经和闭孔神经之间走行（Farny et al., 1994; Gustafson et al., 2009; Moore and Stringer, 2011）。股神经自腹股沟韧带上方 4cm 处的腰大肌外侧缘及髂肌筋膜下方穿出（Gustafson et al., 2009）进入腹膜后空间并沿髂骨走行，继续沿髂外血管经股管离开盆腔，沿髂肌行进，沿肌腔侧隙经腹股沟韧带下部进入大腿，这一肌腔隙长度大约是髂前上棘和耻骨联合间内外侧距离的一半（Gustafson et al., 2009; Pećina et al., 1997; Van Beek, 1998）。股动脉位于股鞘外，股神经沿股动脉外侧进入大腿（Choy et al., 2013; Gustafson et al., 2009）。股神经大致从髂前上棘和耻骨结节之间的腹股沟韧带下方穿出。股骨神经血管束包含在腹股沟皱襞水平的股三角内，由皮肤、脂肪和阔筋膜层覆盖（Vloka et al., 1999）。股

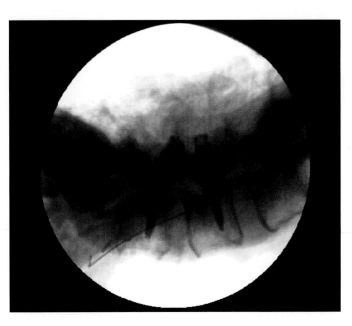

图 6.5　腰骶椎和股神经侧透视图，沿其走向铺设金属线

三角外侧面由缝匠肌形成，内侧面由长收肌形成，上缘为腹股沟韧带（Vloka et al., 1999）。股神经大约在腹股沟韧带远端（1.50 ± 0.47）cm 处（有研究报告的距离为 3~5 cm）以及股皱襞前部分成许多后支和前支。在 80% 的病例中，这些分支以旋股外侧动脉为界线（Gustafson et al., 2009; Lonchena et al., 2006; Moore and Stringer, 2011; Orebaugh, 2006; Pećina et al., 1997）。一项解剖学研究显示，大多数尸体（83.3%）有位于股深动脉前方的股神经，而其余尸体（16.7%）的股神经位于该结构后方（Choy et al., 2013）。当股神经穿行于盆腔时，从髂腰动脉获得血液供应；当穿过腹股沟区时，从旋髂深动脉获得血液供应；当进入大腿时，从旋股外侧动脉获得血液供应（Moore and Stringer, 2011）。有研究人员发现，左侧旋髂深动脉分支要比右侧少，因此，左侧股神经可能更易发生缺血性损伤（Moore and Stringer, 2011）。研究证实，有 3 种不同的淋巴途径可以引流到股神经。在髂窝，有一条或两条途径可以引流到股神经，然后移动到髂外动脉附近的淋巴结（Sunderland, 1978）。第三条淋巴途径在离开股神经经过腹股沟韧带下方后引流到股管附近的淋巴结（Sunderland, 1978）。股神经下行至腿部时，其结构以及与其他结构的关系出现多种变化。该神经在腹股沟皱襞处比在腹股沟韧带处宽了近 50%，而且明显更接近腹股沟阔筋膜（6.8 vs. 26.4 mm）（Vloka et al., 1999）。在大约 70% 的病例中，股神经在腹股沟皱襞水平上被股动脉部分覆盖，但 11.7% 的病例中，股动脉部分覆盖股神经则位于腹股沟韧带区域（Vloka et al., 1999）。与在腹股沟韧带水平相比，股骨神经血管束内的空间排列在腹股沟皱襞水平（此处的神经距表层更近）上更加一致（Vloka et al., 1999）。超声成像显示，随着神经向远端走行，它变得更扁平、更宽且更分散（Lonchena et al., 2016）。在腹股沟韧带下方，神经的无分支长度约为 1.0~1.5 cm（Gustafson et al., 2009）。复合股神经（穿过腹股沟韧带但未在大腿内出现分支的神经部分）的横截面呈椭圆形，最大直径和最小直径平均约为 10.5 mm 和 2.3 mm（Gustafson et al., 2009）。在邻近腰丛的位置，在神经变平（flattening）之前，直径约为 4.52~4.85 mm（Cho Sims et al., 2016）。解剖发现股内侧肌、股中间肌、股外侧肌和股直肌的内侧皮支和神经从内侧向外侧排列（Gustafson et

al., 2009）。在股神经内，前支包括一条通往缝匠肌的肌支和两条感觉分支（大腿中间分支和内侧皮支）；后支包括通往股四头肌和膝关节肌的运动神经以及隐神经（Moore and Stringer, 2011）。在大腿内，最靠内的内侧支走向耻骨肌，但有些研究人员认为耻骨肌是这一神经的起源部位。另有研究人员认为，通向缝匠肌的分支也存在这种可能（Gustafson et al., 2009）。另一争论点是，虽然有些研究人员称内侧皮神经和股神经长收肌分支是大腿部位最先出现的分支，但其他研究人员称内侧皮神经向更远端分叉，其分支分布于耻骨肌和缝匠肌（Gustafson et al., 2009）。由于闭孔神经能够在这些肌肉发达（muscle-bound）部位分出几条分支，这也可能会导致这些结构出现一些变化（Gustafson et al., 2009）。一项研究显示，股神经由表及里包含三层内在部分（Aizawa, 1992）。第一部分包含股神经的内在结构。中间层或第二部分主要与缝匠肌相连。最深层或第三部分包括隐神经以及走向股四头肌的肌支。横跨缝匠肌近端部分的皮支是位于最浅层的股神经皮支。这些神经往往经向大腿外侧走行的部分神经纤维与股外侧皮神经交通，而并非直接汇入股外侧皮神经干。这些分支源自股神经在腹股沟韧带下方进行分叉前的最浅层。这些皮支通常分为皮支和肌支。皮支穿入缝匠肌，而分布于缝匠肌的肌支则在股神经的中间层。最浅层还包含接近耻骨肌的肌支以及通向大腿内侧的皮支。这些皮支与股外侧皮神经密切相关（Aizawa, 1992）。在股神经的神经束解剖中存在一个关键面，可沿复合股神经内的单条神经束或多条神经束的分支追溯到其分叉点，并确定分叉后形成的神经（Gustafson et al., 2009）。这些可追溯的神经束包括通向缝匠肌、耻骨肌、股内侧肌、股中间肌、股外侧肌和股直肌的神经束，以及内侧皮神经和隐神经（Gustafson et al., 2009）。形成股内侧肌、股中间肌和股外侧肌远端分支的神经束均位于近端股神经的中心和背侧（Gustafson et al., 2009）。感觉神经的神经束（如隐神经、内侧皮支和支配股直肌的神经）均位于外围（Gustafson et al., 2009）。形成缝匠肌神经的神经束一般是向腹侧分支，它们通常位于神经的外侧、内侧或中央（Gustafson et al., 2009）。形成耻骨肌神经的神经束通常位于腹侧（Gustafson et al., 2009）。远端神经分支和近端复合股神经之间很少有神经束交叉，不会形成束间神经丛（Gustafson et al., 2009）。

股神经支配的肌肉主要负责大腿在膝关节处的屈伸，所以这一神经在站立（3 块股肌的主要功能）和踏步中起关键作用（Gustafson et al., 2009）。支配的其他肌肉包括股直肌和缝匠肌，这些肌肉在站立中发挥作用（Gustafson et al., 2009）。股神经也分出几条感觉分支，主要负责大腿前内侧（内侧皮神经）以及小腿和足内侧的感觉（隐神经）（Anloague and Huijbregts, 2009; Gustafson et al., 2009; Moore and Stringer, 2011）。随着对股神经神经束解剖结构的深入理解，研究人员对脊髓损伤的功能性电刺激疗法进行了探讨（Gustafson et al., 2009）。股外侧肌和股中间肌是实现运动功能的主要肌肉，为了在脊髓损伤后恢复行走功能，通常会针对这两块肌肉进行神经修补术（Gustafson et al., 2009）。目前，神经修补术针对的是肌肉而非神经（Gustafson et al., 2009）。通过手术植入附着于肌肉神经入口处的肌外电极或靠近支配性神经结构的肌内电极在改善中段颈脊髓损伤伴四肢瘫患者的手握力方面显示出前景（Gustafson et al., 2009）。例如，在确定复合股神经内各分支神经束的位置后安置神经袖套电极（Gustafson et al., 2009）。股神经阻滞术是股神经解剖学在临床上最有意义的应用之一。虽然有许多情况需要进行股神经阻滞术，但该手术的使用率仍然较低（Vloka et al., 1999）。有研究人员推测，导致其使用率较低的原因可能是阻滞时的针头放置尚未明确（Vloka et al., 1999）。一项研究表明，没有证据证实股神经鞘足够大至可以将亚甲蓝传至腰丛或闭孔神经，这说明三合一（three-in-one）阻滞术一般仅限于股外侧皮神经和股神经，不会影响腰丛或闭孔神经（Ritter, 1995）。了解股神经的解剖结构对这一操作至关重要，针头放置不当会导致各种后遗症，如针头刺伤神经、形成血肿或假性动脉瘤逐渐压迫神经（Mirjalili, 2015）。在传统治疗中，股动脉被当作穿刺的参考，因此通常紧靠这一结构的外侧进针（Orebaugh, 2006）。从局部解剖结构来看，血管穿刺（通常是旋股外侧动脉）有时会与这一操作相关（根据一些报告，约占 6%）（Orebaugh, 2006）。对神经本身造成的任何损伤都会导致这些患者出现永久性运动和（或）感觉障碍（Moore and Stringer, 2011）。此类神经损伤还可能引起大腿前内侧和小腿内侧的感觉功能障碍、伸膝受限，并导致股四头肌萎缩（Moore and Stringer, 2011）。然而，解剖结构变化不是造成这种损伤的主要原因（Moore and Stringer, 2011）。这类神经的医源性损伤较为罕见，原因是这种损伤通常具有自限性；但也有许多研究人员认为，这一损伤的发生率可能被低估了（Moore and Stringer, 2011）。为了降低这种特殊手术后遗症的发生率，研究人员已经进行了一些探讨。一项研究发现，在所有测试方法中，使用普遍接受的进针点（在腹股沟皱襞水平，紧靠股动脉外侧边界）接触股神经的频率最高（71%）（Vloka et al., 1999）。这一部位神经的各种解剖特点（如宽度更大）可能导致了较高的接触频率（Vloka et al., 1999）。另外的方法包括在腹股沟韧带水平进行穿刺，但有反对者认为这个位置的解剖结构变化更多（Vloka et al., 1999）。许多试验表明，不在股动脉外侧边界进针，而是在腹股沟皱襞水平上进针，但需距离股动脉外侧 20 mm（股神经外侧），就不会造成针头与股神经接触（Vloka et al., 1999）。另一项研究具有类似的结论，研究者发现在 50% 的病例中，旋股外侧动脉和其相应的静脉均在腹股沟皱襞 1cm 内（Orebaugh, 2006）。还有研究人员对穿刺前股皱襞处的超声扫描结果进行了记录，他们发现一些患者在股动脉外侧有分支血管，这表明在穿刺前可以通过影像学检查避免损伤（Muhly and Orebaugh, 2011）。从股动脉抽血或进行血管造影时也会导致类似损伤（Mirjalili, 2015）。需要通过一种特殊的成像方法实现股神经的最佳可视化。超声波无法一直追踪股神经在股皱襞处的分支，也会产生与大体解剖相比更不一致的测量结果（Lonchena et al., 2016）。在全容积最大密度投影 MRI 图像上，与 1.5 T 相比，在 3.0 T 下可以更清楚地观察到腰骶丛及其分支（Mürtz et al., 2015），并可以对腰骶丛分支进行进一步追踪，清晰度提高了 97%~169%（Mürtz et al., 2015）。代谢综合征等病理状态也会造成股神经损伤（Rodrigues de Souza et al., 2015）。在血糖升高、轻度高血压和符合代谢综合征的多发性神经病大鼠中，其股神经的轴突横截面积、髓鞘厚度和髓鞘纤维数量均有下降（Rodrigues de Souza et al., 2015）。这些大鼠的无髓鞘纤维轴突中也有脂褐质颗粒，大髓鞘纤维损伤率高于对照组（Rodrigues de Souza et al., 2015）。研究证实，代谢综合征大鼠在其周围神经中的表达变化与结构早发老化相一致（Rodrigues de Souza et al.，2015）。周围肌肉挤压会造成另一种与股神经相关的病理状态。有研究人员甚至认为，髂肌滑移也与股神经分裂有关（Vázquez et al.，2007）。在一项尸体研究中，髂肌分支率高达 7.9%，因为这块肌肉距离股神经较近而被认为与神经卡压相关（Vázquez et al.，2007）。这种肌肉相关性的神经分裂会使神经通过几个分支而非整体单元进入大腿（Vázquez et al.，2007）。另一项研究发现，在 68 具尸体中，有 4 具（5.9%）髂肌和腰大肌出现变异分支（Spratt et al.，1996）。在 3 具尸体中，肌肉变异分支导致股神经出现分叉（Spratt et al.，1996）。还有一种异常情况，由于髂腰韧带沿髂肌下前方并跨过股神经走行，使髂肌肌腱分裂并附着在小转子近端，导致髂肌出现继发变异分支，进而牵拉神经（Spratt et al.，1996）。髂隧道综合征也会压迫股神经（Pećina et al.，1997）。致病原因包括：动静脉畸形、血管瘤以及医源性损伤（如股血管导管置入术等）（Pećina et al.，1997）。可以根据患者症状估计病变位置（高 vs 低）（Pećina et al.，1997）。例如，高位病变患者难以从坐立位站立（Pećina et al.，1997）。而低位神经损伤的患者表现为伸膝受阻伴大腿前侧肌肉萎缩（Pećina et al.，1997）。髂隧道综合征也可伴发感觉减退，膝跳反射减弱（Pećina et al.，1997）。所有引起神经受压的病变都会导致行走困难（Mirjalili，2015）。如果出汗未出现明显异常，则可以排除完全性神经病变（Mirjalili，2015）。神经损伤会逐渐引起神经纤维化（Azuelosetal，2005）。所有造成神经受压的损伤都会表现出一些缺血性病变的症状（Azuelos et al.，2005）。进行性或重复性受力会使神经呈现"带状"，增加神经内压并延缓静脉流动，导致水肿及压力增加（Azuelos et al.，2005），进而激活成纤维细胞，引起神经和神经周围纤维化（Azuelos et al.，2005）。随后，血流会受到影响，导致缺血性损伤，降低神经修复和轴突再生的能力（Azuelos et al.，2005）。以下情况可以采取相应的治疗：①症状对患者造成困扰，而且在姿势治疗和抗炎药物的作用下，在"合理的时间内"无法使症状消退；②有严重的运动/感觉障碍或疼痛症状（Azuelos et al.，2005）。手术是治疗神经卡压或压迫的常见治疗方案。在医源性损

伤病例中，手术往往能实现良好的预后，在"单纯性"卡压病例中，术后约 12 个月可以恢复（Azuelos et al.，2005）。然而，许多研究人员反对手术治疗，原因是风险太高，如果可能的话，应该采用保守治疗（物理治疗和抗凝治疗）代替手术治疗（Pećina et al.，1997）。在股神经附近进行的手术有时会造成股神经医源性损伤。最近的一项研究表明，被提出可以替代前入路进入 L4~L5 椎间隙的经腰大肌侧入路会引起术后大腿疼痛、感觉异常和（或）股神经损伤继发性无力（Davis et al.，2011）。有研究人员推测，自固定环形牵开器造成的牵开器扩张是造成术中损伤的原因（Davis et al.，2011；Mirjalili，2015）。一般而言，盆腔手术也与股神经损伤有关，是导致股神经受压最常见的原因（Pećina et al.，1997）。涉及腹部和髋部的手术也可能造成股神经损伤，包括阑尾切除术、腹股沟疝修补术、腹股沟区恶性肿瘤活检或淋巴结切除术以及髋关节置换术（Mirjalili，2015；Sunderland，1978）。套管等器械对神经或神经供应血管造成挤压和直接伤害会对非常瘦弱或肥胖的患者造成影响（Mirjalili，2015）。Pfannenstiel 切口也与股神经损伤有关（Mirjalili，2015）。一些身体姿势也会压迫神经，如截石位、髋关节的大幅度屈曲、外展和外旋（Mirjalili，2015）。在截石位，腹股沟韧带也可能会造成股神经损伤（Mirjalili，2015）。为了防止神经损伤，建议在安置患者体位前后触摸股动脉，评估代表股动脉压力的脉搏有无明显变化，如变化明显则表明股神经受压（Sunderland，1978）。接受手术治疗的抗凝患者也容易出现损伤，导致周围肌肉中形成血肿压迫神经（Mirjalili，2015）。股三角区附近的血肿可导致股四头肌出现弛缓性麻痹，膝反射减弱以及从大腿前内侧到腿、足和足趾内侧出现感觉减退（Sunderland，1978）。在髋关节手术中，采用外侧和前外侧入路时需要格外注意保护股神经（Mirjalili，2015）。隐神经医源性损伤与大隐静脉完全剥离的相关性最高，这是因为隐神经与膝关节水平以下的血管距离很近（Mirjalili，2015）。在患者定位操作中，支架或镫形件（stirrup）放置不当也会导致隐神经损伤（Sunderland，1978）。患者在术后试图站立时摔倒，表明可能存在术后股神经损伤（Mirjalili，2015）。如果术后腿部股神经附近相关区域感觉障碍的患者发生跌倒，需要进行监测

并排除股神经损伤（Mirjalili, 2015）。外伤（包括下肢强制伸展时出现股神经急性拉伸和耻骨骨折）也会造成股神经损伤，甚至导致股神经横断。其他非外伤性股神经损伤包括良性或恶性肿块导致的扩散性炎症反应以及卵巢或子宫恶性肿瘤患者的盆腔放疗影响（Sunderland, 1978）。如果患者表现出股神经损伤的症状，外科医生可以利用运动和感觉障碍来确定损伤位置、神经接近方法以及移植的必要性（VanBeek, 1998）。如果股神经近端受损，最好采用腹正中切口，可以在把控良好的条件下进入脉管系统，进而清楚地看到整个股神经丛和闭孔神经（VanBeek, 1998）。手术切口涉及动脉触诊；标记髂前上棘、耻骨联合和股动脉的位置；并将髂前上棘和耻骨联合通过画线连接（Pirela-Cruz, 1998）。还应画一条线来表示股动脉的位置，使其与之前画的线相交（Pirela-Cruz, 1998）。根据患者体型，应大致按照所画的线做出切口，并从垂直线和髂前上棘之间的中部开始，也就是斜线远端（Pirela-Cruz, 1998）。向内侧继续切开直至垂直线外侧约 2.0 cm处，然后向尾部方向弯曲（Pirela-Cruz, 1998）。在打开时需要特别注意髂腹股沟神经（Davis et al., 2011）。在内侧，需继续将切口延长至腹外斜肌和大腿前侧的腹股沟韧带（Pirela-Cruz, 1998）。从头侧及内侧方向牵开腹膜，暴露髂肌筋膜（Pirela-Cruz, 1998）。一旦打开腰大肌上方筋膜，就可以在肌肉外侧边界识别股神经；使用神经刺激器可以帮助识别股神经运动分支的具体位置（Pirela-Cruz, 1998）。如果神经损伤位置较远，有时倾向于采取直接入路，以便更加直观地观察损伤部位，但是如果损伤接近腹股沟韧带，建议使用"分段切割（step cut）"技术（VanBeek, 1998）。在股神经手术中，如果间隙超过4cm，通常需要进行神经移植（VanBeek, 1998）。如果神经修复术中进行了髋关节屈曲，那么在康复期间应使用石膏保持屈曲固定约 3 周以避免神经损伤（VanBeek, 1998）。一般而言，股神经移植在医源性损伤中具有良好的预后（VanBeek, 1998）。和身体其他结构一样，股神经和腰骶丛在个体间的差异很大（Anloague and Huijbregts, 2009）。在一项包含 18份样本的研究中，有 5 份没有表现出标准的股神经解剖结构（起于 L2~L4，在 L4~L5 水平形成）（Davis et al., 2011）。一项针对神经医源性损伤的研究发现，股神经在进入大腿时的位置变化最具有临床意义。股神经位于股动脉和股静脉之间，并非位于股动脉侧面（Moore and Stringer, 2011）。然而，另有研究记录了这一神经的许多其他变化（Anloague and Huijbregts, 2009）。一项针对股神经变化的研究显示，在一些情况下，股神经在腰大肌纤维周围分成 2~3 支（这些分支在绕过肌肉以及通过腹股沟韧带之前重新连接），或者股神经只发出 1 条（而非 2条）股前皮神经（Anloague and Huijbregts, 2009）。在这项研究中，88% 的患者表现出腰骶丛解剖结构变异；35.29% 的患者表现出股神经解剖结构变异（Anloague and Huijbregts, 2009）。如前所述，腰大肌变异分支并不罕见，一项研究报告称，腰大肌变异的发生率高达 2.2%（Anloague and Huijbregts, 2009）。

闭孔神经

解剖

闭孔神经起于第 2~4 脊神经腹支，与股神经起源相同（图 6.6）。闭孔神经源于 L2 的比例最大，源于 L3 的比例最小（Schaeffer, 1953; Standring, 2016; Sunderland, 1978; Thane, 1895; Tubbsetal, 2015）。闭孔神经主要在下肢收肌（闭孔外肌、短收肌、长收肌、大收肌和股薄肌，有时还包括耻骨肌）分布运动神经，在大腿内侧分布感觉神经。闭孔神经还可以通过交通纤维支配膝关节的活动以及小腿内侧一小块区域的感觉。闭孔神经在盆腔深处的走行较为复杂，在后壁沿腰椎外侧、腰方肌和髂肌前方以及腰大肌后方向内下走行，随后经骶髂关节在髂总动脉后方以及髂内血管外侧穿行。在骨盆入口处，闭孔神经向前并略微向下移行，在邻近骨盆壁内侧沿闭孔内肌上方弧形移动。上述走行区域内的闭孔神经被腹膜下细胞组织包裹，逐渐变得粗扁（Cruveilhier, 1844）。随后闭孔神经到达位于较大的闭孔上侧的一个小开口（图 6.7）。闭孔管开口位于耻骨结节外侧 2.7 cm 和下侧 1.7 cm，闭孔管开口和闭孔均被闭孔膜覆盖（Jo et al., 2016）。闭孔管上端与耻骨闭孔沟相连，下端连接内、外闭孔肌，闭孔膜形成通道基面（Pećina et al., 1997）。从髂内血管分出的闭孔动脉和静脉在神经下方沿骨盆壁走行，经闭孔管离开盆腔（Cruveilhier, 1844）。在出闭孔管后，闭孔神经立即分成前支和后支。前支在髋关节分布有关节支，如果存在副闭孔神经

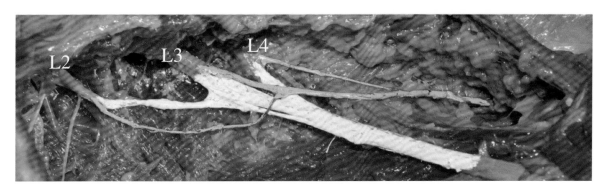

图 6.6　右股神经（黄色）和闭孔神经（绿色）起点解剖图

（accessory obturator nerve，AON），则会分出"小支"到该神经（Schaeffer, 1953）。前支沿闭孔外肌和短收肌前表面下行至耻骨肌和长收肌（Martinoli et al., 2013; Schaeffer, 1953）。在这一路径中，闭孔神经分布于长收肌和股薄肌，也可能支配短收肌和耻骨肌（Sunderland, 1978; Tubbs et al., 2015）。当这一神经行至长收肌下缘时，会分出一条动脉分支支配股动脉，并发出一条皮支与大腿内侧皮神经和隐神经交通，形成缝匠肌下丛。该神经丛支配大腿内侧皮肤的感觉（Standring, 2016; Sunderland, 1978; Tubbs et al., 2015）。这一"收肌"皮支偶尔会

在小腿内侧分布感觉神经（Schaeffer, 1953; Thane, 1895）。闭孔神经的后支在穿出闭孔外肌前表面后，下行至短收肌后方和大收肌前方。在这一路径中，闭孔神经分为几个分支，分布于闭孔外肌、大收肌和短收肌中。闭孔神经向膝关节分布关节支神经纤维，可从大收肌远端进入或经收肌裂孔与股动脉伴行至膝关节后方。在腘窝内，闭孔神经沿腘动脉下行穿过后斜韧带，在交叉韧带和滑膜处分布感觉神经（Schaeffer, 1953; Standring, 2016; Sunderland, 1978; Tipton, 2008）。

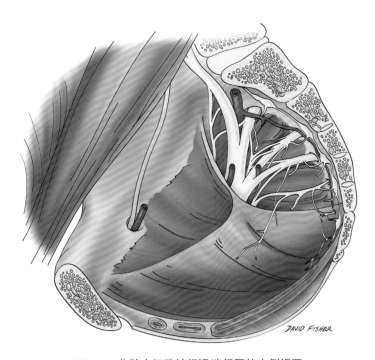

图 6.7　盆腔内闭孔神经远端行程的内侧视图

局部解剖变异

闭孔神经与其腰根不同，存在多种变异。除了第 1 或第 2 腰神经外，闭孔神经可能有其他神经起源。具体而言，闭孔神经可以从 L1~L4 "高位"或"前置"发出，但从 L1~L3 的起源较少。此外，闭孔神经也可以从 L2~L5 "低位"或"后置"发出。一般而言，起于第 3 腰神经的分支占比最大，而起于第 2 腰神经的分支占比很小，在发生一些变化后甚至没有源于第 2 腰神经的分支（Standring, 2016; Sunderland, 1978; Tubbsetal, 2015）。这些结构变化也会导致神经走行发生变化。从主神经干到闭孔外肌分支可以行至外侧，而非常见的内侧（Tubbs et al., 2015）。也有研究报告了髋关节的关节支在通过闭孔前从主支分离且独自于髋关节内走行的情况，这一关节支被认为起源于后支，而非前支（Schaeffer, 1953; Sunderland, 1978）。闭孔神经的分支分布也有不同程度的变化。闭孔神经有时在耻骨肌或闭孔内肌分布一条分支（Sunderland, 1978）。前皮支也可能不存在，在这种情况下，股神经会对大腿内侧的皮肤感觉功能进行支配（Tubbs et al., 2015）。同样，当前支缺失时，后支会支配短收肌和闭孔外肌（Standring, 2016）。闭孔神经在以下结构分布有多个分支：闭孔内肌、闭孔动脉、耻骨肌以及耻骨骨盆表面的骨膜（Sunderland, 1978）。起自于闭孔神经的较大的交通皮支可以从缝匠肌下丛出离并在膝关节处穿出阔筋膜深部，与隐神经交通后支配小腿内侧皮肤的感觉（Standring, 2016; Sunderland, 1978; Thane, 1895）。在这种结构变化中，大腿内侧皮神经通常较小，在分出一些皮神经纤维后，行至缝匠肌下丛结束（Standring, 2016）。存在副闭孔神经是另一变化。有报告称，副闭孔神经的发生率约为 8%~9%（Pećina et al., 1997; Sunderland, 1978）；然而，也有报告称这一发生率高达 17%~30%（Henry, 1973; Sunderland, 1978）。副闭孔神经通常较小，起于第 3 和第 4 腰神经根腹支，也会起于 L2~L5 之间的 1~3 条神经根（Sunderland, 1978; Tubbs et al., 2015）。在出离神经根后，副闭孔神经通常沿腰大肌内侧及闭孔神经干正前方下行（通常会粘连），并穿过耻骨上支（Henry, 1973; Schaeffer, 1953）。随后，在普帕尔韧带（Poupart's ligament, 腹股沟韧带）下方的腰大肌肌鞘内下行并在耻骨肌后方走行（Henry, 1973; Schaeffer, 1953; Sunderland, 1978）。在这一路径中，副闭孔神经的分支可能会在以下一种或多种结构中分布：耻骨肌深部、髋关节、闭孔肌前支和长收肌（Henry, 1973; Schaeffer, 1953; Standring, 2016）。如果只有一条副闭孔神经分支，通常会分布于耻骨肌和髋关节深部，用以代替股支（Tubbs et al., 2015）。

神经束分布

通过检查闭孔近端和远端的神经横断面组成，记录了闭孔的神经束分布情况。在闭孔近端，按横截面积可将神经分为上、中和下三层。上层包括股薄肌、长收肌和短收肌的神经束及皮支纤维。中层包括闭孔外肌神经束和髋关节纤维。下层包括大收肌、闭孔外肌和闭孔血管的神经束。在骨盆上份，上层和下层的神经束朝着骶髂关节走行并交汇形成神经丛。该神经向骨盆下份区域内走行时，上束则很少与下束一起形成神经丛。在闭孔处，股薄肌、长收肌和短收肌的神经纤维位于神经束的前内侧，而闭孔外肌和大收肌的神经纤维位于神经束的后外侧。在闭孔远端，有 1~8 条闭孔神经束穿过其支配的大部分肌肉。从神经根向远端移动，上述闭孔神经的"上束"在很大程度上对应于其到达闭孔时闭孔神经的前内侧束，并在闭孔远端成为前支。另外，骨盆内的"中束"和"下束"在很大程度上对应其到达闭孔时闭孔神经的后外侧束，并在闭孔远端成为后支。闭孔神经在神经束内所占横截面积的百分比均值在闭孔、骨盆外壁中央和骶髂关节水平分别为 41%、49% 和 52%（Sunderland, 1978）。

病理

受深层解剖结构的影响，压迫是导致闭孔相关病变最常见的原因。一些常见的压迫部位包括：闭孔血管束附近的闭孔管处；闭孔膜前部但位于闭孔外肌后部的纤维肌管处；分离闭孔外肌的肌管后份处；耻骨肌和短收肌深处但位于闭孔外肌上方的筋膜处；大收肌近端 1/3 处（Kumka, 2010）。女性生殖系统的解剖结构使得女性容易出现闭孔相关病变。在分娩时，胎儿头部会压迫骨盆壁的闭孔神经，引起"分娩瘫"（Pećina et al., 1997）。同样，闭孔疝和卵巢肿瘤等盆腔肿块也可能产生同样的症状和体征（Sunderland，1978）。其他压迫性病因包括骨赘、闭孔动脉瘤和腹膜后病变（Pećina et al.，1997；Standring，2016）。由于这些神经距离盆腔结构较近，疾病进展会对这些神经造成影响。例如，闭孔神经会在乙状结肠下方或附近向闭孔管走行，因此，需要与巨大的肠道肿瘤和盆腔内其他病理性肿物相鉴别。盆腔感染会沿着后支进入大腿。此外，分布于髋关节的关节支和骶髂关节的神经纤维也会参与关节病变（Schaeffer，1953）。孤立性闭孔神经的单神经病变较为罕见。例如，直接创伤会引起继发性病理改变，当骨盆骨折严重到足以损伤闭孔神经时，很大可能会合并其他结构的损伤，如脊神经、腰骶丛和其他外周腿部神经，所以患者更容易出现较为复杂的合并症（Stewart，2000）。髋关节盂唇撕裂会导致髋臼盂唇囊肿，不仅会压迫闭孔神经，还会对髋关节附近的其他神经（如股神经和坐骨后神经）造成损伤（Kim et al.，2014；Yukata et al.，2005）。有许多研究者发表了关于自发性闭孔神经病变的报告，但没有明显的证据表明解剖结构变化（如闭孔狭窄）会造成卡压。虽然在新生儿中也有闭孔神经麻痹的报道，但研究人员认为这不是先天性病症，而是由于胎儿在子宫内长期保持使闭孔神经过度伸展的异常腿部姿势导致，并通常可在 2 周内恢复（Stewart，2000；Sunderland，1978）。在自发性感觉异常性股痛的患者中，机械摩擦是出现假性神经节肿胀（pseudoganglia swelling）的原因之一，当神经节穿过髂耻线时，神经受到激惹，神经外膜变厚（Tubbs et al.，2003）。Howship-Romberg 征是指闭孔疝压迫闭孔神经的症状，会使疼痛放射到臀部、大腿内侧和膝关节（Standring，2016）。不应将 Howship-Romberg 征与"闭孔征"混淆，闭孔征通常指由阑尾炎引起的闭孔内肌刺激症状。闭孔神经的孤立性病变极为罕见，但直接创伤（有时在分娩时）或髋关节前脱位偶尔也会导致这类病变。在收肌体积较大的运动员中，会出现一种因更远端神经卡压引起的慢性大腿内侧疼痛。

有几种医源性病因也会导致闭孔神经病变，包括全髋关节置换术、腹部手术、整形手术、产钳分娩、牵引器或外科黏附材料引起的压迫以及抗凝状态下股静脉穿刺导致的继发血肿（Yukata et al.，

2005）。髋关节置换术后，如果甲基丙烯酸甲酯从髋臼下端溢出，则会对邻近耻骨上支的闭孔神经施加压力从而造成闭孔周围神经损伤（Sunderland，1978）。取截石位时，患者在手术台上大腿过度屈曲会导致神经出离骨性闭孔，术后可能出现闭孔神经麻痹（Sunderland，1978）。然而，医源性损伤更常导致坐骨神经和股神经损伤（Stewart，2000）。在对医源性并发症进行诊断时，不能局限于闭孔神经相关病变。例如，无张力阴道悬吊术可能会导致伴发神经病变的严重血管和肠道损伤（Kumka，2010）。肌肉骨骼变化也会引起闭孔神经功能紊乱。收肌体积较大的运动员在神经远端卡压后可能会继发慢性大腿内侧疼痛（Standring，2016）。由于收肌出现慢性去神经支配，慢性腹股沟疼痛也可能出现（Tipton，2008）。相反，收肌萎缩或无力可能会导致髋关节弹响综合征（Oh et al.，2014）。

影像和诊断

超声波可用于探查下肢的神经节段。可以在大腿伸直和轻微外旋时更清楚地观察到闭孔神经。然而，这个区域的深层解剖结构和患者体位要求限制了这种影像学检查方法的实用性，原因是在髋部只有 6 条神经可以成像（股外侧皮神经、股神经、坐骨神经、闭孔神经、臀上和臀下神经以及阴部神经）（Soong et al.，2007）。髋关节收肌的肌电图（electromyography，EMG）是闭孔神经病变的最佳诊断方法。当短收肌、长收肌和股薄肌的肌电图显示出高振幅、长持续时间、复杂的运动单元电位和较长的纤颤电位时，说明这些肌肉出现去神经支配和萎缩（Tipton，2008）。这些肌电图检查结果可以将闭孔神经损伤与类似病症（腰椎病和糖尿病等）相鉴别（Jo et al.，2016）。另外，在 T2 加权 MRI 上，大腿内侧的信号强度增加表明肌肉正在经历去神经支配或伴发脂肪浸润的萎缩，这一影像表现能够更准确地反映闭孔神经病变，而且不涉及闭孔外肌（Yukata et al.，2005）。

外科治疗方法

闭孔神经病变有几种治疗方法。大多数病例将采用保守治疗、物理治疗和非甾体抗炎药物镇痛相结合的方法。对于大多数患者来说，预计在 6 周内

就可以恢复正常活动（Tipton，2008）。在盆腔病变确诊的情况下，或经保守治疗无法改善疼痛和无力时，可能需要手术干预（Tipton，2008）。经皮射频消融是一种用于缓解难治性疼痛的治疗方式，然而这种疗法会引发一系列并发症，包括神经炎、神经瘤形成、感觉和运动功能障碍以及短暂性血肿形成（接受抗凝药物治疗时）（Chaiban et al.，2013）。冷冻止痛法是另一种有效的镇痛方式，但有引发去传入神经痛的风险（Rigaud et al.，2008）。另外，经皮热凝固术是一种使周围神经中蛋白质发生变性的手术，有缓解疼痛的效果。这种方法可以实现较长时间的镇痛效果，但诱发运动功能障碍、神经瘤形成、神经炎和术后神经炎症的风险更大（Yavuz et al.，2013）。局部麻醉阻滞术是治疗各种神经病的关键干预方法。合理使用闭孔神经阻滞术可以减少非甾体抗炎药用量并缓解持续性疼痛，疼痛缓解效果可维持数月。对于接受经尿道膀胱肿瘤切除术的患者而言，术后收肌痉挛的发生率大于50%（Tekgul et al.，2014）。闭孔神经阻滞术可以实现镇痛效果，还能缓解盆腔和大腿区域的痉挛状态（Jo et al.，2016）。闭孔神经阻滞术适用于多种病症的治疗。对于已达到肉毒杆菌毒素最大治疗剂量的难治性、进行性髋关节脱位（hip displacement）患者来说，使用乙醇进行闭孔神经阻滞是一种替代性治疗方法（Park et al.，2014）。需要接受全麻的患者可以联用闭孔神经阻滞和蛛网膜下腔麻醉的方法（Khorrami et al.，2012）。虽然神经阻滞术的效果较好，但也有一些风险。不成熟的神经阻滞可能会导致膀胱壁穿孔或大腿收肌痉挛而继发肿瘤扩散（Soong et al.，2007）。在三合一神经阻滞所涉及的三条神经中，闭孔神经阻滞的失败率最高（Soong et al.，2007）。然而，随着技术的进步，这种操作的风险和困难会逐渐减少。一项解剖学研究表明，仅通过触诊单一解剖结构的垂直闭孔神经阻滞技术具有高度的准确性（93.75%）（Fiegl et al.，2013）。在某些情况下，手术无法避免。关节置换术后黏附材料包裹神经会继发神经病变，需要对这类患者进行密切监测，如果症状不能缓解，则应进行手术探查。当患者由于盆腔创伤或术中切割出现神经病变时，可进行神经修复和移植。对于病因未明的渐进性症状患者，应通过手术探查闭孔管寻找疝或其他组织，如子宫内膜异位症等（Stewart，2000）。

当神经阻滞难以实施时，去神经支配或注射苯酚是治疗收肌挛缩的另外两种方法（Sunderland，1978）。去神经支配可用于避免截瘫患者出现收肌挛缩，还能避免经尿道切除术中因闭孔神经刺激而引起的术中并发症（Kendir et al.，2008）。此外，研究表明，闭孔神经在各种手术中可用作神经供体或移植物。在面修复术（facial reanimation）中，可以使用闭孔神经达到治疗效果（Rozen et al.，2013）。在股神经移植术中，闭孔神经作为远端供体神经的效果已得到证实。也有研究人员使用闭孔神经作为供体神经，完成了阴部运动神经的自体移植手术（Houdek et al.，2014）。转移闭孔神经的前支能有效改善高位神经病变患者部分股四头肌的肌力（Tung et al.，2012）。然而，由于涉及盆腔内神经缝合术，使这一手术更加复杂，可在肌肉附近尝试缝合，有望减少恢复时间（Goubier et al.，2012）。

分叉神经

与臂丛相比，腰骶丛受到的关注较少，潜在原因是这一神经丛损伤的报道相对较少。腰丛通常源于第12胸椎（肋下）神经、前3腰神经腹支和第4腰神经腹支的大部分。腰骶丛源于第4腰神经的剩余小部分、第5腰神经（腰骶神经干）（Gray，1918）以及上骶神经（Harshavardhana and Dabke，2014）。文献已对各类腰骶神经根异常的情况进行了描述。现有的神经根异常分类包括汇合、硬膜内或硬膜外吻合以及分离（Chotigavanich and Sawangnatra，1992；Haijiao et al.，2001）。分叉神经的定义不一，但许多人认为进入腰部和骶部的神经丛形成了这一神经（图6.8）。原因是分叉神经在两个神经丛之间分离（Clemente，1985；Hollinshead，1964；Schaeffer，1946；Standring，2005），借此将二者联系起来。例如，L4腹支的一部分与L5腹支相接，形成腰骶神经干。然而，有些研究人员将分叉神经描述为与L4神经根一起在椎间孔内走行的独立神经，有独立的前后根纤维以及独立的背根神经节，由此说明分叉神经是一条独立的神经根。一些邻近神经也源于分叉神经的神经纤维，股神经占26%，闭孔神经占18%，腰骶神经干占16%（Kikuchi et al.，1986）。Schaeffer对分叉神经进行了描述："当第4脊神经同时进入腰丛和骶丛时，可以将其称为分叉神经，但这一术语也适用于所有同时进入这两个神经丛

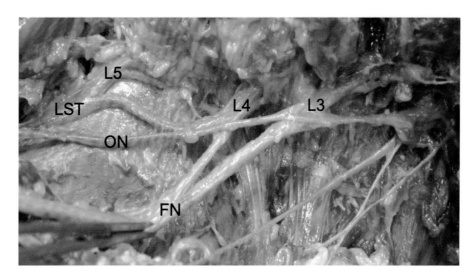

图 6.8　下腰腹支左侧解剖结构。可以看出 L4 或分叉神经向闭孔神经（ON）、股神经（FN）和腰骶干神经（LST）提供分支

结构的神经，所以可能存在一条或多条分叉神经"（Schaeffer, 1946）。还有研究人员将分叉神经简单地定义为 L4 脊神经的整条腹支。

分叉神经的变异

妊娠前 4 周内异常的胎儿发育会导致分叉神经发生变异。Kikuchi 等进行了尸体解剖，提供了腰骶区的冠状和矢状切片，以便更好地描述分叉神经的解剖结构。这项解剖研究发现，有高达 93% 的样本存在分叉神经，L4 起源占比较大。分叉神经也被称为边界神经根（boundary root）（Kikuchi et al., 1986）。然而，虽然大多数分叉神经发自 L4 水平产生，但它们也可以发自 L1~S1 之间的任何水平（Haijiao et al., 2001; Hollinshead, 1964; Romanes, 1981; Schaeffer, 1946; Standring, 2005）。当分叉神经在 L4 水平上方发出时，腰丛就被定义为前置型；而出现在更下方时，腰丛则被认定为后置型（Clemente, 1985; Hollinshead, 1964; Romanes, 1981; Schaeffer, 1946; Standring, 2005）。Bardeen 和 Elting 发现，分叉神经结构正常的占比为 42.3%，前置型占比为 36%，后置型占比为 21.5%（Bardeen, 1901）。另外，还描述了其他几种分叉神经的变化情况。在某些情况下，分叉神经可能由 L3 和 L4 组成，也可能由 L4 和 L5 组成。这些"双根"分叉神经的出现率为 0.8%（L3/L4 比 L4/L5 更常见）（Harshavardhana and Dabke, 2014; Bergman et al.,

1988）。有时，进入腰骶丛的 L4 分支会缺失，仅剩 L5 作为唯一的分叉神经或边界神经根。恒河猴通常有 7 节腰椎，其 L5 腹支通常是分叉神经（Paterson, 1894）。Kikuchi 等根据分叉神经起始水平进一步将其解剖结构变化分为 6 种类型（A~F）。在 A 型中，2 条分叉神经起于 L3 和 L4 神经根水平；B 型包含 1 条起于 L4 神经根上方的分叉神经；当只有 1 条分叉神经位于 L4 水平，且与对应的 L4 根的走行方向相同时为 C 型；D 型则具有 2 条起于 L4 神经根上方的分叉神经；E 型中，2 条分叉神经分别位于 L4 和 L5 神经根水平；F 型具有 1 条分叉神经，但起自 L5 神经根的上方（Kikuchi et al., 1986）。早期报告表明，其他连接方式的发生率高达 20%，但这一数据源于有神经根症状的患者，而非尸体解剖（D'Avella and Mingrino, 1979; Haijiao et al., 2001; Maiuri and Gambardella, 1986）。

临床意义

上述这些变化也引发了一些争议，包括非典型坐骨神经痛的表现以及临床表现与影像学检查之间的差异。虽然分叉神经涉及不同的临床情况，如腰骶部的神经根症状等，但很少有关于分叉神经解剖结构的详细报告（D'Avella and Mingrino, 1979; Kikuchi et al., 1984; Parke and Watanabe, 1987）。对于神经根病患者而言，可以采用选择性脊神经根阻滞进行治疗，通常根据临床表现和影像学确定的神经根压迫来确定需要阻断的神经根。L5 或 S1 神经根病通常表现为膝以下至足部之间区域出现疼痛，而 L2~L4 神经根病通常表现为膝、大腿或腹股沟区疼痛。然而，一部分患者的临床表现较为复杂，造成这一现象的原因很多，包括分叉神经不同的起源（Bartynski et al., 2010; Kikuchi et al., 1986）。Bartynski 的研究表明，在 32 名患者中，L4 处注射在 5 名患者中引起了典型的臀部、髋部或大腿后部疼痛（坐骨神经痛），符合骶丛来源的分叉神经支配表现；另有 3 名患者在踝部或足部出现疼痛（Bartynski et al., 2010）。临床推断和详尽的 MRI 检查有助于确定这类患者（Harshavardhana and Dabke, 2014）。随着脊柱后外侧入路手术不断增加，外科医生需要理解分叉神经的各种表现以避免造成神经损伤。识别非典型坐骨神经痛的患者也很重要，原因是这些患者可能存在带有结合神经根的分叉神经。对分叉神经解剖学变化的透彻理解以及对腰骶丛畸形的深入了解可以减少腰背部手术术中失误，提高手术成功率。

副闭孔神经

副闭孔神经（图 6.9）于 1672 年由 Isbrand van Diemerbroeck 首次报道，大约每 3 个人中就有 1 个人存在副闭孔神经，这一神经起于第 3 和第 4 腰神经（Swanson, 2015）。在 1794 年，Schmidt 对这一神经进行了详细描述。在发现副闭孔神经后，这条神经曾被称为前内股神经（anterior internal crural nerve）、内侧神经附属神经（accessory nerve of the internal crural nerve）以及髋股关节神经（nerve of the coxofemoral articulation）（Cruveilhier, 1844）。由于这一神经通常起于 L3 和 L4 的前支后部，结合其功能及在耻骨支上方的解剖走行，有些人提议应将副闭孔神经命名为副股神经（McMinn, 2003）。

起点

副闭孔神经常起于 L3，在股神经和闭孔神经根部之间的 L3 和 L4 发出更为常见。副闭孔神经也可源于 L2、L3 和 L4 的不同组合，或直接源自闭

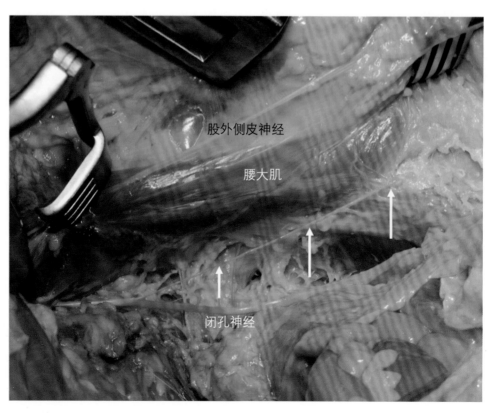

图 6.9　身体左侧解剖示股外侧皮神经（在这一标本中，股外侧皮神经穿越腰大肌的前表面）。在腰大肌内侧可以看到闭孔神经发出较小的副闭孔神经（箭头）直至耻骨骨膜

孔神经（Bergman et al., 1984; Bergman et al., 1988）。Katritsis 等发现，在 63.6% 的样本中，副闭孔神经源于 L3 和 L4 前主支的根部；在 10.6% 的样本中，副闭孔神经源于 L2、L3 和 L4；在 7.6% 的样本中，副闭孔神经源于 L2 和 L3；在 6.1% 的样本中，副闭孔神经源于 L3；在 12.1% 的样本中，副闭孔神经源于闭孔神经干（Katritsis et al, 1980）。Ellis 在一个样本中发现，副闭孔神经源于闭孔神经干（Ellis, 1887）。Quain 在两个样本中发现，副闭孔神经源于闭孔神经与前股神经（Quain et al, 1867）。

解剖

既往研究表明，副闭孔神经的出现率为 10%~30%（Hollinshead, 1956a, b; Lennon and Horlocker, 2006; Woodburne, 1956）。由于一些研究的样本量太少，无法对副闭孔神经的总体出现率进行可靠的估计。大多数研究均未对性别或单侧偏向进行记录。有研究报告称，副闭孔神经在女性中以及躯体左侧的出现率较高，但由于样本量少，这些结果并不可靠（Akkaya et al., 2008; Sim and Webb, 2004）。Katritsis 等完成了一项涉及 1000 例神经丛的最大规模研究，他们发现腰丛中的副闭孔神经出现率没有性别差异，但在单侧病例研究中显示左侧占比较大（Katritsis et al., 1980）。这表明单侧偏向和性别没有关联。副闭孔神经通常起源于闭孔神经干的分支（12.1%）（Katritsis et al., 1980），研究人员建议将其称为副股神经。错误识别副闭孔神经可能会导致手术并发症。例如，Jirsch 报道了一个病例，证明了识别这些变化在手术中至关重要（Jirsch and Chalk, 2007）。在这个病例中，副闭孔神经被误认为是闭孔神经，在择期腹腔镜输卵管结扎术中，这种错误识别造成了闭孔神经损伤。

Katritsis 等发现，在存在副闭孔神经的神经丛中，该神经沿闭孔神经前外侧和腰大肌内侧向闭孔方向走行 2~3 cm，但未穿过闭孔管，而是越过了位于腰大肌内侧的耻骨支（Katritsis et al., 1980）。Woodburne（1956）描述的副闭孔神经在股静脉下方直接越过耻骨支，随后沿背侧下行至耻骨肌，在此处通常分为 3 个分支：一支进入髋关节前部，另一支进入耻骨肌背内侧，第三支向内侧移行与闭孔神经前支吻合（Standring, 2008; Woodburne, 1956）。Rohini 等报告了一个罕见病例，副闭孔神经起于腰大肌内侧，进入股三角区，分为三个典型的终末分支，从耻骨肌浅表（而非深层）穿行（Rohini et al., 2012）。

变异

Katritsis 等（1980）研究了 1000 个神经丛样本（132 个有副闭孔神经），发现 36.4% 的副闭孔神经起点存在变异。虽然这些变异大多没有明显差别，但发现副闭孔神经可起于闭孔神经干或股前神经（anterior crural nerve）（Quain et al., 1867）。已有研究报告了这三条终末分支的多种变化情况。Katritsis 等发现，在传入耻骨肌后，副闭孔神经在耻骨肌后部出现分支，形成前支（14.3%）、后支（4.65%）、闭孔神经干（6.1%）或股神经（2.3%）（Katritsis et al., 1980）。Woodburne（1959）还报告称，单一分支传入长收肌的情况并不罕见，同时还有其他分支传入。与典型的联合股神经的双重支配方式不同，副闭孔神经可以成为唯一支配耻骨肌的神经，这种变异十分常见（Woodburne, 1956）。Quain 等（1867）描述了一条较小的皮支，传入大腿内侧和小腿内侧近端。Shakespeare 报告了类似的发现，副闭孔神经可与闭孔神经汇合并在大腿内侧分布皮神经。Tubbs 等报告了一个病例，发现了与副闭孔神经相关的假神经节（Allen and Shakespeare, 1883; Tubbs et al., 2003）。

外科标志

Akkaya 等（2008）发现，副闭孔神经与股神经的平均距离为 1.6 cm，位于闭孔管外口上壁上方 2.0 cm 和前方 2.0 cm，距耻骨结节 4.0 cm，距离正中面 4.6 cm（Akkaya et al., 2008）。虽然没有关于副闭孔神经测量结果的相关报告，但这一神经比常见的闭孔神经小（Gray, 1867; Quainetal, 1867; Woodburne, 1956）。由于在盆腔中股外侧皮神经与副闭孔神经的距离很近，所以需要将二者区分开来。股外侧皮神经通常起源于 L2 和 L3 后支（Anloague and Huijbregts, 2009）。股外侧皮神经沿外侧进入腰大肌，而副闭孔神经则经由内侧进入腰大肌。

胚胎学

关于副闭孔神经的胚胎学起源存在多种说法。根据副闭孔神经最初的起源假设，处于发育中的闭孔引起闭孔神经分裂会产生副闭孔神经（Beziehungenzwischen, 1894; Woodburne, 1956）。但事实是耻骨在闭孔神经周围发育并将其包围在闭孔内，研究人员据此对最初的起源假设产生了怀疑（Howell, 1936; Woodburne, 1956）。Howell 还报告称，当耻骨在闭孔神经周围发育时，闭孔神经自发性地与副闭孔神经分离（Howell, 1936）。Yasar 报告称，在胎龄 24~28 周的 10 个胎儿中，20 个腰丛中有 4 个出现了副闭孔神经（Yasar et al., 2014）。Woodburne（1956）将耻骨肌描述为胚胎发育中的"边界肌（border muscle）"，原因是其位于闭孔神经和股神经支配的肌肉之间。耻骨肌位于大腿前部，但功能与大腿内收肌相似。基于这块肌肉的发育及神经分布，研究人员对副闭孔神经及其在这块边界肌肉的神经分布是否代表股神经或闭孔神经提出了质疑。副闭孔神经可以支配背内侧耻骨肌，而股支在腹股沟韧带远端产生，然后转向内侧，行至股血管背侧，最终支配耻骨肌的腹外侧（Woodburne, 1956）。因此，将副闭孔神经命名为"副股神经"一直存在争议。Woodburne（1956）提出，由于耻骨肌的背内侧闭孔部分与腹外侧大腿部分存在发育分离，因此神经分布可能不同。研究人员据此对耻骨肌的发育分离是否会参与副闭孔神经的胚胎学发育提出了疑问。Leche（1900）提出，在一些哺乳动物的发育过程中，除了发育出闭孔外肌外，还存在闭孔中间肌，他认为闭孔中间肌与耻骨肌存在关联，是耻骨肌受股神经与副闭孔神经双神经支配的原因。Grafenberg 对一名 6 周龄人类胚胎进行了研究，发现大腿前侧和内侧的肌肉由单一的原始肌肉（primordial muscle）发育而来（Grafenberg, 1904; Woodburne, 1956），这块肌肉受股神经和闭孔神经支配，其不均匀分裂可能导致了神经支配发生变化，进而诱导了副闭孔神经的发育。Bardeen 的一项研究针对这一问题提供了可视化的证据，他认为胚胎期闭孔外肌和耻骨肌之间的一块肌肉块会发育成闭孔神经分布的区域（Bardeen, 1906）。在分裂成终末分支之前，副闭孔神经穿过髂耻线后走行于耻骨肌背侧，这一走行和位置提供了进一步的支持。还有一种假设认为副闭孔神经最初由发育分离形成，耻支上（这是已知可以支配大腿前部肌肉的路径）这一非典型性路径（而非通过闭孔管）支持了这一观点。

临床意义

Akkaya 等（2008）报告称，副闭孔神经可能对闭孔神经阻滞的临床效果造成不利影响。如果患者存在副闭孔神经，可能也需要对其进行阻滞。在大腿手术、疼痛治疗和髋关节疼痛诊断中，推荐使用副闭孔神经阻滞（Rohini et al., 2012）。Akkaya 等对 12 具尸体进行了研究，发现副闭孔神经和耻骨结节外侧的平均距离为 4cm，可以据此进行副闭孔神经阻滞（Akkaya et al., 2008）。副闭孔神经阻滞的进针点位于在耻骨结节外下 2cm 处，针头应向外侧倾斜 30° 并朝耻骨上支的上缘进针（Akkaya et al., 2008）。

（Tyler Warner, R. Shane Tubbs 著　董俊杰　李兴国
龚志强　雷　宇　肖　瑜译　陈凌强　审校）

参考文献

Aasvang, E., Kehlet, H., 2005. Surgical management of chronic pain after inguinal hernia repair. Br. J. Surg. 92, 795−801.

Acar, F., Ozdemir, M., Bayrakli, F., Cirak, B., Coskun, E., Burchiel, K., 2013. Management of medically intractable genitofemoral and ilioinguinal neuralgia. Turk. Neurosurg. 23 (6), 753−757.

Aizawa, Y., 1992. On the organization of the plexus lumbalis. On the recognition of the three-layered divisions and the systematic description of the branches of the human femoral nerve. Okajimas Folia Anat. Jpn. 69 (1), 35−74.

Akkaya, T., Comert, A., Kendir, S., 2008. Detailed anatomy of accessory obturator nerve blockade. Minerva Anestiol. 74, 119−122.

Al-dabbagh, A., 2002. Anatomical variations of the inguinal nerves and risks of injury in 110 hernia repairs. Surg. Radiol. Anat. 24, 102−107.

Alfieri, S., Rotondi, F., Di Giorgio, A., Fumagalli, U., Salzano, A., Di Miceli, D., Ridolfini, M.P., Sgagari, A., Doglietto, G., 2006. Influence of preservation versus division of ilioinguinal, iliohypogastric, and genital nerves during open mesh herniorrhaphy. Ann. Surg. 243 (4), 553−558.

Alfieri, S., Amid, P., Campanelli, G., Izard, G., Kehlet, H., Wijsmuller, A.R., Di Miceli, D., Doglietto, G.B., 2011. International guidelines for prevention and management of post-operative chronic pain following inguinal hernia surgery. Hernia 15, 239−249.

Allen, H., Shakespeare, E.O., 1883. A System of Human Anatomy: Bones and Joints, 2 ed. H. C. Lea's Son & Company, p. 566.

Amid, P., 2004. Causes, prevention, and surgical treatment of postherniorrhaphy neuropathic inguinodynia: triple neurectomy with proximal end implantation. Hernia 8, 343−349.

Amid, P.K., Hiatt, J.R., 2007. New understanding of the causes and surgical treatment of post herniorrhaphy inguinodynia and orchalgia. J. Am. Coll. Surg. 205 (2), 381−385.

Amin, N., Krashin, D., Trescot, A.M., 2016. Ilioinguinal and Iliohypogastric Nerve Entrapment: Abdominal. Peripheral Nerve Entrapments. Springer, pp. 413−424.

Anloague, P.A., Huijbregts, P., 2009. Anatomical variations of the lumbar plexus: a descriptive anatomy study with proposed clinical implications. J. Man. Manip. Ther. 17 (4), 107−114.

Apaydin, N., 2015. Variations of the lumbar and sacral plexuses and their branches. In: Tubbs, R.S., Rizk, E., Shoja, M.M., Loukas, M., Barbaro, N., Spinner, R.J. (Eds.), Nerves and Nerve Injuries, vol. 1. Elsevier, San Diego, pp. 614−617, 2010.

Aszmann, O.C., Dellon, E.S., Dellon, A.L., 1997. Anatomical course of the lateral femoral cutaneous nerve and its susceptibility to compression and injury. Plast. Reconstr. Surg. 100, 600−604.

Avsar, F.M., Sahin, M., Arikan, B.U., Avsar, A.F., Demirci, S., Ethan, A., 2002. The possibility of nervus ilioingionalis and nervus Iliohypogastricus injury in lower abdominal incisions and effects on hernia formation. J. Surg. Res. 107 (2), 179−185.

Azuelos, A., Corò, L., Alexandre, A., 2005. Femoral nerve entrapment. Acta Neurochir. Suppl. 92, 61−62.

Barazanchi, A.W.H., Fagan, P.V.B., Smith, B.B., Hill, A.G., 2016. Routine neurectomy of inguinal nerves during open onlay mesh hernia repair: a meta-analysis of randomized trials. Ann. Surg. 264, 64−72.

Bardeen, C.R., 1901. A statistical study of the abdominal and border nerves in man. Am. J. Anat. 1, 203−228.

Bardeen, C.R., 1906. Development and variation of the nerves and the musculature of the inferior extremity and of the neighboring regions of the trunk in man. Am. J. Anat. 6, 259−390.

Bartynski, W.S., Kang, M.D., Rothfus, W.E., 2010. Adjacent double−nerve root contributions in unilateral lumbar radiculopathy. AJNR Am. J. Neuroradiol. 31, 327−333.

Bergman, R.A., Thompson, S.A., Afifi, A.K., 1984. Catalogue of Human Variations. Urban & Schwarzenberg, Baltimore, pp. 158−161.

Bergman, R.A., Thompson, S.A., Afifi, A.K., Saadeh, F., 1988. Compendium of Human Anatomic Variation. Urban and Schwarzenberg, Baltimore, pp. 143−148.

Beziehungenzwischen, B., 1894. Skelett, Muskulatur nervender extremitaten. MowhJb 21, 241−277.

Brown, J.S., Butrick, C.W., Carter, J.E., Doleys, D.M., El-Minawi, A.M., Howard, F.M., Kinback, K.M., Lowery, D.C., Perry, C.P., 2000. Pelvic Pain Diagnosis and Management. Lipincott Williams and Wilkins, Philadelphia.

Bugada, D., Peng, P.W., 2015. Ilioinguinal, iliohypogastric, and genitofemoral nerve blocks. In: Regional Nerve Blocks in Anesthesia and Pain Therapy. Springer, pp. 707−715.

Cahill, K.S., Martinez, J.L., Wang, M.Y., Vanni, S., Levi, A.D., 2012. Motor nerve injuries following the minimally invasive lateral transpsoas approach. J. Neurosurg. Spine 17 (3), 227−231.

Campanelli, G., Bertocchi, V., Cavalli, M., Bombini, G., Biondi, A., Tentorio, T., et al., 2013. Surgical treatment of chronic pain after inguinal hernia repair. Hernia 17, 347−353.

Carai, A., Fenu, G., Sechi, E., Crotti, F.M., Montella, A., 2009. Anatomical variability of the lateral femoral cutaneous nerve: findings from a surgical series. Clin. Anat. 22, 365−370.

Cesmebasi, A., Yadav, A., Gielecki, J., Tubbs, R.S., Loukas, M., 2015. Genitofemoral neuralgia: a review. Clin. Anat. 28 (1), 128-13.

Chaiban, G., Paradis, T., Atallah, J., 2013. Use of ultrasound and fluoroscopy guidance in percutaneous radiofrequency lesioning of the sensory branches of the femoral and obturator nerves. Pain Pract. 14 (4), 343−345.

Cheatham, S.W., Kolber, M.J., Salamh, P.A., 2013. Meralgiaparesthetica: a review of the literature. Int. J. Sports Phys. Ther. 8, 883−893.

Cho, K.T., Lee, H.J., 2008. Prone position-related meralgiaparesthetica after lumbar spinal surgery: a case report and review of the literature. J. Korean Neurosurg. Soc. 44, 392−395.

Cho Sims, G., Boothe, E., Joodi, R., Chhabra, A., 2016. 3D MR Neurography of the lumbosacral plexus: obtaining optimal images for selective longitudinal nerve depiction. AJNR Am. J. Neuroradiol. 37, 2158−2162.

Choi, P.D., Nath, R., Mackinnon, S.E., 1996. Iatrogenic injury to the ilioinguinal and iliohypogastric nerves in the groin: a case report, diagnosis, and management. Ann. Plast. Surg. 37 (1), 60−65.

Chotigavanich, C., Sawangnatra, S., 1992. Anomalies of the lumbosacral nerve roots-An anatomic investigation. Clin. Orthop. Relat. Res. 278, 47−50.

Chou, D., Storm, P.B., Campbell, J.N., 2004. Vulnerability of the subcostal nerve to injury during bone graft harvesting from the iliac crest. J. Neurosurg. Spine 1 (1), 87−89.

Choy, K.W., Kogilavani, S., Norshalizah, M., Rani, S., Aspalilah, A., Hamzi, H., Farihah, H.S., Das, S., 2013. Topographical anatomy of the profunda femoris artery and the femoral nerve: normal and abnormal relationships. Clin. Ter. 164 (1), 17−19.

Clemente, C.D., 1985. Gray's Anatomy, 30th American ed. Lea and Febiger, Philadelphia, pp. 1225−1235.

Condon, R.E., Nyhus, L.M., 1971. Complications of groin hernia and of hernial repair. Surg. Clin. N. Am. 51 (6), 1325−1336.

Courtney, C.A., Duffy, K., Serpell, M.G., O'Dwyer, P.J., 2002. Outcome of patients with severe chronic pain following repair of groin hernia. Br. J. Surg. 89 (10), 1310−1314.

Cousinery, M.C., Li, R., Vannitamby, A., Vikraman, J., Southwell, B.R., Hutson, J.M., 2016. Neurotrophin signaling in a genitofemoral nerve target organ during testicular descent in mice. J. Pediatr. Surg. 51 (8), 1321−1326.

Cranfield, K.A., Buist, R.J., Nandi, P.R., Baranowski, A.P., 1997. The twelfth rib syndrome. J. Pain Symptom Manag. 13 (3), 172−175.

Cruveilhier, J., 1844. The Anatomy of the Human Body, 1 ed. Harper & Brothers, New York.

Dakwar, E., Vale, F.L., Uribe, J.S., 2011. Trajectory of the main sensory and motor branches of the lumbar plexus outside the psoas muscle related to the lateral retroperitoneal transpsoas approach. J. Neurosurg. Spine 14 (2), 290−295.

Davis, T.T., Bae, H.W., Mok, J.M., Rasouli, A., Delamarter, R.B., 2011. Lumbar plexus anatomy within the psoas muscle: implications for the transpsoas lateral approach to the L4−L5 disc. J. Bone Joint Surg. Am. 93 (16), 1482−1487.

De Ridder, V.A., de Lange, S., Popta, J.V., 1999. Anatomical variations of the lateral femoral cutaneous nerve and the consequences for surgery. J. Orthop. Trauma 13, 207−211.

Demirer, S., Kepenekci, I., Evirgen, O., Birsen, O., Tuzuner, A., Karahuseyinoglu, S., Ozban, M., Kutedam, E., 2006. The effect of polypropylene mesh on ilioinguinal nerve in open mesh repair of groin hernia. J. Surg. Res. 131, 175−181.

Dibenedetto, L.M., Lei, Q., Gilroy, A.M., Hermey, D.C., Marks Jr., S.J., Page, D.W., 1996. Variations in the inferior pelvic pathway of the lateral femoral cutaneous nerve: implications for laparoscopic hernia repair. Clin. Anat. 9, 232−236.

Dittrick, G.W., Ridl, K., Kuhn, J.A., McCarty, T.M., 2004. Routine ilioinguinal nerve excision in inguinal hernia repairs. Am. J. Surg. 188, 736−740.

D'Avella, D., Mingrino, S., 1979. Microsurgical anatomy of lumbosacral spinal roots. J. Neurosurg. 51, 819−823.

D'Souza, L., Jagannathan, S., McManus, F., 1994. Subcostal nerve: anatomical awareness in Salter's innominate osteotomy. J. Pediatr. Orthop. 14 (5), 660−661.

Eichenberger, U., Greher, M., Kirchmair, L., Curatolo, M., Moriggl, B., 2006. Ultrasound-guided blocks of the ilioinguinal and iliohypogastric nerve: accuracy of a selective new technique confirmed by anatomical dissection. Br. J. Anaesth. 97 (2), 238−243.

Ellis, G., 1887. Demonstrations of Anatomy, vol. 11, pp. 543−631.

Fahim, D.K., Kim, S.D., Cho, D., Lee, S., Kim, D.H., 2011. Avoiding abdominal flank bulge after anterolateral approaches to the thoracolumbar spine: cadaveric study and electrophysiological investigation. J. Neurosurg. Spine 15 (5), 532−540.

Farny, J., Drolet, P., Girard, M., 1994. Anatomy of the posterior approach to the lumbar plexus block. Can. J. Anaesth. 41 (6), 480−485.

Feigl, G.C., Ulz, H., Pixner, T., Dolcet, C., Likar, R., Sander-Kiesling, A., 2013. Anatomical investigation of a new vertical obturator nerve block technique. Ann. Anat. 195 (1), 82−87.

Gaines, R.D., 1978. Complications of groin hernia repair: their prevention and management. J. Natl. Med. Assoc. 70, 195.

Geh, N., Schultz, M., Yang, L., Zeller, J., 2015. Retroperitoneal course of iliohypogastric, ilioinguinal, and genitofemoral nerves: a study to improve identification and excision during triple neurectomy. Clin. Anat. 28 (7), 903−909.

Gofeld, M., Christakis, M., 2006. Sonographically guided ilioinguinal nerve block. J. Ultrasound Med. 25, 1571−1575.

Goubier, J., Teboul, F., Yeo, S., 2012. Transfer of two motor branches of the anterior obturator nerve to the motor portion of the femoral nerve: an anatomical feasibility study. Microsurgery 32 (6), 463−465.

Goulding, K., Beaule, P.E., Kim, P.R., Fazekas, A., 2010. Incidence of lateral femoral cutaneous nerve neuropraxia after anterior approach hip arthroplasty. Clin. Orthop. Relat. Res. 468, 2397−2404.

Grafenberg, E., 1904. Die entwickelung der MenschlichenBeckenmuskulatur. Anat. Hefte 259−390. Mowh. Jb, 21: 241-277. 23: 431-493.

Gray, H., 1867. Anatomy, Descriptive and Surgical, first ed., p. 582

Gray, H., 1918. Anatomy of the Human Body. URL: http://www.bartleby.com/107/212.html.

Griffin, M., 1891. Some varieties of the last dorsal and first lumbar nerves. J. Anat. Physiol. 26, 48−55.

Grothaus, M.C., Holt, M., Mekhail, A.O., Ebraheim, N.A., Yeasting, R.A., 2005. Lateral femoral cutaneous nerve: an anatomic study. Clin. Orthop. Relat. Res. 437, 164−168.

Gupta, A., Muzumdar, D., Ramani, P.S., 2004. Meralgiaparesthetica following lumbar spine surgery: a study in 110 consecutive surgically treated cases. Neurol. India 52, 64−66.

Gustafson, K.J., Pinault, G.C., Neville, J.J., Syed, I., Davis Jr., J.A., Jean-Claude, J., Triolo, R.J., 2009. Fasucular anatomy of human femoral nerve: implications for neural prostheses using nerve cuff electrodes. J. Rehabil. Res. Dev. 46 (7), 973−984.

Hager, W., 1885. Neuralgia femoris: resection des nerv, cutan, femoris anterior externus. Dtsch. Med. Wochenschr. 11, 218.

Hahn, L., 2011. Treatment of ilioinguinal nerve entrapment—a randomized controlled trial. Acta Obstet. Gynecol. Scand. 90, 955−960.

Haijiao, W., Koti, M., Smith, F., Wardlaw, D., 2001. Diagnosis of lumbosacral nerve root anomalies by magnetic resonance imaging. J. Spinal Disord. 14, 143−149.

Hakeem, A., Shanmugam, V., 2011. Current trends in the diagnosis and management of post-herniorraphy chronic groin pain. World J. Gastrointest. Surg. 3 (6), 73−81.

Harman, N.B., 1898. The caudal limit of the lumbar visceral efferent nerves in man. J. Anat. Physiol. 32 (3), 403−421.

Harshavardhana, N.S., Dabke, V.H., 2014. The furcal nerve revisited. Orthop. Rev. 6 (3), 5428, 2014.

Henry, A.K., 1973. Extensile Exposure, second ed. Churchill Livingstone, London.

Hollinshead, W.H., 1956a. Anatomy for Surgeons. In: The Thorax, Abdomen and Pelvis, vol. 2. Hoeber-Harper, New York, pp. 850−870.

Hollinshead, W.H., 1956b. Anatomy for Surgeons. In: The Thorax, Abdomen and Pelvis, vol. 2. Cassell & Co, London, pp. 636−638.

Hollinshead, W.H., 1964. Anatomy for Surgeons, vol. 3. Harper and Row, New York, pp. 597−605.

Hong, J.Y., Kim, W., Koo, B., Kim, Y., Jo, Y., Kil, H., 2010. The relative position of ilioinguinal and iliohypogastric nerves in different age groups of pediatric patients. Acta Anaesthesiol. Scand. 54, 566−570.

Houdek, M.T., Wagner, E.R., Wyles, C.C., Moran, S.L., 2014. Anatomical feasibility of the anterior obturator nerve transfer to restore bowel and bladder function. Microsurgery 34 (6), 459−463.

Howell, A.B., 1936. The phylogenetic arrangement of the muscular system. Anat. Rec. 66, 295−316.

Hutson, J.M., Southwell, B.R., Li, R., Lie, G., Ismail, K., Harisis, G., Chen, N., 2013. The regulation of testicular descent and the effects of cryptorchidism. Endcor. Rev. 34 (5), 725−752.

Izci, Y., Gurkanlar, D., Ozan, H., Gonul, E., 2005. The morphological aspects of lumbar plexus and roots: an anatomical study. Turk Neurosurg. 15, 87−92.

Jirsch, J.D., Chalk, C.H., 2007. Obturator neuropathy complicating elective laparoscopic tubal occlusion. Muscle Nerve 36, 104−106.

Jo, S.Y., Chang, J.C., Bae, H.G., Oh, J., Heo, J., Hwang, J.C., 2016. A Morphometric study of the obturator nerve around the obturator foramen. J. Korean Neurosurg. Soc. 59 (3), 282−286.

Katritsis, E., Anagnostopoulou, S., Papadopoulos, N., 1980. Anatomical observations on the accessory obturator nerve (based on 1000 specimens). Anat. Anzeiger 148, 440−445.

Kendir, S., Akkaya, T., Comert, A., et al., 2008. The location of the obturator nerve: a three-dimensional description of the obturator canal. Surg. Radiol. Anat. 30 (6), 495−501.

Khedkar, S.M., Bhalerao, P.M., Yemul-Golhar, S.R., Kelkar, K.V., 2015. Ultrasound-guided ilioinguinal and iliohypogastric nerve block, a comparison with the conventional technique: an observational study. Saudi J. Anaesth. 9 (3), 293−297.

Khorrami, M., Hadi, M., Javid, A., et al., 2012. A comparison between blind and nerve stimulation guided obturator nerve block in transurethral resection of bladder tumor. J. Endourol. 26 (10), 1391-1322.

Khoshmohabat, H., Panahi, F., Alvandi, A.A., Mehrvarz, S., Mohebi, H.A., Koushki, E.S., 2012. Effect of ilioinguinal neurectomy on chronic pain following herniorrhaphy. Trauma Mon. 17, 323.

Kikuchi, S., Hasue, M., Nishiyama, K., Ito, T., 1984. Anatomical and clinical studies of radicular symptoms. Spine 9, 23−29.

Kikuchi, S., Hasue, M., Nishiyama, M., Ito, T., 1986. Anatomic features of the furcal nerve and its clinical significance. Spine 11, 1002−1007.

Kim, S., Seok, H., Lee, S.Y., Park, S.W., 2014. Acetabular paralabral cyst as a rare cause of obturator neuropathy: a case report. Ann. Rehabil. Med. 38 (3), 427−432.

Kim, K.S., Ji, S.R., Hong, M.K., Kwon, Y.J., Hwang, J.H., Lee, S.Y., 2015. Intercostal nerve schwannoma encountered during a rib-latissimus dorsi osteomyocutaneous flap operation. Arch. Plast. Surg. 42 (6), 800−802.

Kingman, S.A., Amid, P.K., Chen, D.C., 2016. Laparoscopic triple neurectomy. In: The Sages Manual of Groin Pain. Springer, pp. 333−342.

Klaassen, Z., Marshall, E., Tubbs, R.S., Louis Jr., R.G., Wartmann, C.T., Loukas, M., 2011. Anatomy of the ilioinguinal and iliohypogastric nerves with observations of their spinal nerve contributions. Clin. Anat. 24, 454−461.

Kline, C.M., Lucas, C.E., Ledgerwood, A.M., 2013. Directed neurectomy for treatment of chronic postsurgical neuropathic pain. Am. J. Surg. 205, 246−249.

Knockaert, D., Heygere, F., Bobbaers, H., 1989. Ilioinguinal nerve entrapment: a little-known cause of iliac fossa pain. Postgrad. Med. J. 65, 632−635.

Kopell, H.P., Thompson, W.A., Postel, A.H., 1962. Entrapment neuropathy of the ilioinguinal nerve. N. Engl. J. Med. 266, 16−19.

Kumka, M., 2010. Critical Sites of entrapment of the posterior division of the obturator nerve: anatomical considerations. J. Can. Chiropr. Assoc. 54 (1), 33−42.

Leche, W., 1900. Muskulatur. Saugethiere: Mammalia. In: Bronn's Klassen und Ordnungen des Thierreichs, vol. 6, pp. 649−919.

Linder, H.H., 1989. Clinical Anatomy. Appleton & Lange, East Norwalk, CT.

Lennon, R.L., Horlocker, T.T., 2006. Mayo Clinic Analgesic Pathway: Peripheral Nerve Blockade for Major Orthopedic Surgery and Procedural Training Manual. CRC Press, p. 6.

Lonchena, T.K., McFadden, K., Orebaugh, S.L., 2016. Correlation of ultrasound appearance, gross anatomy, and histology of the femoral nerve at the femoral triangle. Surg. Radiol. Anat. 38 (1), 115−122.

Loos, M.J.A., Scheltinga, M.R.M., Roumen, R.M.H., 2008a. Surgical management of inguinal neuralgia after a low transverse Pfannenstiel incision. Ann. Surg. 248 (5), 880−885.

Loos, M.J., Scheltinga, M.R., Mulders, L.G., Roumen, R.M., 2008b. The Pfannenstiel incision as a source of chronic pain. Obstet. Gynecol. 111, 839−846.

Lovering, R., Anderson, L., 2008. Architecture and fiber type of the pyramidalis muscle. Anat. Sci. Int. 83 (4), 294−297.

Luijendijk, R.W., Jeekel, J., Storm, R.K., Schutte, P.J., Hop, W., Drogendijk, A.C., et al., 1997. The low transverse Pfannenstiel incision and the prevalence of incisional hernia and nerve entrapment. Ann. Surg. 225, 365.

Lykissas, M.G., Kostas-Agnantis, I.P., Korompilias, A.V., Vekris, M.D., Beris, A.E., 2013. Use of intercostal nerves for different target neurotization in brachial plexus reconstruction. World J. Orthop. 4 (3), 107−111.

Machin, D.G., Shennan, J.M., 1983. Twelfth rib syndrome: a differential diagnosis of loin pain. Br. Med. J. 287 (6392), 586.

Mahadevan, V., 2008. Pelvic girdle and lower limb. In: Standring, S. (Ed.), Gray's Anatomy: The Anatomical Basis of Clinical Practice, 40th ed. Elsevier, New York, pp. 1327−1429.

Maigne, J.Y., Maigne, R., Guerin-Surville, H., 1986. Anatomic study of the lateral cutaneous rami of the subcostal and iliohypogastric nerves. Surg. Radiol. Anat. 8 (4), 251−256.

Maiuri, F., Gambardella, A., 1986. Anomalies of the lumbosacral nerve roots. Neurol. Res. 11, 130−135.

Majkrzak, A., Johnston, J., Kacey, D., Zeller, J., 2010. Variability of the lateral femoral cutaneous nerve: an anatomic basis for planning safe surgical approaches. Clin. Anat. 23, 304−311.

Maldonado, P.A., Slocum, P.D., Chin, K., Corton, M.M., 2014. Anatomic relationships of psoas muscle: clinical applications to psoas hitch ureteral reimplantation. Am. J. Obstet. Gynecol. 211 (5), 563.

Malekpour, F., Mirhashemi, S.H., Hajinasrolah, E., Salehi, N., Khoshkar, A., Kolahi, A.A., 2008. Ilioinguinal nerve excision in open mesh repair of inguinal hernia—results of a randomized clinical trial: simple solution for a difficult problem? Am. J. Surg. 195, 735−740.

Mandelkow, H., Loeweneck, H., 1988. The iliohypogastric and ilioinguinal nerves. Distribution in the abdominal wall, danger areas in surgical incisions in the inguinal and pubic regions and reflected visceral pain in their dermatomes. Surg. Radiol. Anat. 10 (2), 145−149.

Martinoli, C., Miguel-Perez, M., Gandolfo, N., Zicca, A., Tagliafico, A., 2013. Imaging of neuropathies about the hip. Eur. J. Radiol. 82 (1), 17−26.

Jo, S.Y., Chang, J.C., Bae, H.G., Oh, J., Heo, J., Hwang, J.C., 2016. A Morphometric study of the obturator nerve around the obturator foramen. J. Korean Neurosurg. Soc. 59 (3), 282−286.

Katritsis, E., Anagnostopoulou, S., Papadopoulos, N., 1980. Anatomical observations on the accessory obturator nerve (based on 1000 specimens). Anat. Anzeiger 148, 440−445.

Kendir, S., Akkaya, T., Comert, A., et al., 2008. The location of the obturator nerve: a three-dimensional description of the obturator canal. Surg. Radiol. Anat. 30 (6), 495−501.

Khedkar, S.M., Bhalerao, P.M., Yemul-Golhar, S.R., Kelkar, K.V., 2015. Ultrasound-guided ilioinguinal and iliohypogastric nerve block, a comparison with the conventional technique: an observational study. Saudi J. Anaesth. 9 (3), 293−297.

Khorrami, M., Hadi, M., Javid, A., et al., 2012. A comparison between blind and nerve stimulation guided obturator nerve block in transurethral resection of bladder tumor. J. Endourol. 26 (10), 1391-1322.

Khoshmohabat, H., Panahi, F., Alvandi, A.A., Mehrvarz, S., Mohebi, H.A., Koushki, E.S., 2012. Effect of ilioinguinal neurectomy on chronic pain following herniorrhaphy. Trauma Mon. 17, 323.

Kikuchi, S., Hasue, M., Nishiyama, K., Ito, T., 1984. Anatomical and clinical studies of radicular symptoms. Spine 9, 23−29.

Kikuchi, S., Hasue, M., Nishiyama, M., Ito, T., 1986. Anatomic features of the furcal nerve and its clinical significance. Spine 11, 1002−1007.

Kim, S., Seok, H., Lee, S.Y., Park, S.W., 2014. Acetabular paralabral cyst as a rare cause of obturator neuropathy: a case report. Ann. Rehabil. Med. 38 (3), 427−432.

Kim, K.S., Ji, S.R., Hong, M.K., Kwon, Y.J., Hwang, J.H., Lee, S.Y., 2015. Intercostal nerve schwannoma encountered during a rib-latissimus dorsi osteomyocutaneous flap operation. Arch. Plast. Surg. 42 (6), 800−802.

Kingman, S.A., Amid, P.K., Chen, D.C., 2016. Laparoscopic triple neurectomy. In: The Sages Manual of Groin Pain. Springer, pp. 333−342.

Klaassen, Z., Marshall, E., Tubbs, R.S., Louis Jr., R.G., Wartmann, C.T., Loukas, M., 2011. Anatomy of the ilioinguinal and iliohypogastric nerves with observations of their spinal nerve contributions. Clin. Anat. 24, 454−461.

Kline, C.M., Lucas, C.E., Ledgerwood, A.M., 2013. Directed neurectomy for treatment of chronic postsurgical neuropathic pain. Am. J. Surg. 205, 246−249.

Knockaert, D., Heygere, F., Bobbaers, H., 1989. Ilioinguinal nerve entrapment: a little-known cause of iliac fossa pain. Postgrad. Med. J. 65, 632−635.

Kopell, H.P., Thompson, W.A., Postel, A.H., 1962. Entrapment neuropathy of the ilioinguinal nerve. N. Engl. J. Med. 266, 16−19.

Kumka, M., 2010. Critical Sites of entrapment of the posterior division of the obturator nerve: anatomical considerations. J. Can. Chiropr. Assoc. 54 (1), 33−42.

Leche, W., 1900. Muskulatur. Saugethiere: Mammalia. In: Bronn's Klassen und Ordnungen des Thierreichs, vol. 6, pp. 649−919.

Linder, H.H., 1989. Clinical Anatomy. Appleton & Lange, East Norwalk, CT.

Lennon, R.L., Horlocker, T.T., 2006. Mayo Clinic Analgesic Pathway: Peripheral Nerve Blockade for Major Orthopedic Surgery and Procedural Training Manual. CRC Press, p. 6.

Lonchena, T.K., McFadden, K., Orebaugh, S.L., 2016. Correlation of ultrasound appearance, gross anatomy, and histology of the femoral nerve at the femoral triangle. Surg. Radiol. Anat. 38 (1), 115−122.

Loos, M.J.A., Scheltinga, M.R.M., Roumen, R.M.H., 2008a. Surgical management of inguinal neuralgia after a low transverse Pfannenstiel incision. Ann. Surg. 248 (5), 880−885.

Loos, M.J., Scheltinga, M.R., Mulders, L.G., Roumen, R.M., 2008b. The Pfannenstiel incision as a source of chronic pain. Obstet. Gynecol. 111, 839−846.

Lovering, R., Anderson, L., 2008. Architecture and fiber type of the pyramidalis muscle. Anat. Sci. Int. 83 (4), 294−297.

Luijendijk, R.W., Jeekel, J., Storm, R.K., Schutte, P.J., Hop, W., Drogendijk, A.C., et al., 1997. The low transverse Pfannenstiel incision and the prevalence of incisional hernia and nerve entrapment. Ann. Surg. 225, 365.

Lykissas, M.G., Kostas-Agnantis, I.P., Korompilias, A.V., Vekris, M.D., Beris, A.E., 2013. Use of intercostal nerves for different target neurotization in brachial plexus reconstruction. World J. Orthop. 4 (3), 107−111.

Machin, D.G., Shennan, J.M., 1983. Twelfth rib syndrome: a differential diagnosis of loin pain. Br. Med. J. 287 (6392), 586.

Mahadevan, V., 2008. Pelvic girdle and lower limb. In: Standring, S. (Ed.), Gray's Anatomy: The Anatomical Basis of Clinical Practice, 40th ed. Elsevier, New York, pp. 1327−1429.

Maigne, J.Y., Maigne, R., Guerin-Surville, H., 1986. Anatomic study of the lateral cutaneous rami of the subcostal and iliohypogastric nerves. Surg. Radiol. Anat. 8 (4), 251−256.

Maiuri, F., Gambardella, A., 1986. Anomalies of the lumbosacral nerve roots. Neurol. Res. 11, 130−135.

Majkrzak, A., Johnston, J., Kacey, D., Zeller, J., 2010. Variability of the lateral femoral cutaneous nerve: an anatomic basis for planning safe surgical approaches. Clin. Anat. 23, 304−311.

Maldonado, P.A., Slocum, P.D., Chin, K., Corton, M.M., 2014. Anatomic relationships of psoas muscle: clinical applications to psoas hitch ureteral reimplantation. Am. J. Obstet. Gynecol. 211 (5), 563.

Malekpour, F., Mirhashemi, S.H., Hajinasrolah, E., Salehi, N., Khoshkar, A., Kolahi, A.A., 2008. Ilioinguinal nerve excision in open mesh repair of inguinal hernia—results of a randomized clinical trial: simple solution for a difficult problem? Am. J. Surg. 195, 735−740.

Mandelkow, H., Loeweneck, H., 1988. The iliohypogastric and ilioinguinal nerves. Distribution in the abdominal wall, danger areas in surgical incisions in the inguinal and pubic regions and reflected visceral pain in their dermatomes. Surg. Radiol. Anat. 10 (2), 145−149.

Martinoli, C., Miguel-Perez, M., Gandolfo, N., Zicca, A., Tagliafico, A., 2013. Imaging of neuropathies about the hip. Eur. J. Radiol. 82 (1), 17−26.

Mathers, J., Haley, C., Gofeld, M., 2015. Ilioinguinal nerve block in obese patients: description of new technique. J. Med. Ultrasound 23, 185−188.

McCrory, P., Bell, S., 1999. Nerve entrapment syndromes as a cause of pain in the hip, groin and buttock. Sport. Med. 27, 261−274.

McMinn, R.M.H., 2003. Last's Anatomy: Regional and Applied, ninth ed. Elsevier, Australia, p. 397.

Miller, J.P., Acar, F., Kaimaktchiev, V., Gultekin, S., Burchiel, K., 2008. Pathology of ilioinguinal neuropathy produced by mesh entrapment: case report and literature review. Hernia 12, 213−216.

Mirjalili, S.A., 2015. Anatomy of the lumbar plexus. In: Tubbs, R.S., Rizk, E., Shoja, M.M., Loukas, M., Barbaro, N., Spinner, R.J. (Eds.), Nerves and Nerve Injuries, vol. 1. Elsevier, San Diego, pp. 614−617, 2015.

Moosman, D.A., Oelrich, T.M., 1977. Prevention of accidental trauma to the ilioinguinal nerve during inguinal herniorrhaphy. Am. J. Surg. 133, 146−148.

Moore, K.L., Dalley, A.F., 1999. Clinically Oriented Anatomy, fourth ed. Lippincott, Williams & Wilkins, Baltimore, MD.

Moore, A.E., Stringer, M.D., 2011. Iatrogenic femoral nerve injury: a systemic review. Surg. Radiol. Anat. 33 (8), 649−658.

Moore, K.L., Daly, A.F., Agur, A.M.R., 2010. Clinically Oriented Anatomy, sixth ed. Lippincott Williams & Wilkins, Philadelphia.

Muhly, W.T., Orebaugh, S.L., 2011. Ultrasound evaluation of the anatomy of the vessels in relation to the femoral nerve at the femoral crease. Surg. Radiol. Anat. 33 (6), 491−494.

Mui, W.L., Ng, C.S., Fung, T.M., Cheung, F.K., Wong, C.M., Ma, T.H., Bn, M.Y., Ng, E.K., 2006. Prophylactic ilioinguinal neurectomy in open inguinal hernia repair: a double-blind randomized controlled trial. Ann. Surg. 244, 27−33.

Murinova, N., Krashin, D., Trescot, A.M., 2016. Ilioinguinal nerve entrapment: pelvic. In: Peripheral Nerve Entrapments. Springer, pp. 467−477.

Mürtz, P., Kaschner, M., Lakghomi, A., Gieseke, J., Willinek, W.A., Schild, H.H., Thomas, D., 2015. Diffusion-weighted MR neurography of the brachial and lumbosacral plexus: 3.0 T versus 1.5 T imaging. Eur. J. Radiol. 84 (4), 696−702.

Nasseh, H., Pourreza, F., Saberi, A., Kazemnejad, E., Kalantari, B.B., Falahatkar, S., 2013. Focal Neuropathies following percutaneous nephrolithotomy (PCNL) − preliminary study. Ger. Med. Sci. 11 (7).

Ndiaye, A., Diop, M., Ndoye, J., Konaté, I., Mané, L., Nazarian, S., Dia, A., 2007. Anatomical basis of neuropathies and damage to the ilioinguinal nerve during repairs of groin hernias. (about 100 dissections). Surg. Radiol. Anat. 29, 675−681.

Netter, F.H., 2003. Abdomen. Atlas of Human Anatomy, third ed. Icon Learning Systems, Teterboro, NJ, p. 259.

Oh, J., Kang, M., Park, J., Lee, J.I., 2014. A possible cause of snapping hip: intrapartum obturator neuropathy. Am. J. Phys. Med. Rehabil. 93 (6), 551.

Ombregt, L., 2013. Disorders of the thoracic spine: pathology and treatment. In: A System of Orthopaedic Medicine, third ed. Churchill Livingstone, pp. 169−184.

Orebaugh, S.L., 2006. The femoral nerve and its relationship to the lateral circumflex femoral artery. Anesth. Analg. 102 (6), 1859−1862.

Palastanga, N., Field, D., Soames, R., 1998. Anatomy & Human Movement: Structure & Function, 3rded. Butterworth Heinemann, Boston, MA, p. 11.

Papadopoulos, N.J., Katritsis, E.D., 1981. Some observations on the course and relations of the iliohypogastric and ilioinguinal nerves (based on 348 specimens). Anat. Anzeiger 149, 357−364.

Parisi, T.J., Mandrekar, J., Dyck, P.J., Klein, C.J., 2011. Meralgiaparesthetica: relation to obesity, advanced age, and diabetes mellitus. Neurology.

Park, E.S., Rha, D., Lee, W.C., Sim, E.G., 2014. The effect of obturator nerve block on hip lateralization in low functioning children with spastic cerebral palsy. Yonsei Med. J. 55 (1), 191−196.

Parke, W., Watanabe, R., 1987. Lumbosacral intersegmental epispinal axons and ectopic ventral nerve rootlets. J. Neurosurg. 67, 269−277.

Paterson, A.M., 1894. The origin and distribution of the nerves to the lower limb. J Anat Physiol 28 (Pt 2), 169−193.

Pećina, M.M., Nemanić, J.K., Markieitz, A.D., 1997. Tunnel Syndromes: Peripheral Nerve Compression Syndromes, second ed. CRC Press, Boca Raton, pp. 173−175.

Picchio, M., Palimento, D., Attanasio, U., Matarazzo, P.F., Bambini, C., Caliendo, A., 2004. Randomized controlled trial of preservation or elective division of ilioinguinal nerve on open inguinal hernia repair with polypropylene mesh. Arch. Surg. 139, 755−758.

Pirela-Cruz, M.A., 1998. Surgical exposures of the peripheral nerves in the extremities. In: Omer, G.E., Spinner, M., Van Beek, A.L. (Eds.), Management of Peripheral Nerve Problems, second ed. W.B. Saunders Company, Philadelphia, pp. 197−198.

Poobalan, A.S., Bruce, J., Smith, W.C.S., King, P.M., Krukowski, Z.H., Chambers, W.A., 2003. A review of chronic pain after inguinal herniorrhaphy. Clin. J. Pain 19, 48−54.

Pratt, N.E., 1991. Clinical Musculoskeletal Anatomy. Lippincott, New York, NY.

Purves, J., Miller, J., 1986. Inguinal neuralgia: a review of 50 patients. Can. J. Surg. 29, 43−45.

Quain, J., Sharpey, W., Thomson, A., Cleland, J.G., 1867. Quain's Elements of Anatomy, 7 ed. The University of California, James Walton, pp. 663−664.

Rab, M., Dellon, A., 2001. Anatomic variability of the ilioinguinal and genitofemoral nerve: implications for the treatment of groin pain. Plast. Reconstr. Surg. 108, 1618−1623.

Ray, B., D'Souza, A.S., Kumar, B., Marx, C., Ghosh, B., Gupta, N.K., Marx, A., 2010. Variations in the course and microanatomical study of the lateral femoral cutaneous nerve and its clinical importance. Clin. Anat. 23, 978−984.

Reinpold, W., Schroeder, A., Schroeder, M., Berger, C., Rohr, M., Wehrenberg, U., 2015. Retroperitoneal anatomy of the iliohypogastric, ilioinguinal, genitofemoral, and lateral femoral cutaneous nerve: consequences for prevention and treatment of chronic inguinodynia. Hernia 19, 539−548.

Rigaud, J., Labat, J., Riant, T., Hamel, O., Bouchot, O., Robert, R., 2008. Treatment of obturator neuralgia with laparoscopic neurolysis. J. Urol. 179 (2), 590−595.

Ritter, J.W., 1995. Femoral nerve "sheath" for inguinal paravascular lumbar plexus block is not found in human cadavers. J. Clin. Anesth. 7 (6), 470−473.

Rodrigues de Souza, R., Gama, E.F., El-RaziNeto, S., Maldonado, D., 2015. Effects of metabolic syndrome on the ultrastructure of the femoral nerve in aging rats. Histol. Histopathol. 30 (10), 1185−1192.

Rohini, M., Yogesh, A.S., Banerjee, C., Goyal, M., 2012. Variant accessory obturator nerve? A case report and embryological review. J Med Health Sci 1, 7−9.

Romanes, G.J., 1981. Cunningham's Textbook of Anatomy, twelfth ed. Oxford University Press, Oxford.

Ropars, M., Morandi, X., Huten, D., Thomazeau, H., Berton, E., Darnault, P., 2009. Anatomical study of the lateral femoral cutaneous nerve with special reference to minimally invasive anterior approach for total hip replacement. Surg. Radiol. Anat. 31, 199−204.

Rosenberger, R., Loeweneck, H., Meyer, G., 2000. The cutaneous nerves encountered during laparoscopic repair of inguinal hernia. Surg. Endosc. 14, 731−735.

Roth, V.K., 1895. Meralgiaparesthetica. Med ObozrMozk 43, 678.

Rozen, S., Rodriguez-Lorenzo, A., Audolfsson, T., Wong, C., Cheng, A., 2013. Obturator nerve anatomy and the relevance to one-stage facial reanimation: limitations of a retroperitoneal approach. Plast. Reconstr. Surg. 131 (5), 1057−1064.

Rudin, D., Manestar, M., Ullrich, O., Erhardt, J., Grob, K., 2016. The anatomical course of the lateral femoral cutaneous nerve with special attention to the anterior approach to the hip joint. J Bone Joint Surg Am 98, 561−567.

Salama, J., Sarfati, E., Chevrel, J., 1983. The anatomical bases of nerve lesions arising during the reduction of inguinal hernia. Anat. Clin. 5, 75−81.

Sasaoka, N., Kawaguchi, M., Yoshitani, K., Kato, H., Suzuki, A., Furuya, H., 2005. Evaluation of genitofemoral nerve block, in addition to ilioinguinal and iliohypogastric nerve block, during inguinal hernia repair in children. Br. J. Anaesth. 94, 243−246.

Sauerland, E.K., 1994. Grant's Dissector, 11thed. Williams & Wilkins, Baltimore, MD.

Schaeffer, J.P., 1946. Morris' Human Anatomy: A Complete Systemic Treatise. The Blakiston Company, Philadelphia.

Schaeffer, J.P., 1953. Morris' Human Anatomy: A Complete Systematic Treatise, eleventh ed. McGraw-Hill Book Company, Inc., New York.

Schafer, E.A., Thane, G.D., 1895. Quain's Elements of Anatomy Vol III-Part II: The Nerves, tenth ed. Longmans, Green, and Co, London.

Schoor, A., Boon, J., Bosenberg, A., Abrahams, P.H., Meiring, J., 2005. Anatomical considerations of the pediatric ilioinguinal/iliohypogastric nerve block. Paediatr. Anaesth. 15, 371−377.

Shanthanna, H., 2014. Successful treatment of genitofemoral neuralgia using ultrasound guided injection: a case report and short review of literature. Case Rep. Anesthesiol. https://doi.org/10.1155/2014/371703.

Sim, I.W., Webb, T., 2004. Anatomy and anaesthesia of the lumbar somatic plexus. Anaesth. Intensive Care 32, 178−187.

Soldatos, T., Andreisek, G., Thawait, G.K., Guggenberger, R., Williams, E.H., Carrino, J.A., Chhabra, A., 2013. High-Resolution 3-T MR neurography of the lumbosacral plexus. RadioGraphics 33 (4), 967−987.

Soong, J., Schafhalter-Zoppoth, I., Gray, A.T., 2007. Sonographic imaging of the obturator nerve for regional block. Reg. Anesth. Pain Med. 32 (2), 146−151.

Spratt, J.D., Logan, B.M., Abrahams, P.H., 1996. Variant slips of psoas and iliacus muscles, with splitting of the femoral nerve. Clin. Anat. 9 (6), 401−404.

Standring, S., 2005. Gray's Anatomy, 39th ed. Elsevier, Philadelphia.

Standring, S., 2008. Gray's Anatomy, 40th Ed. Churchill Livingstone, London, pp. 1069−1081.

Standring, S., 2015. Gray's Anatomy: The Anatomical Basis of Clinical Practice, 41st ed. Elsevier Health Sciences, New York.

Standring, S., 2016. Gray's Anatomy: The Anatomical Basis of Clinical Practice, 41st ed. Elsevier, London.

Stark, E., Oestreich, K., Wendl, K., Rumstadt, B., Hagmüller, E., 1999. Nerve irritation after laparoscopic hernia repair. Surg. Endosc. 13, 878−881.

Starling, J.R., Harms, B.A., 1989. Diagnosis and treatment of genitofemoral and ilioinguinal neuralgia. World J. Surg. 13, 586−591.

Stewart, J.D., 2000. Focal Peripheral Neuropathies, third ed. LWW, Philadelphia, PA.

Stulz, P., Pfeiffer, K.M., 1980. Postoperative nerve irritation syndromes of peripheral nerves after routine interventions in the lower abdomen and the inguinal region. Chirurg 51 (10), 664−667.

Stulz, P., Pfeiffer, K.M., 1982. Peripheral nerve injuries resulting from common surgical procedures in the lower portion of the abdomen. Arch. Surg. 117, 324−327.

Su, S., Farmer, P.J., Li, R., Sourial, M., Buraundi, S., Bodemer, D., Southwell, B.R., Hutson, J.M., 2012. Regression of the mammary branch of the genitofemoral nerve may be necessary for testicular descent in rats. J. Urol. 188, 1443−1448.

Sunderland, S., 1970. Anatomical features of nerve trunks in relation to nerve injury and nerve repair. Clin. Neurosurg. 17, 38−62.

Sunderland, S.S., 1978. Nerves and Nerve Injuries, second ed. Churchill Livingston, Edinburgh London and New York, pp. 999−1009.

Surucu, H.S., Tanyeli, E., Sargon, M.F., Karahan, S.T., 1997. An anatomic study of the lateral femoral cutaneous nerve. Surg. Radiol. Anat. 19, 307−310.

Swanson, L.W., 2015. Neuroanatomical Terminology: A Lexicon of Classical Origins and Historical Foundations. Oxford University Press, New York, p. 29.

Tagliafico, A., Bignotti, B., Cadoni, A., Perez, M.M., Martinoli, C., 2015. Anatomical study of the iliohypogastric, ilioinguinal, and genitofemoral nerves using high-resolution ultrasound. Muscle Nerve 51 (1), 42−48.

Tekgul, Z.T., Divrik, R.T., Turan, M., Konyalioglu, E., Simsek, E., Gonullu, M., 2014. Impact of obturator nerve block on the short-term recurrence of superficial bladder tumors on the lateral wall. Urol. J. 11 (1), 1248−1252.

Thane, G.D., 1895. Quain's Elements of Anatomy In: Part 2: The Nerves, tenth ed., vol. 3. Longmans, Green, and Co., London.

Thomassen, I., van Suijlekom, J., van de Gaag, A., Ponten, J., Nienhuijs, S., 2013. Ultrasound-guided ilioinguinal/iliohypogastric nerve blocks for chronic pain after inguinal hernia repair. Hernia 17, 329−332.

Tipton, J.S., 2008. Obturator neuropathy. Curr. Rev. Musculoskeletal Med. 1 (3−4), 234−237.

Tokita, K., 2006. Anatomical significance of the nerve to the pyramidalis muscle: a morphological study. Anat. Sci. Int. 81 (4), 210−224.

Tomaszewski, K.A., Popieluszko, P., Henry, B.M., Roy, J., Sanna, B., Kijek, M.R., Walocha, J.A., 2016. The surgical anatomy of the lateral femoral cutaneous nerve in the inguinal region: a meta- analysis. Hernia 20, 649−657.

Tran, T.M., Ivanusic, J.J., Hebbard, P., Barrington, M.J., 2009. Determination of spread of injectate after ultrasound-guided transversus abdominis plane block: a cadaveric study. Br. J. Anaesth. 102 (1), 123−127.

Tsui, B.C., 2016. Ilioinguinal and iliohypogastric nerve blocks. In: Pediatric Atlas of Ultrasound and Nerve Stimulation-Guided Regional Anesthesia. Springer, pp. 477−483.

Tubbs, R.S., Sheetz, J., Salter, G., Oakes, W.J., 2003. Accessory obturator nerves with bilateral pseudoganglia in man. Ann. Anat. 185 (6), 571−572.

Tubbs, R.S., Rizk, E., Shoja, M.M., Loukas, M., Barbaro, N., Spinner, R.J., 2015a. Nerves and Nerve Injuries. In: History, Embryology, Anatomy, Imaging, and Diagnostics, vol. 1. Academic Press, Cambridge, MA.

Tubbs, R.S., Rizk, E., Shoja, M.M., Loukas, M., Barbaro, N., Spinner, R.J., 2015b. Nerves and Nerve Injuries In: Pain, Treatment, Injury, Disease, and Future Directions, first ed., vol. 2. Elsevier.

Tung, T.H., Chao, A., Moore, A.M., 2012. Obturator nerve transfer for femoral nerve reconstruction: anatomic study and clinical application. Plast. Reconstr. Surg. 130 (5), 1066−1074.

Ulkar, B., Yildiz, Y., Kunduracioglu, B., 2003. Meralgiaparesthetica: a long-standing performance-limiting cause of anterior thigh pain in a soccer pain. Am. J. Sports Med. 31, 787−789.

Van Beek, A.L., 1998. Peripheral nerve injuries of the lower extremity. In: Omer, G.E., Spinner, M., Van Beek, A.L. (Eds.), Management of Peripheral Nerve Problems, second ed. W.B. Saunders Company, Philadelphia, pp. 58−59.

van der Graaf, T., Verhagen, P.C., Kerver, A.L., Kleinrensink, G.J., 2011. Surgical anatomy of the 10th and 11th intercostal and subcostal nerves: prevention of damage during lumbotomy. J. Urol. 186 (2), 579−583.

van Ramshorst, G.H., Kleinrensink, G.J., Hermans, J.J., Terkivatan, T., Lange, J.F., 2009. Abdominal wall paresis as a complication of laparoscopic surgery. Hernia 13 (5), 539−543.

Vanetti, T.K., Luba, A.T.R., Assis, F.D., de Oliveira, C.A., 2016. Genitofemoral nerve entrapment: pelvic. In: Peripheral Nerve Entrapments. Springer, pp. 479−489.

Vázquez, M.T., Murillo, J., Maranillo, E., Parkin, I.G., Sanudo, J., 2007. Femoral nerve entrapment: a new insight. Clin. Anat. 20 (2), 175−179.

Vernadakis, A.J., Koch, H., Mackinnon, S.E., 2003. Management of neuromas. Clin. Plast. Surg. 30, 247−268.

Verstraelen, H., De Zutter, E., De Muynck, M., 2015. Genitofemoral neuralgia: adding to the burden of chronic vulvar pain. J. Pain Res. 8, 845−849.

Vloka, J.D., Hadzić, A., Drobnik, L., Ernest, A., Reiss, W., Thys, D.M., 1999. Anatomical landmarks for femoral nerve block: a comparison of four needle insertion sites. Anesth. Analg. 89 (6), 1467−1470.

Vuilleumier, H., Hübner, M., Demartines, N., 2009. Neuropathy after herniorrhaphy: indication for surgical treatment and outcome. World J. Surg. 33 (4), 841−845.

Walji, A.H., Tsui, B.C., 2016. Clinical anatomy of the lumbar plexus. In: Pediatric Atlas of Ultrasound-And Nerve Stimulation-Guided Regional Anesthesia. Springer, pp. 165−175.

Webber, R.H., 1961. Some variations in the lumbar plexus of nerves in man. Acta Anat. 44, 336−345.

Whiteside, J.L., Barber, M.D., Walters, M.D., Falcone, T., 2003. Anatomy of ilioinguinal and iliohypogastric nerves in relation to trocar placement and low transverse incisions. Am. J. Obstet. Gynecol. 189 (6), 1574−1578.

Wijsmuller, A.R., Lange, J.F., Kleinrensink, G.J., van Geldere, D., Simons, M.P., Huygen, F.J., Jeekel, J., Lange, J.F., 2007. Nerve-identifying inguinal hernia repair: a surgical anatomical study. World J. Surg. 31, 414−420.

Williams, A., 2005. Pelvic girdle and lower limb. In: Standring, S. (Ed.), Gray's Anatomy: The Anatomical Basis of Clinical Practice, 39th ed. Elsevier, New York, pp. 1456−1499.

Williams, P.H., Trzil, K.P., 1991. Management of meralgiaparesthetica. J. Neurosurg. 74, 76−80.

Williams, E.H., Williams, C.G., Rosson, G.D., Heitmiller, R.F., Dellon, A.L., 2008. Neurectomy for treatment of intercostal neuralgia. Ann. Thorac. Surg. 85 (5), 1766−1770.

Woodburne, R.T., 1956. The accessory obturator nerve and the innervation of the pectineus muscle. Anat. Rec. 136, 367−369.

Yang, S.H., Wu, C.C., Chen, P.Q., 2005. Postoperative meralgiaparesthetica after posterior spine surgery: incidence, risk factors, and clinical outcomes. Spine 30, E547−E550.

Yasar, S., Kaya, S., Temiz, C., 2014. Morphological structure and variations of lumbar plexus in human fetuses. Clin. Anat. 27, 383−388.

Yavuz, F., Yasar, E., Taskaynatan, M.A., Goktepe, A.S., Tan, A.K., 2013. Nerve block of articular branches of the obturator and femoral nerves for the treatment of hip joint pain. J. Back Musculoskelet. Rehabil. 26 (1), 79−83.

Yukata, K., Arai, K., Yoshizumi, Y., Tamano, K., Imada, K., Nakaima, N., 2005. Obturator neuropathy caused by an acetabular labral cyst: MRI findings. Am. Journal. Rev. 184, S112−S114.

延伸阅读

Akata, T., Murakami, J., Yoshinaga, A., 1999. Life-threatening haemorrhage following obturator artery injury during transurethral bladder surgery: a sequel of an unsuccessful obturator nerve block. Acta Anaesthesiol. Scand. 43, 784−788.

Atanassoff, P.G., Weiss, B.M., Brull, S.J., 1996. Lidocaine plasma levels following two techniques of obturator nerve block. J. Clin. Anesth. 8, 535−539.

Bardeen, C.R., Elting, A.W., 1901. A statistical study of the variations in the formation and position of the lumbosacral plexus in man. Anat. Anzeiger 19, 124−209.

Mirilas, P., Mentessidou, A., 2013. The secondary external inguinal ring and associated fascial planes: surgical anatomy, embryology, applications. Hernia 17, 379−389.

Porrett, P.M., Drebin, J., 2015. The Surgical Review: An Integrated Basic and Clinical Science Study Guide. Lippincott Williams & Wilkins.

Spaw, A.T., Ennis, B.W., Spaw, L.P., 1991. Laparoscopic hernia repair: the anatomic basis. J. Laparoendosc. Surg. 1, 269−277.

Standring, S., Anand, N., Birch, R., Collins, P., Crossman, A.R., Gleeson, M., Jawaheer, G., Smith, A., Spratt, J.D., Stringer, M.D., Tubbs, R.S., Tunstall, R., Wein, A.J., Wigley, C.B., 2016. Gray's Anatomy: The Anatomical Basis of Clinical Practice, 41st ed. Elsevier, Philadelphia.

第7章 腰 椎

引言

脊柱的发育在很大程度上受脊索和体节形成的影响（Kaplan et al., 2005）。在胚胎第 3 周，由双胚层转变成三胚层，形成原肠胚。到第 4 周，外胚层细胞迁移至原条，形成前方的脊索前板及后方的脊索突（Tubbs et al., 2016）。脊柱开始围绕后一结构发育。第 5 周结束时，有 42~44 对体节由脊索两侧的轴旁中胚层形成（Tubbs et al., 2016）。这些体节从头部向尾部沿着背侧的轴旁中胚层缝隙形成，有助于胚胎发育（Kaplan et al., 2005）。每个体节形成一个生骨节和一个生皮肌节（Tubbs et al., 2016）。生骨节逐渐形成为脊柱的一部分，而生皮肌节则发育形成肌肉和软组织（Tubbs et al., 2016）。每个体节的尾端形成一个背侧和腹外侧突起。背侧部分随后形成神经弓，而腹外侧部分，或称肋部，发育形成横突（Kaplan et al., 2005）。上下两个生骨节紧密连接融合形成椎骨，并通过椎间盘的发育将各生骨节分割开。脊索突和体节间质相互连接最终形成椎体（Kaplan et al., 2005）。椎体中心随年龄的增长同心圆性地扩张，且脊索周围新生的轴旁间充质厚度和密度增加（Kaplan et al., 2005）。背侧突起的间充质横向扩张到正发育的背根神经节，并参与关节突关节形成。血管从正在发育的椎骨穿过，神经在前两者之间形成。椎间盘由头端体节间充质的下半部分及对应的轴旁间充质发育而成（Kaplan et al., 2005）。椎骨的附件，例如棘突，与椎体分离而形成，最后又与椎体融合（Kaplan et al., 2005）。通过这一过程，逐渐发育形成 7 节颈椎、12 节胸椎、5 节腰椎和 5 个骶椎。

在发育的第 6 周，围绕脊索的间充质开始形成软骨结构（Tubbs et al., 2016）。每个椎体都会有一个软骨化中心，并迅速形成软骨化的椎体。每个神经弓也跟随着出现软骨形成中心，向背部扩张融合在一起（Kaplan et al., 2005）。棘突在两侧神经弓的融合点上形成，软骨形成中心继续向腹外侧扩张，从而将其余椎骨融合在一起。在第 9 周和第 10 周之间，软骨形成和骨化同时发生（Kaplan et al., 2005）。当血管侵入软骨结构时，形成初级骨化中心。到第 12~14 周，每个神经弓和椎体都有一个骨化中心（Kaplan et al., 2005）。骨化中心呈放射状扩张，第 22 周扩张至前表面，第 25 周到后表面（Kaplan et al., 2005）。椎体的上下两端都留有软骨生长板，以便生长板随着年龄增长而继续扩张。在出生时，脊椎关节和突起的远端仍然是软骨性的，以便继续生长至青春期，那时会出现继发性骨化中心（Kaplan et al., 2005）。继发性骨化中心与椎骨的其余部分被薄层软骨分开。到 25 岁时，剩下的骨化中心因薄层软骨骨化而与其他椎骨融合（Kaplan et al., 2005）。

解剖

腰椎由 5 块椎骨组成（图 7.1）。这些椎骨的前部构成椎体。椎体有平坦的上下表面，具有结实的承重功能（图 7.2、图 7.3）。椎体并不是实心的，而是一个晶状的含皮质骨和海绵状骨小梁的多孔骨架（图 7.4）（Bogduk, 2005）。这个骨架由横向和纵向骨小梁组成的网状结构支撑（Bogduk, 2005）。纵向骨小梁是最先承受纵向应力的骨小梁；横向骨小梁确保纵向骨小梁不会因纵向应力的增加而弯曲（Bogduk, 2005）。中空的海绵状间隙，也称为椎体松质骨，存在于骨小梁之间且有椎骨血管系统穿行并可容纳造血细胞（Bogduk, 2005）。这样的结构减轻了椎骨的重量，防止椎骨塌陷，使椎骨能够迅速分散抵消突然出现的应力，从而降低骨折的风险（Bogduk, 2005）。虽然实心的骨骼具有强大的静态强度，但会随着动态活动而减弱。这样的结构使椎骨能够在不牺牲纵向承重完整性的情况下具有很大的强度。因此，形成整体结构的椎骨可以承受巨大的纵向应力；但这样的结构并不能在其他任何方向平面上保持稳定性（Bogduk, 2005）。

从椎体后部伸出两个骨性突起，称为椎弓根（图 7.2、图 7.3）。从侧面观察椎弓根可以确定椎体的上下方向（Bogduk, 2005）。每个椎弓根延伸出椎板并在中线处向后融合（图 7.3）。两侧椎板形成围绕和保护脊髓的帐篷状结构（Bogduk, 2005）。椎板上外侧表面较锐利，外侧表面光滑圆润，下外侧表面扩大，形成下关节突（Bogduk, 2005）。每个椎骨上有 4 个关节软骨：左、右两个，上、下两个。每个下关节突在外侧面上有一个关节面，而每个上关节突在内侧面上有一个关节面（图 7.2 和图 7.3）（Bogduk, 2005）。这些关节面被光滑的关节软骨覆盖。上关节突的后方有一个平滑的乳突（Bogduk, 2005）。棘突从两侧椎板的中线连接处向后伸出，横突从椎弓根和椎板的连接处向外侧伸出（Bogduk,

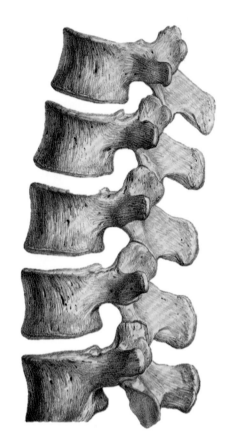

图 7.1　腰椎侧视图

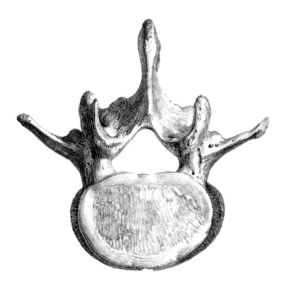

图 7.3　腰椎轴向俯视图

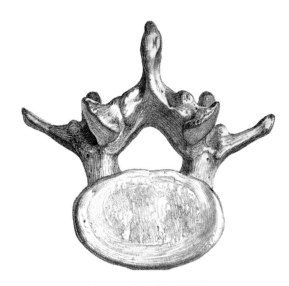

图 7.2　腰椎轴向仰视图

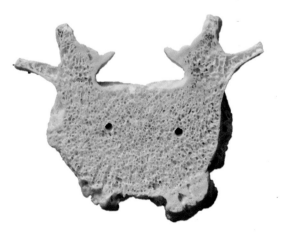

图 7.4　腰椎的横断面，请注意椎体的骨小梁结构

2005）。位于横突后表面的副突是一种大小和长度不一的骨性突起（Bogduk, 2005）。副突位于同侧乳突的下外侧（Bogduk, 2005）。这两个骨性突起被乳突副突间沟隔开（Bogduk, 2005）。从上方看，腰椎在椎体和椎弓之间有一个孔，称为椎孔。脊髓和脊柱内相关的神经结构在这个椎孔内穿行（图7.5）。

当从侧面观察椎骨时，可以看到两侧椎弓根的上、下两个切迹。上切迹的前方是椎体，下方是椎弓根，后方是上关节突（Bogduk, 2005）。下切迹的凹陷要大得多，这有助于识别椎骨的上、下切迹（Bogduk, 2005）。下切迹位于椎弓根下方、椎板和下关节突的前方（Bogduk, 2005）。当椎骨上、下关节突关节相连时，上、下切迹形成椎间孔。

椎骨的后部能够抵抗多种作用于脊柱的应力。下关节突向下突出并与上关节突相互交锁，形成滑膜关节突关节（Bogduk, 2005）。这种结构能够对抗作用于每个椎体的剪切力和滑动力。其余的骨性突起，包括横突、副突、乳突和棘突，都是肌肉附着的部位（Bogduk, 2005）。作用于脊柱的每一块肌肉都附着于椎骨后部的附件上（Bogduk, 2005）。腰大肌和膈肌脚附着在椎体上（图7.6）；但二者并不作用于脊柱（Bogduk, 2005）。椎板的功能是传递作用于脊柱各个部分的应力，从而极大地提高了稳定性（Bogduk, 2005）。椎板切除术后的患者失去了椎板支撑和椎骨活动能力。

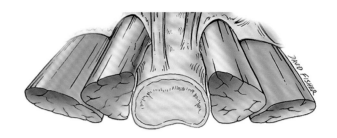

图 7.6 腰椎前部示意图，从内侧到外侧，请注意膈肌、腰大肌和腰方肌的关系

纵向应力从椎板通过峡部传递到椎弓根。峡部是椎板连接上、下关节突的特定结构（Bogduk, 2005）。峡部含有较厚的皮质骨，因为该部位在将椎板上的应力重新传导到椎弓根和椎体的水平面时会承受巨大的应力（Bogduk, 2005）。该处薄弱会使椎骨容易骨折。

椎弓根连接椎骨的前部和后部，其功能类似于杠杆而承受巨大的应力（Bogduk, 2005）。椎弓根由中空的、可以向任何方向弯曲和拉伸的圆柱形皮质骨构成，形成其执行功能所需的结构（Bogduk, 2005）。任何施加在椎骨后部附件的应力都可通过椎弓根传递到椎体上（Bogduk, 2005）。包括固定关节突以抵抗扭转和滑动所需的力，以及由作用在椎骨后部附件上的肌肉引起的向下应力（Bogduk, 2005）。

当两个椎骨彼此连接时，它们形成 3 个椎间关节。上位椎骨的下关节突通过与下位椎骨的两个上关节突连接形成两个关节（Bogduk, 2005）。这两个关节被称为关节突关节或后椎间关节（Bogduk, 2005）。第三个关节是通过两个椎体直接连接形成的。这个关节很少见，称之为钩椎关节（Bogduk, 2005）。

关节突关节是滑膜关节（Bogduk, 2005）。下关节突和上关节突都有被关节软骨覆盖的关节面。滑膜和关节囊覆盖在这两个关节面之间的区域（Bogduk, 2005）。关节囊由密集的胶原纤维和弹性纤维构成，这些纤维围绕并覆盖在关节的后缘、上缘和下缘（Bogduk, 2005）。然后进一步附着在上、下关节突上，形成充满脂肪的被膜下囊袋（Bogduk, 2005）。囊内的脂肪能够通过囊上下边缘的小孔从关节间隙进入囊外间隙（Bogduk, 2005），其作用是让脂肪填充剩余的空间，最终使外部被关节囊包围，

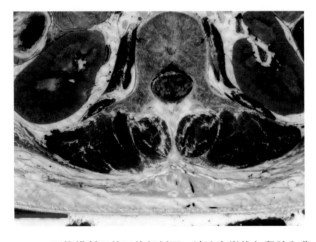

图 7.5 腰椎横断面的尸体解剖图：请注意脊椎与肾脏和背部深层肌肉的关系。马尾神经位于椎孔内（Image courtesy of Dr. Beom Sun Chung, Department of Anatomy, Ajou University School of Medicine, South Korea.）

内部被滑膜包围（Bogduk，2005）。关节囊的胶原前缘被黄韧带所取代（Bogduk，2005）。

关节突关节内除了脂肪外，还含有半月板样结构（Bogduk，2005）。这种半月板样结构是填充在关节软骨余留的弯曲空隙中的小而薄的弧形结缔组织。在关节的上下空隙中含有被滑膜皱襞包裹的脂肪和血管系统所形成的脂肪垫（Bogduk，2005）。滑膜皱襞以及其中包含的脂肪与滑膜关节的其他部分连续。最后，半月板样结构中最长的纤维 - 半月板样结构从关节的上表面延伸至下表面（Bogduk，2005）。这些结构还包含被包裹在滑膜层内的血管系统和脂肪，然后与关节的其余部分连续（Bogduk，2005）。半月板样结构的功能主要是填充、保护和润滑关节间隙，但它们也有助于接纳和分散椎骨负荷（Bogduk，2005）。

注意关节的方向很重要，上关节面通常面向后内侧（Bogduk，2005）。由于下关节面面向前方，其上关节表面的向后定向可以防止上椎骨向前滑动（Bogduk，2005）。此外，由于向外侧定向的下关节突将下位椎骨固定在适当位置，上关节面的内侧定向防止了椎骨旋转（Bogduk，2005）。因此，椎骨运动的范围受到关节突关节方向的限制。如果关节的方向垂直于矢状面，就会大幅减少向前运动，但会增加椎骨旋转运动（Bogduk，2005）。因此，关节突关节的角度通常在 0°~90°，以在一定程度上抵抗向前运动和旋转运动（Bogduk，2005）。

腰椎与附近的动静脉有着密切的关系，并由它们支配血供。腹主动脉位于腰椎的左前表面，并分出腰动脉供应附近的骨骼（图 7.7）。下腔静脉位于腰椎的右前表面，并接收在腰椎椎体的前表面上走行的腰静脉。Batson 椎静脉丛与腰椎的各个层面都有关系（图 7.8 和图 7.9）。

影像学

X 线片、CT 和 MRI 对于脊椎成像和各种病理情况的辨别是非常实用的。MRI 可以更好地检查出退行性疾病，并可以根据变化进行分类（Tehranzadeh et al.，2000）。在 Ⅰ 型疾病中，T1 加权像信号强度降低，而 T2 加权像信号强度增加（Tehranzadeh et al.，2000）。两者都表示有水肿存在。脂肪变化或 Ⅱ 型改变会使 T1 和 T2 加权像上的信号强度都增加（Tehranzadeh et al.，2000）。最后，硬化

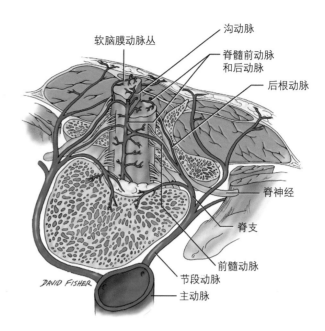

图 7.7　腰椎与主动脉和腰动脉的关系示意图

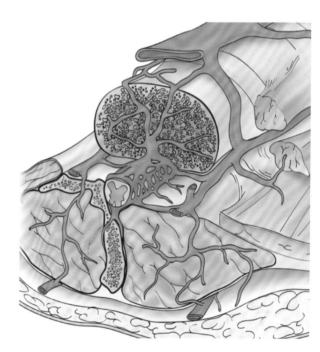

图 7.8　腰椎周围静脉关系的示意图（仰视图）

性的 Ⅱ 型疾病改变在 T1 和 T2 加权像上都显示出信号强度降低（Tehranzadeh et al.，2000）。

变异

正如先前的研究，腰椎相比脊柱其他部分变异较小（Tubbs et al.，2016），但也存在一些变异。

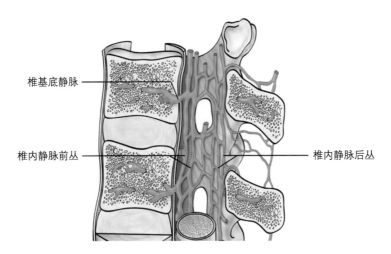

图 7.9　腰椎椎体内的椎基底静脉及其在内部分布示意图（矢状图）

　　脊柱上最易发现移行椎的部位是腰骶椎。这种变异通常涉及 L5 或 S1（Tubbs et al., 2016）。在某些病例中，L5 可以单侧或双侧发生骶化（Tubbs et al., 2016）。在其他病例中，S1 可表现为与其余四节骶椎存在骨不连，并与 L5 和 S2 存在关节连接（Tubbs et al., 2016）。这种变异被称为 S1 的骶椎腰化（Tubbs et al., 2016）。这时，S1 和 S2 之间的椎间隙可会逐渐增加，但 L5 和 S1 之间的椎间隙可能会变小或消失（Tubbs et al., 2016）。

　　先天性透明软骨结合，又称阻滞椎，是由体节分割缺陷引起的（Tubbs et al., 2016）。相邻的椎体随后又相互融合在一起。其中一半的病例的关节突关节也发生融合（Tubbs et al., 2016）。在剩下的病例中，相邻的椎骨完全融合，形成一个坚固的骨块（Tubbs et al., 2016）。在这些融合椎体的中间看到椎间盘的残留物并不稀奇（Tubbs et al., 2016）。

　　两个半椎体融合失败会导致椎体矢状裂（Tubbs et al., 2016）。矢状裂是由皮质终板内陷形成的（Tubbs et al., 2016）。该变异通常在软骨外层开始骨化时，与脊索纵向延伸穿过脊柱有关（Tubbs et al., 2016）。

　　当椎体的两个骨化中心有一个未能形成时，就会形成半椎体（图 7.10）（Fisahn et al., 2016）。虽然椎间盘间隙通常保持不变，但视为单独畸形的楔形侧块会导致脊柱侧弯（Fisahn et al., 2016）。先前的研究曾假设，单侧脊椎半份中缺乏脉管系统是导致骨化中心发育失败的原因（Fisahn et al., 2016）。椎骨前份的缺失会导致椎骨背侧形成半椎体（Tubbs

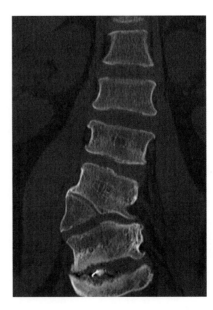

图 7.10　腰椎的半椎体

et al., 2016）。其前侧椎体缺如产生的间隙被纤维组织所取代（Tubbs et al., 2016）。同时，腹侧半椎体可能是由于椎骨后份的缺失造成的（Tubbs et al., 2016）。这两种变异都远不如外侧半椎体常见（Tubbs et al., 2016）。

　　椎弓根缺失虽然在颈椎中更常见，但也可发生在腰椎中（Tubbs et al., 2016）。骨化中心形成失败导致对侧椎弓根的增生性肥大以及同侧关节突和横突畸形（Tubbs et al., 2016）。

　　终板也存在一些变异。脊索残留可导致磁共振成像上呈双峰征或弓形椎，而髓核突出可导致终板中央或外周纤维化变形（Tubbs et al., 2016）。后者被称为 Schmorl 结节（Tubbs et al., 2016）。

正如脊索诱导椎体的形成一样，神经管也会影响神经弓的发育（Tubbs et al., 2016）。神经管发育异常会导致椎弓缺损（Tubbs et al., 2016）。隐性脊柱裂是常见的变异之一。棘突或椎板骨化缺陷会中断神经弓的融合（Tubbs et al., 2016）。由此产生的神经弓缺陷范围从中线小畸形到完全缺失。累及 S1 脊椎的脊柱裂被称刀扣（knife-clasp）畸形，因为 L5 棘突的延长会在脊柱伸展时造成严重的疼痛（Tubbs et al., 2016）。隐性脊柱裂和脊柱侧凸也与脊髓分裂畸形有关（Tubbs et al., 2016）。

单侧或双侧的峡部断裂会导致腰椎滑脱，最常发生于 L5（Tubbs et al., 2016）。这导致该椎骨比其下方的椎骨更向前滑移。

腰椎椎骨内骨不连并不罕见。此时，继发性骨化中心无法形成（Tubbs et al., 2016）。这种变异最常见于 L1 的横突和 L3 的下关节突的隆起处（Tubbs et al., 2016）。

小关节也需要重视。L5~S1 小关节定向在矢状面，而 L1/L2 和 L4/L5 小关节则定向在冠状面（Tubbs et al., 2016）。这种小关节朝向变异可以双侧存在，也可以单侧存在，最常见的是 L4~S1（Tubbs et al., 2016）。

虽然颈肋平时更受关注，但腰肋的出现频率更高（Tubbs et al., 2016）。腰椎横突可以作为未发育的肋骨，也被称为类人猿型肋，有一根小肋骨连接在短横突的腹侧（Tubbs et al., 2016）。

（Stephen J. Bordes, R. Shane Tubbs 著
张　源　李兴国 译　王　岩 审校）

参考文献

Bogduk, N., 2005. Clinical Anatomy of the Lumbar Spine and Sacrum, fourth ed. Elsevier.

Fisahn, C., Chapman, J.R., Oskouian, R.J., Loukas, M., Tubbs, R.S., Johal, J., 2016. Hemivertebrae: a comprehensive review of embryology, imaging, classification, and management. d 32 (11), 2105−2109. https://doi.org/10.1007/s00381-016-3195-y.

Kaplan, K.M., Spivak, J.M., Bendo, J.A., 2005. Embryology of the spine and associated congenital abnormalities. Spine J. 5, 564−576. https://doi.org/10.1016/j.spinee.2004.10.044.

Tehranzadeh, J., Andrews, C., Wong, E., 2000. Lumbar spine imaging: normal variants, imaging pitfalls, and artifacts. Radiol Clin North Am 38 (6), 1207−1253. https://doi.org/10.1016/S0033-8389(08)70004-6.

Tubbs, R.S., Shoja, M., Loukas, M., 2016. Bergman S Comprehensive Encyclopedia of Human Anatomic Variation. Wiley, Hoboken.

引言

椎间盘（图 8.1）能缓冲施加在脊柱上的负荷，并有增加脊柱活动范围的作用。腰椎椎间盘呈圆柱形，直径约 4 cm，高 7～10 mm，前部高于后部（Raj, 2008）。这种形态上的差异是导致腰椎前凸的主要原因，但在近尾端，椎体也是引起腰椎前凸的一个因素（DePalma and Rothman, 1970）。

胚胎学与发育

椎间盘在原肠胚形成过程中开始发育，具有两个胚胎期起源。软骨终板和纤维环由中胚层发育而来，而髓核由脊索的残余细胞发育而来（Choi et al., 2008; Peacock, 1951; Walmsley, 1953; Roberts et al., 1989）。在胚胎形成的第 3 周晚期，原条、3 个胚层和脊索共同形成椎间盘。在脊索的两侧有 3 个主要发育区域：轴旁中胚层、间介中胚层和侧中胚层。轴旁中胚层从头至尾分为 42～44 对体节，体节最终发育为颅骨、脊柱和胸部其他骨结构以及相关肌肉组织（Kaplan et al., 2005）。每个体节发育形成两个部分，为生骨节和生皮肌节。生骨节对腹侧底板和脊索释放的 Shh（Sonic hedgehog）信号做出反应（Ehlen et al., 2006）。生骨节的细胞主要负责脊柱的形成。

在胚胎发育的第 4 周，生骨节细胞围绕脊索和神经管分成细胞松散排列的头部区域和细胞密集排列的尾部区域，两区域被"自由区域"的细胞分隔开（Kaplan et al., 2005; O'Rahilly, 1996）。尾部区域密集排列的细胞迁移到"自由区域"，开始形成纤维环（O'Rahilly, 1996）。理论上，这些区域可对来自 Pax 基因表达的信号作出响应，主要是 Pax1、Pax9 和 TGFb-3（Tomaszewski et al., 2015）。纤维环也通过 Noggin 蛋白接收脊索发出的信号，该蛋白与 Shh 协同作用，并阻断从椎体传来的骨形态发生蛋白信号（Tomaszewski et al., 2015）。随着纤维环的发育，脊索在成型的椎体间收缩，形成由脊索细胞和巨大空泡细胞构成的髓核（Peacock, 1951; Sivakamasundari, 2012; Aszodi et al., 1998; Pazzaglia et al., 1989）。可使用小鼠模型和 Shhcre、ShhcreERT 和 Noto-cre 的谱系追踪，确定脊索细胞发育产生髓核（Sivakamasundari, 2012）。

大约在胚胎发育的第 3 个月，致密细胞区完成脊索包裹，随后椎间盘开始发育，并与含细胞较少的椎体交替出现（Walmsley, 1953）。

解剖

椎间盘（intervertebral discs，IVDs）占脊柱长度的 25%～33%（Raj, 2008）。其外形呈楔形，几乎存在于除 C1 和 C2 之间、尾骨之间所有的椎体间隙中，并由软骨终板形成它的上下界。椎间盘的主要功能是机械性的，将生理应力传递到整个脊柱；

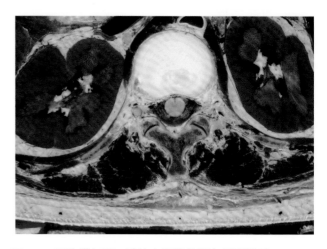

图 8.1　尸体横切面：请注意腰椎椎间盘周围关系（Courtesy of Dr. Beom Sun Chung, Department of Anatomy, Ajou University School of Medicine, Republic of Korea.）

内部由胶状核心（髓核）、外部由纤维软骨环（纤维环）共同组成（Raj, 2008）。椎间盘的所有区域都由细胞外胶原基质和蛋白多糖组成，蛋白多糖通过高膨胀压力将水吸入椎间盘（Urban et al., 1979）。虽然可以在幼龄儿童中清楚地观察到纤维环和髓核之间的分界，但两者之间的分界在成年后随着纤维环的深层与髓核外缘的融合变得更加模糊（Bogduk, 1997）。在椎间盘上下缘，约 1 mm 厚的软骨终板含有平行于椎体且水平排列的胶原基质，使椎间盘拥有了锚定到椎体上的抗牵拉能力（Raj, 2008）。

髓核的结构和组成

髓核是椎间盘的中心部分，约占椎间盘横截面积的 40%，通过膨胀张力使椎间盘能够承受轴向负荷（Urban et al., 1979; Bogduk, 1997）。髓核位于椎间盘中后 1/3 之间，由高度含水的软骨素、硫酸角质素蛋白多糖和含聚集蛋白聚糖的凝胶组成（Urban et al., 1979）。由于这里聚集蛋白聚糖的浓度比较高（占干重的 65%），水分被聚集蛋白聚糖的阴离子电荷和渗透梯度吸引，并保留在髓核内（Raj, 2008; Bogduk, 1997; Yu et al., 2002）。由此产生的静水压使髓核能够承受施加在脊柱上的压力，并维持椎间盘的高度（Tomaszewski et al., 2015）。

髓核的基质由 II 型胶原蛋白、聚集蛋白聚糖和蛋白多糖组成。II 型胶原蛋白存在于髓核、纤维环和终板内，为蛋白多糖提供了结构性框架（Eyre et al., 1991）。胶原蛋白占髓核干重的 15%～20%，其中大部分是 II 型，由放射状的弹性蛋白纤维和少量的非胶原蛋白组成（Bogduk, 1997; Vora et al., 2010）。蛋白多糖与胶原蛋白的比例为 27 : 1（Tomaszewski et al., 2015）。

Iatridis 等（2007）进行的一项研究发现，髓核内蛋白多糖的组成不完全相同，这为椎间盘退变与蛋白多糖含量有关的理论提供了支持。

纤维环的结构和组成

纤维环包裹着髓核并构成椎间盘的外环，由致密的结缔组织带组成，分内环和外环。外环由 I 型胶原组成，排列形成 15～25 个称为板层的同心环（图 8.2）（Marchand and Ahmed, 1990）。每个环内的胶原纤维平行排列，与脊柱轴线呈 65°（Raj, 2008; Hickey and Hukins, 1980）。各板层通过纤维蛋白原、

弹性蛋白、聚集蛋白聚糖、润滑素蛋白和 IV 型胶原形成的束相互连接（Tomaszewski et al., 2015; Vora et al., 2010）。虽然这些环是同心圆性的，但板层在纤维环上规律分布。其在椎间盘中央、前部和外侧较厚，而在椎间盘后部更纤细，排列更紧密、更薄（Bogduk, 1997）。内环主要由 II 型胶原组成（Adams et al., 1977）。内环的板层也被固定在软骨终板上，提供支撑作用（Hickey and Hukins, 1980）。在细胞外胶原基质的网状框架上，可以发现蛋白多糖、糖蛋白和弹性纤维。

纤维环主要聚集大量的水，占 60%～70%，其次是胶原蛋白和蛋白聚糖（Bogduk, 1997）。其成分的空间排布是，外环中有更富集的水和蛋白聚糖，而内环中的胶原纤维含量比外环多（Urban et al., 1996）。

终板的结构和组成

软骨终板位于椎间盘的上下缘，是椎间盘与椎体之间的分界（Raj, 2008）。终板平行于椎间盘，是一层由透明纤维和纤维软骨纤维构成的水平薄层。有时会延伸入纤维环内，防止髓核突出到相邻的椎骨中，并与椎间盘牢固地结合在一起（Roberts et al., 1989）。然而，终板与椎体的结合要弱得多。例如在脊椎创伤中可能会与椎体分离（Bogduk, 1997）。

终板的组成与纤维环和髓核相似，主要由水、蛋白多糖和 II 型胶原纤维组成。然而，X 型胶原蛋白因终板可发生钙化而被认为是终板的重要组成部分（Tomaszewski et al., 2015）。在终板内，胶原蛋白在靠近椎体时含量更高，而蛋白多糖在靠近髓核时含量更高（Bogduk, 1997）。

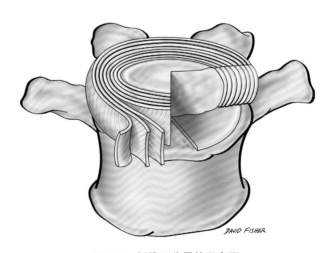

图 8.2　纤维环分层的示意图

神经支配

多种神经支配腰椎椎间盘。窦椎神经是脊神经的一条脊膜分支，为后纵韧带和邻近的外环后部提供神经支配（Bogduk et al., 1981）。椎间盘的后外侧由相邻的腹侧初级支和二者交界处附近的灰质交通支共同支配（Bogduk et al., 1981）。此外，外侧面由交通支的分支支配。

椎间盘上有一层广泛的由游离神经纤维构成的纤细神经网络，在纤维环的外环板层内包含无髓鞘的游离神经末梢。但是，纤维环内环和髓核缺乏神经支配（Raj, 2008; DePalma and Rothman, 1970; Yu et al., 2002; Vora et al., 2010; Bogduk et al., 1981）。不过在椎间盘退变疾病中，无神经支配的部分有伤害性神经纤维过度再生。这可能是由于神经营养因子的作用导致椎间盘新生血管形成（Tomaszewski et al., 2015）。软骨终板正常时是没有血管和神经的（Raj, 2008）。

血供

在健康成年人中，椎间盘几乎没有血管，唯一的直接血液供应来自经过纤维环外层的少量毛细血管（Weissbach et al., 2002），也可由周围软组织中的外周毛细血管网和终板毛细血管网提供，上述血管来自主动脉分出的节段动脉（Grunhagen et al., 2006）。最后，"髓核、内环和部分外环由椎动脉分出的毛细血管网供血，该毛细血管网穿过软骨下终板，终止于骨软骨终板连接处的纤维环"（Grunhagen et al., 2006）。静脉血引流至软骨下板静脉丛或相邻椎体骨髓间隙的静脉。

在胚胎发育到 10 岁期间，节段动脉的血管可穿透纤维环和终板（Tomaszewski et al., 2015）。然而，这些血管在青春期至成年早期被逐渐清除，使椎间盘几乎没有血管。

病理

据研究（Raj, 2008），椎间盘病变可分为非突出性或突出性，分为四个等级。0 级：正常，无髓核突出；1 级：纤维环的内 1/3 撕裂；2 级：撕裂涉及整个椎间盘结构，但纤维环的外形是完整的，椎间盘没有膨出或突出；3 级：椎间盘纤维环、后纵韧带完全撕裂，并影响了椎间盘的后部，椎间盘造影术时引起造影剂泄漏；在这一分级可包含椎间盘膨出或突出（Raj, 2008）。

影像 / 试验

椎间盘退变在 MRI 上已经有多种形态分级方法（Pfirrmann et al., 2002; Atlas et al., 1993; Brant-Zawadzki et al., 1995; Eyre et al., 1989）。当前的分级方法的依据是 MRI 信号强度、椎间盘结构、髓核和纤维环之间的差异以及椎间盘高度（Pfirrmann et al., 2002）。

计算机断层扫描（CT）是诊断纤维环撕裂分级的金标准，并已被多次修改（Sachs et al., 1987）。这种分级有 5 个等级：0 级：正常椎间盘，髓核无造影剂泄露；1 级：造影剂泄漏至纤维环的内 1/3；2 级：造影剂泄漏至纤维环的外 1/3；3 级：造影剂横穿过整个纤维环漏出，可能会引起疼痛；4 级：造影剂分布在椎间盘周围，环绕椎间盘圆周超过 30°；5 级：在 3 级或 4 级的基础上，纤维环呈放射状撕裂。此时，椎间盘外层完全破裂，造影剂泄漏到硬膜外腔，引起炎症和疼痛（Raj, 2008）。

椎间盘造影疼痛激发试验和后续的 CT 下椎间盘造影是诊断椎间盘内破裂症（internal disc disruption, IDD）的金标准。分两步进行：①使用造影剂对椎间盘加压，引起患者的疼痛反应；②对椎间盘外缘进行无痛的椎间盘造影（Raj, 2008）。由于这个过程可能会损伤椎间盘，所以可以使用钆剂做增强 MRI（Raj, 2008）。

腰椎侧方经腰大肌入路

在这种手术入路中，先确定椎间盘的放射中心，使用各种扩张器通过腰大肌进入椎间盘空间，并通过扩张片牵开系统使椎间盘直视可见（Park et al., 2010）。该术式可用于椎间融合、极外侧椎间盘突出、退行性椎间盘疾病、椎管狭窄、退行性脊柱侧弯、骨不连、创伤、感染和轻度滑脱（Patel et al., 2012）。利用微创腹膜后经腰肌间隙的腰椎入路，外科医生可以最大限度地降低因肌肉紧张而导致手术暴露和并发症的风险，以及通过使用重力拉动前方腹内容物来增加上腰椎的可及性（L1~L4）（Bergey et al., 2004; Madhok and Kanter, 2010; Lajer et al., 1997; Levrant et al., 1997; Regan et al., 1995; Jansen, 1997; McAfee et al., 1995）。这种手术入路的多数并发症涉及腰丛神经损伤（Park et al., 2010; Sofifianos et al., 2012）。可以通过从腰大肌的前部进入来将风险最小化（Park et al., 2010）。然而，手术入路因移向更前方而远离了椎间盘中心的位置，使椎间盘的手术操作范围变小，这就需要更小、但不稳定的椎间植入物。这也增加了损伤血管和腹膜腔的风险（Park et al., 2010）。此外，腰骶神经丛在L1~L5 椎间盘间隙处从背侧迁移到腹侧，在经腰肌间隙入路到L4~L5 水平时，神经被置于后方的扩张器 / 牵开器损伤的风险最大（Benglis et al., 2009）。

（Skyler Jenkins, R. Shane Tubbs 著

张　源　龚宏达 译　王　岩 审校）

参考文献

Adams, P., Eyre, D.R., Muir, H., 1977. Biochemical aspects of development and ageing of human lumbar intervertebral discs. Rheumatol. Rehabil. 16, 22−29.

Aszodi, A., Chan, D., Hunziker, E., Bateman, J., Fassler, R., 1998. Collagen II is essential for the removal of the notochord and the formation of intervertebral discs. J. Cell Biol. 143, 1399−1412.

Atlas, S.W., Hackney, D.B., Listerud, J., 1993. Fast spin-echo imaging of the brain and spine. Magn. Reson. Q. 9, 61−83.

Benglis, D., Vanni, S., Levi, A., 2009. An anatomical study of the lumbosacral plexus as related to the minimally invasive transpsoas approach to the lumbar spine. J. Neurosurg. Spine 10 (2), 139−144.

Bergey, D., Villavicencio, A., Goldstein, T., Regan, J., 2004. Endoscopic lateral transpsoas approach to the lumbar spine. Spine 29, 1681−1688.

Bogduk, N., 1997. Clinical Anatomy of the Lumbar Spine and Sacrum, third ed. Churchill Livingstone, New York, NY.

Bogduk, N., Tynan, W., Wilson, S., 1981. The nerve supply to the human lumbar intervertebral discs. J. Anat. 132, 39−56.

Brant-Zawadzki, M.N., Jensen, M.C., Obuchowski, N., et al., 1995. Interobserver and intraobserver variability in interpretation of lumbar disc abnormalities: a comparison of two nomenclatures. Spine 20, 1257−1263.

Choi, K., Cohn, M., Harfe, B., 2008. Identification of nucleus pulposus precursor cells and notochordal remnants in the mouse: implications for disc degeneration and chordoma formation. Dev. Dynam. 237, 3953−3958.

DePalma, A.F., Rothman, R.H., 1970. The Intervertebral Disc. W.B. Saunders Company, Philadelphia, PA.

Ehlen, H.W., Buelens, L.A., Vortkamp, A., 2006. Hedgehog signaling in skeletal development. Birth Defects Res C Embryo Today 78 (3), 267−279.

Eyre, D., Benya, P., Buckwalter, J., et al., 1989. Intervertebral disc: Part B. Basic science perspectives. In: Frymoyer, J.W., Gordon, S.L. (Eds.), New Perspectives on Low Back Pain. American Academy of Orthopaedic Surgeons, Park Ridge, IL.

Eyre, D., et al., 1991. The intervertebral disc. In: Gordon, S.,

Frymoyer, J. (Eds.), New Perspectives on Low Back Pain. American Academy of Orthopedic Surgeons, pp. 149−207.

Grunhagen, T., Wilde, G., Soukane, D., Shirazi-Ald, S., Urban, J., 2006. Nutrient supply and intervertebral disc metabolism. J. Bone Jt. Surg. 88 (2), 30−35.

Hickey, D., Hukins, D., 1980. X-ray diffraction studies of the arrangement of collagenous fibres in human fetal intervertebral disc. J. Anat. 131 (1), 81.

Iatridis, J., MacLean, J., O'Brien, M., Stokes, A., 2007. Measurements of proteoglycan and water content distribution in human lumbar intervertebral discs. Spine 32 (14), 1493−1497.

Jansen, R., 1997. FDA Submission. 240 BAK Laparoscopic Procedure.

Kaplan, K., Spivak, J., Bendo, J., 2005. Embryology of the spine and associated congenital abnormalities. Spine J. 5, 564−576.

Lajer, H., Widecrantz, S., Heisterberg, L., 1997. Hernias in trocar ports following abdominal laparoscopy: a review. Acta Obstet. Gynecol. Scand. 76, 389−393.

Levrant, S.G., Bieber, E.J., Barnes, R.B., 1997. Anterior abdominal wall adhesions after laparotomy or laparoscopy. J. Am. Assoc. Gynecol. Laparoscopists 4, 353−356.

Madhok, R., Kanter, A., 2010. Extreme-lateral, minimally invasive, transpsoas approach for the treatment of far-lateral lumbar disc herniation. J. Neurosurg. Spine 12, 347−350.

Marchand, F., Ahmed, A.M., 1990. Investigation of the laminate structure of lumbar disc anulus fibrosus. Spine 15, 402−410.

McAfee, P.C., Regan, J.R., Zdeblick, T., Picetti, G., Geis, W., Regan, J., Zuckerman, J., Heim, S., Fedder, I., 1995. The incidence of complications in endoscopic anterior thoracolumbar spinal reconstructive surgery: a prospective multicenter study compromising the first 100 consecutive cases. Spine 20, 1624−1632.

ORahilly, R., 1996. Human Embryology and Teratology. John Wiley & Sons, New York.

Park, D., Lee, M., Lin, E., Singh, K., An, H., Phillips, F., 2010. The relationship of intrapsoas nerves during a transpsoas approach to the lumbar spine: anatomic study. J. Spinal Disord. Tech. 23, 223−228.

Patel, V., Park, D., Herkowitz, H., 2012. Lateral transpsoas fusion: indications and outcomes. Sci. World J. 893608 (6).

Pazzaglia, U., Salisbury, J., Byers, P., 1989. Development and involution of the notochord in the human spine. J. R. Soc. Med. 82, 413−415.

Peacock, A., 1951. Observations on the prenatal development of the intervertebral disc in man. J. Anat. 85, 260−274.

Pfirrmann, C., Metzdorf, A., Zanetti, M., Hodler, J., Boos, N., 2002. Magnetic resonance classification of lumbar intervertebral disc degeneration. Spine 26, 1873−1878.

Raj, P., 2008. Intervertebral disc: anatomy-physiology-pathophysiology-treatment. Pain Pract. 8 (1), 18−44.

Regan, J.J., McAfee, P.C., Mack, M.J., 1995. Atlas of Endoscopic Spine Surgery. Quality Medical Publishing Inc, St. Louis, MO.

Roberts, S., Menage, J., Urban, J.P.G., 1989. Biochemical and structural properties of the cartilage end-plate and its relation to the intervertebral disc. Spine 14, 166−174.

Sachs, B.L., Vanharanta, H., Spivey, M.A., et al., 1987. Dallas discogram description: a new classification of CT/discography in low back disorders. Spine 12, 287−294.

Sivakamasundari, L., 2012. Bridging the gap: understanding embryonic intervertebral disc development. Cell Dev. Biol. 1 (2), 103.

Sofianos, D., Briseno, M., Abrams, J., Patel, A., 2012. Complications of the lateral transpsoas approach for lumbar interbody arthrodesis: a case series and literature review. Clin. Orthop. Relat. Res. 470, 1621−1632.

Tomaszewski, K.A., Saganiak, K., Gładysz, T., Walocha, J.A., 2015. The biology behind the human intervertebral disc and its endplates. Folia Morphol. 74 (2), 157−168.

Urban, J.P., Maroudas, A., Bayliss, M.T., Dillon, J., 1979. Swelling pressures of proteoglycans at the concentrations found in cartilaginous tissues. Biorheology 16, 447−464.

Urban, J., 1996. Disc biochemistry in relation to function. In: Wiesel, S.W., Weinstein, J.N., Herkowitz, H.N., Dvorak, J., Bell, G. (Eds.), The Lumbar Spine. Saunders, Philadelphia, pp. 271−280.

Vora, A.J., Doerr, K.D., Wolfer, L.R., 2010. Functional anatomy and pathophysiology of axial low back pain: disc, posterior elements, sacroiliac joint, and associated pain generators. Phys. Rehad. Clin. North Am. 21 (4), 679−709.

Walmsley, R., 1953. The development and growth of the intervertebral disc. Edinb. Med. J. 60, 341−364.

Weissbach, S., Rohrbach, H., Weiler, C., Spratt, K.F., Nerlich, A.G., 2002. Classification of age-related changes in lumbar intervertebral discs. Spine 27, 2631−2644.

Yu, J., Winlove, C.P., Roberts, S., Urban, J.P., 2002. Elastic fibre organization in the intervertebral discs of the bovine tail. J. Anat. 201, 465−475.

第9章 腰椎韧带

引言

与脊柱的其他部位一样，腰椎在负重和运动过程中依靠许多强健的软组织来维持其结构完整。在这些软组织中，腰椎韧带起着非常重要的作用。这些高度特异的结构能在腰椎极限运动的情况下保持椎管、椎间孔和椎间盘的相对位置。这些结构的破坏会导致严重的神经损害。因此，脊柱外科医生需要详细了解腰椎韧带的解剖结构。

前纵韧带
解剖

前纵韧带（anterior longitudinal ligament，ALL）（图9.1、图9.2）由沿着脊柱前部延伸、坚韧的胶原纤维束组成（Bannister et al., 1996; Bogduk, 1997; Dickman et al., 1999; Lang, 1993）。前纵韧带附着于枕骨基底前缘，延至寰椎（atlas，C1）前结节并从枢椎（axis，C2）体前部向尾端延伸至骶骨前方（Bannister et al., 1996）。与经过椎间盘上的前纵韧带相反，其在椎体上变得更窄和更厚（Bannister et al., 1996; Dickman et al., 1999）。同时，与颈椎和腰椎区域相比，胸椎的前纵韧带也更厚更窄，并且随着向尾端行进而变得更宽（Bannister et al., 1996）。25 具尸体标本中腰椎前纵韧带测量的平均宽度为 37.1 mm；平均横截面积为 32.4 mm²，范围为 10.6~52.5 mm²（Pintar et al., 1992）。

前纵韧带由许多胶原纤维组成，这些胶原纤维紧密排列并形成 3 个不同的层：浅层、中层和深层（Bannister et al., 1996; Bogduk, 1997; Lang, 1993）。浅层纤维最长，可横跨 3~5 个椎骨，中层纤维横跨 2~3 个椎骨，而深层纤维从 1 个椎体横跨到下一个椎体，连接相邻的椎骨（Bannister et al., 1996; Lang, 1993）。这些纵向纤维牢固地附着在椎间盘和椎体

前缘（Bannister et al., 1996; Bogduk, 1997; Dickman et al., 1999）。这些胶原纤维在椎体中部形成较松散的二次附着物，填充其凹面，使脊柱前表面变平（Bogduk, 1997）。前纵韧带的深层纤维与骨膜混合，而较浅的纤维桥接在凹陷处（Bogduk, 1997）。前纵韧带的纤维也与纤维环外表面融合，导致解剖学家对这些纤维的来源提出了不同的观点（Bogduk, 1997）。虽然一些作者认为前纵韧带的深层纤维是纤维环的一部分，但其他人认为前纵韧带的纤维与纤维外环纤维构成了一个"椎间盘囊"。Bogduk

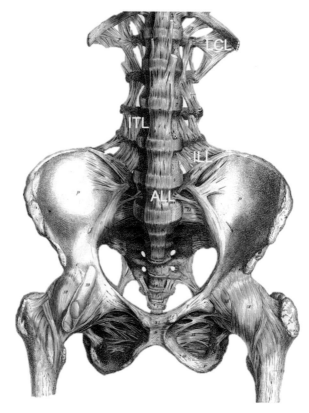

图9.1 腰椎及相关韧带的前视图：请注意腰骶韧带（LCL）、横突间韧带（ITL）、髂腰韧带（ILL）和前纵韧带（ALL）

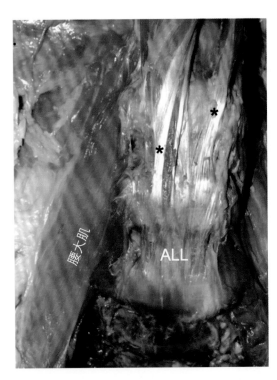

图 9.2　腰椎前方的尸体解剖图：请注意左、右膈肌脚（星号）和前纵韧带（ALL）（全部）

（1997）论证，由于这两种结构的胚胎学起源不同，前纵韧带的深层纤维不应被视为纤维环的一部分。因此，前纵韧带的纤维是附着在皮质骨上的，在其他地方也应是如此（Bogduk, 1997）。Bogduk（1997）认为纤维环不是附着于皮质骨，而是附着于椎骨终板。在 Bogduk（1997）的论证中，他说明了前纵韧带在脊柱不同区域中一些重要的结构差异。例如胸椎区域是前纵韧带不与任何椎前肌肉相连的唯一位置，因此是独立的。另一个区别是膈肌脚仅与腰椎前三节相连（Bogduk, 1997）。在这个区域，膈肌脚肌腱向尾侧延伸至前三节腰椎椎骨，并在这个区域形成了所谓的前纵韧带（图 9.2）（Bogduk, 1997）。这种特征使 Bogduk 认为前纵韧带除了拥有韧带的性质以外，在某种程度上可能是肌腱附着的延续（Bogduk, 1997）。

生物力学

前纵韧带主要通过限制脊柱各节段在伸展时的运动来维持脊柱的稳定性（Bogduk, 1997; Moore et al., 2010）。关于前纵韧带如何发挥作用人们有不同的看法。Neumann 等（1992）认为前纵韧带在脊柱伸展、左右侧屈和轴向旋转时起作用，而 Zander 等（2004）则认为前纵韧带仅在伸展期间发挥作用，但在脊柱的其他运动中不起作用。

前纵韧带是最大、最坚韧的脊柱韧带，也是唯一限制脊柱伸展的韧带；其余的椎间韧带限制脊柱屈曲运动（Moore et al., 2010; Neumann et al., 1992; Zander et al., 2004）。Neumann 等（1992）的一项研究发现，前纵韧带的韧度明显高于后脊柱韧带。他们还注意到，前纵韧带的强度在 21~43 岁之间的受试者中略有下降（Neumann et al., 1992）。在 Neumann 等（1993）随后的研究中发现，骨 - 前纵韧带 - 骨复合体的平均失效负荷为 802 N。该结果与其他研究得出的平均值范围（330~473 N）完全不同（Neumann et al., 1993）。Neumann 等通过研究中使用标本的特点解释了这种差异；他们认为这种差异是由于使用了年轻的、可能较少久坐的标本，而其他研究则使用了老年受试者的前纵韧带标本（Neumann et al., 1993）。他们还发现年轻者的前纵韧带标本的强度是年老者标本的 2 倍多（Neumann et al., 1993）。但他们提出相较于年龄，骨矿物质含量更能准确地预测骨 - 韧带 - 骨结构特性，是因为随着骨密度的增加，这种复合体的极限力、刚度、力量呈线性增加（Neumann et al., 1993）。Pintar 等（1992）报道腰椎前纵韧带的平均刚度值为 33.0 N/mm，其边缘为 15.7 N/mm。在前纵韧带和棘上韧带（supraspinous ligament, SSL）上观察到的失效能量值最高，前纵韧带为 0.82~8.68 J，棘上韧带为 3.18~11.64 J（Pintar et al., 1992）。据 Paniabi 等（1982）描述，这些韧带需要承受更多的应力和变形才能失效。前纵韧带和后纵韧带的失效应力相似，分别为 8.2~16.1 MPa 和 7.2~28.4 MPa（Pintar et al., 1992）。Pintar 等（1992）报道的前纵韧带失效应力和应变值与 Chazal 等（1985）报道的值相似。

后纵韧带
解剖

后纵韧带（posterior longitudinal ligament, PLL）（图 9.3 和图 9.4）是一条在椎管内沿着椎体后部延伸的纵向纤维带（Bannister et al., 1996; Bogduk, 1997; Dickman et al., 1999; Lang, 1993）。在头端，后纵韧带与顶盖膜连接，到上腰椎区后，后纵韧带继续向尾端延伸。在腰椎水平，其两侧扩张的深层纤维

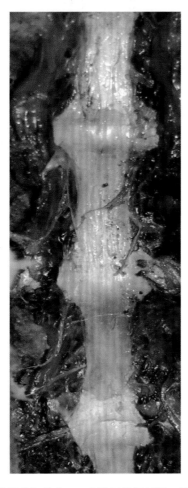

图 9.3　腰椎后纵韧带（PLL）的尸体解剖图。请同时注意该区域的脊静脉丛

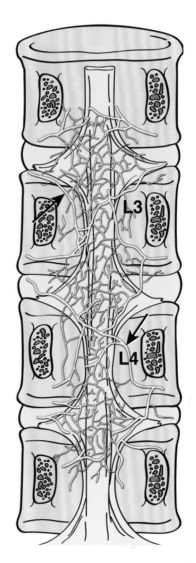

图 9.4　腰椎后纵韧带（PLL）和其上由脊膜返支（箭头）形成的上覆神经丛示意图

附着在下椎体顶端，沿水平方向延伸至椎间孔，覆盖纤维环的下半部分，并附着在椎间孔外侧开口处（Lang, 1993）。对 21 具尸体标本中的腰椎后纵韧带进行测量，其平均宽度为 33.3 mm，平均横截面积为 5.2 mm^2（Pintar et al., 1992）。

后纵韧带的纤维比前纵韧带的纤维更加紧密（Dickman et al., 1999）。在韧带纤维之间分布的是椎基底静脉和将其引流到椎内静脉前丛的静脉分支（Bannister et al., 1996）。早期的研究曾认为后纵韧带内有大量游离和被包裹的神经末梢（Lang, 1993）。与前纵韧带类似，后纵韧带的浅层纤维可以横跨 3~5 个椎骨，而深层纤维则横跨相邻椎骨之间（Bannister et al., 1996; Bogduk, 1997）。这些层次在出生后的几年里变得更加明显（Bannister et al., 1996）。对后纵韧带各层的进一步研究显示，浅层纤维的长度为 0.5~1.0 cm（Lang, 1993）。与附着在

椎体上相比，后纵韧带的纤维更牢固地附着在椎间盘上。成人脊柱中深层纤维与纤维环融合，在椎体上的浅层纤维比在其他位置更容易与深层纤维分离（Bannister et al., 1996; Lang, 1993）。后纵韧带的深层在椎体中部形成一个狭窄的韧带，但当向尾端行进并接近椎间隙的上边缘时，其深层纤维向下一个椎体的边缘及一部分椎弓根延伸（Lang, 1993）。根据 Bogduk（1997）的描述，后纵韧带的深层纤维不仅与纤维环的纤维融合，还穿过纤维环附着在椎体的后缘（Bogduk, 1997）。通过这样的方式，深层纤维就起到了像"椎旁韧带"一样的作用（Bannister et al., 1996）。

生物力学

后纵韧带通过抵抗椎体后端分离来防止脊柱过度屈曲（Bogduk, 1997; Moore et al., 2010）。由于该韧带的多节段特性，其作用力可施加在多个椎间关节上，而不是只在一个关节上（Bogduk, 1997）。后纵韧带还起到防止髓核向后突出的作用（Moore et al., 2010）。其内含有伤害性神经末梢，是椎间盘突出引起纤维环撞击韧带导致疼痛的来源（Moore et al., 2010）。Pintar等（1992）报道，后纵韧带与其他腰椎韧带相比，其横截面积最小，平均为 $5.2\ mm^2$。该韧带的失效能量值最低，范围为 0.07~0.33 J，失效应变值最小，范围为 11.3%~16.2%。前纵韧带和后纵韧带的失效应力相似，分别为 8.2~16.1 MPa 和 7.2~28.4 MPa（Pintar et al., 1992）。Chazal 等（1985）报道了类似的失效应力和应变值（Pintar et al., 1992）。腰椎后纵韧带的平均刚度值为 20.4 ± 11.9 N/mm（Pintar et al., 1992）。

黄韧带
解剖

黄 韧 带（ligamenta flava, LF）（图 9.5~图 9.7）是一连串连接相邻椎骨椎板的韧带，形成椎管后壁的交替部分（Bannister et al., 1996; Bogduk, 1997; Dickman et al., 1999; Moore et al., 2010）。黄韧带出现在每个椎骨水平的两侧并在中线汇合（Bogduk, 1997; Moore et al., 2010）。该韧带的垂直纤维附着在上椎板下缘的前表面以及椎弓根下方，并向下行进到下椎板上缘的后表面（Bannister et al., 1996; Bogduk, 1997; Dickman et al., 1999; Moore et al., 2010; Yong-Hing et al., 1976）。该韧带在下降时分为内侧和外侧两部分（Bogduk, 1997）。内侧部分延伸到下一椎板下份的后方，并在此连接到椎板背侧表面上 1/4 的粗糙区域，外侧部分经两个椎骨所形成的关节突关节前面到达其韧带连接处（Bogduk, 1997）。在黄韧带下方，每侧韧带的外侧部分延伸到上下两个椎弓根之间的中点，连接关节突关节的上下两个关节突的前部从而形成关节突关节前囊（Bannister et al., 1996; Bogduk, 1997; Yong-Hing et al., 1976）。事实上，大多数外侧纤维沿着上关节突的根部延伸，一直延伸到其所连接的下一个下位椎弓根（Bogduk, 1997）。韧带自关节突关节囊开始延伸，在其交汇处的后缘及椎板融合形成棘突处之间，

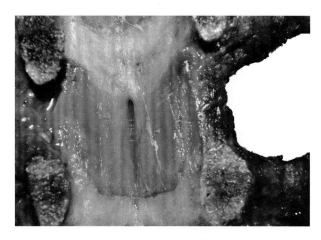

图 9.5　腰椎黄韧带的尸体前视图。请注意标本中两条韧带之间的间隙

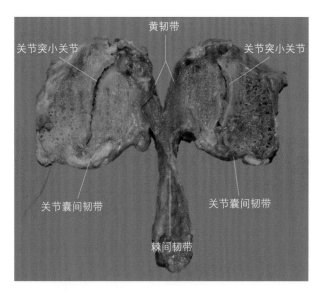

图 9.6　腰椎和相关韧带的横断切面图。请注意棘间韧带与黄韧带汇合

黄韧带仅有部分附着，这种结构为连接椎内、外静脉后丛的静脉留出间隙（Bannister et al., 1996）。Pintar 等（1992）在 22 具尸体标本中测量了腰椎的黄韧带，发现黄韧带平均长度为 15.2 mm，平均横截面积为 $84.2\ mm^2$。黄韧带在颈椎处薄而宽，但随着向尾端分布而逐渐变厚，以至于腰椎的黄韧带最厚（Bannister et al., 1996; Moore et al., 2010）。Yong-Hing 等（1976）观察到黄韧带在中线和两侧处的平均厚度为 2~3mm。最近有研究认为，腰段的黄韧带和棘间韧带（interspinous ligaments, ISLs）是融合在一起的，而不是两条独立的韧带（图 9.7）（Iwanaga et al., 2019）。

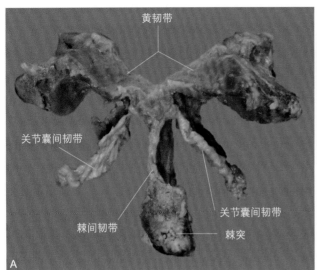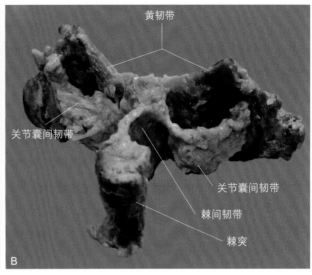

图 9.7　腰椎黄韧带与相应关节囊间韧带和棘间韧带之间关系（A 和 B）

生物力学

黄韧带的作用是在脊柱屈曲过程中防止上下椎板过度分离（Bannister et al., 1996; Bogduk, 1997; Dickman et al., 1999; Moore et al., 2010）。黄韧带可以防止脊柱突然屈曲并帮助脊柱恢复直立状态，从而保证脊柱的正常弯曲且保护椎间盘免受损伤（Bannister et al., 1996; Bogduk, 1997; Dickman et al., 1999; Moore et al., 2010; Yahia et al., 1990）。该韧带的弹性在实现这一功能中起着重要作用，因为含胶原的韧带能够抵抗分离，而当上下椎板靠近时将会发生弯曲（Bogduk, 1997）。黄韧带大约由 80% 的弹性蛋白和 20% 的胶原蛋白组成，弹性纤维的方向平行于韧带的长轴（Bannister et al., 1996; Paniabi et al., 1982; Panjabi et al., 1991）。Yong Hing 等在 1976 年获得了 51 个标本，用 Gomori 醛品红对其进行染色，以测量这些韧带的弹性蛋白（染色为紫色）和胶原蛋白（染色为绿色）含量（Panjabi et al., 1991）。在这些标本中，他们发现韧带的成分由 50%~80% 的弹性蛋白和 20%~50% 的胶原蛋白组成（Panjabi et al., 1991）。由于弹性纤维的存在，使韧带前部较薄，但位于后方关节后囊处的韧带后部因胶原蛋白含量高而较厚（Panjabi et al., 1991）。对韧带超微结构的研究表明，黄韧带含有两种不同形态的弹性蛋白纤维：弹性纤维和 Elaunin 纤维（Paniabi et al., 1982）。弹性纤维在整个韧带中均有分布，主要位于中央

区域；由少量弹性蛋白沉积物和散布的微管组成的 Elaunin 纤维在韧带 - 骨附着点处更为显眼（Bannister et al., 1996; Paniabi et al., 1982）。极少数的梭形成纤维细胞也与该韧带有关（Paniabi et al., 1982）。黄韧带不同于腰椎的其他韧带，因为该韧带是唯一一种主要由弹性纤维组成的韧带，而不是主要由胶原蛋白组成（Bannister et al., 1996）。黄韧带的弹性蛋白含量不会随着年龄的增长而改变（Panjabi et al., 1991）。先前有人假设，脊柱疾病患者的黄韧带因弹性蛋白含量降低且变得更加坚硬，但 Yong Hing 等发现没有任何证据能够支持这一说法；他们观察到弹性蛋白含量与年龄、腰腿痛症状持续时间或退行性脊椎病之间没有相关性（Panjabi et al., 1991）。他们还认为，没有证据表明弹性蛋白会随着年龄的增长而发生肥大、增生或变性（Panjabi et al., 1991）。

黄韧带的扭曲度是最小的，这样可以保护椎管内的内容物免受损伤（Bogduk, 1997）。该韧带的弹性有助于将屈曲的腰椎恢复到其伸展位置，而韧带的外侧部分可防止关节突关节的前囊在运动过程中被夹在关节囊内（Bogduk, 1997）。黄韧带对椎间盘施加了 $0.7 \ kg/cm^2$ 的压力，起到预应力的作用；但这一现象的生物学意义尚不清楚（Bogduk, 1997）。黄韧带的外侧部分可防止关节突关节的前囊在运动过程中受到损伤（Bogduk, 1997）。虽然有人认为黄韧带在竖脊肌的帮助下有助于脊柱伸展，但 Bogduk（1997）质疑黄韧带在脊柱的伸展运动中的重要性

（Yong-Hing et al., 1976）。Pintar 等（1992）报道，黄韧带的横截面积在腰椎韧带中是最大的，平均面积为 84.2 ± 17.9 mm^2，与 Panjabi 等（1991）报道的数值相似。黄韧带的总体失效应力最低，为 1.3 ~ 4.1 MPa，该结果与 Nachemson 和 Evans（1968）报道的结果相似（Pintar et al., 1992）。Chazal 等（1985）也报道了类似的失效应力和应变值（Pintar et al., 1992）。Panjabi 等（1991）报道了黄韧带的长度范围为 11.6 ~ 16.0 mm，这与 Pintar 等（1992）报告的范围（13.0 ~ 18.0 mm）相似。黄韧带的平均刚度值为 27.2 ± 9.2 N/mm（Pintar et al. 1992）。

在单部位或多部位切除黄韧带的患者中，目前尚无报道因切除黄韧带而引起的缺陷；此结果很可能是取决于韧带的位置而不是其功能，由于韧带位于椎管的正后方，因而紧邻椎管内的神经结构（Bogduk, 1997）。黄韧带的外侧延伸使后方关节的内侧囊和前侧囊具有弹性，从而平衡椎间盘的弹性（Yong-Hing et al., 1976）。

笔者最近发现了一种位于黄韧带正前方的中线韧带（图 9.8 和图 9.9）。据笔者了解，这种小的垂直韧带在先前的文献中没有被提到过。

棘上韧带

解剖

棘上韧带（supraspinous ligament，SSL）（图 9.10 ~ 图 9.12）由连接脊柱棘突尖端且强韧的纤维索组成（Bannister et al., 1996; Bogduk, 1997; Dickman et al., 1999; Moore et al., 2010）。韧带连接棘突的部位存在纤维软骨（Dickman et al. 1999）。解剖学家对棘上韧带位置的描述不一致，许多人认为棘上韧带起始于第 7 颈椎，在第 7 颈椎处与项韧带融合，向上延伸至枕骨突起，向下沿脊柱长轴延伸至骶骨（Bannister et al., 1996; Dickman et al., 1999; Moore et al., 2010）。当棘上韧带向尾端经过腰椎区时，该韧带在腰椎区增厚变宽并与邻近的筋膜紧密融合（Bannister et al., 1996）。虽然对于韧带的起始位置没有分歧，但 Parke（1975）、Heylings（1978）和 Bogduk（1997）都认为棘上韧带仅向尾侧延伸至第 5 腰椎（Bannister et al., 1996）。根据 Bogduk（1997）的研究，只有 5% 的人棘上韧带连在 L4 ~ L5 间隙。他认为，22% 的人韧带终止于第 3 腰椎棘突，其余 73% 的人韧带终止于 L4（Bogduk, 1997）。从

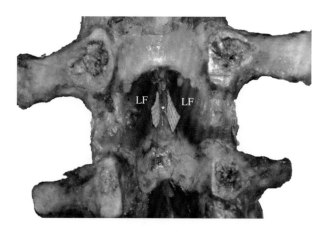

图 9.8　我们小组描述的韧带的尸体前视图。在此处，黄韧带（LF）位于该韧带的侧面和正前方，我们称中间的韧带为椎板间中央韧带（星号）

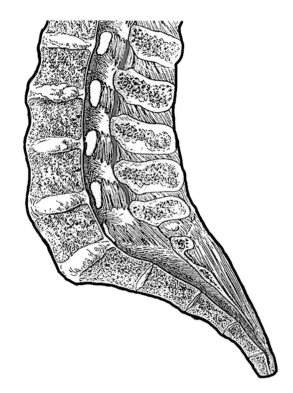

图 9.9　蓝色标记为图 9.8 所述韧带位置的示意图

L5 到尾端，棘上韧带被竖脊肌的内侧肌腱所取代（Heylings, 1978）。根据对 22 具尸体标本的研究，腰椎棘上韧带的平均长度为 25.2 mm，平均横截面积为 25.2 mm^2（Pintar et al., 1992）。

棘上韧带由 3 层组成：浅层、中层和深层（Bogduk, 1997）。与前纵韧带相似，浅层纤维由纵向的胶原纤维组成，并延伸经过 3 ~ 4 个棘突

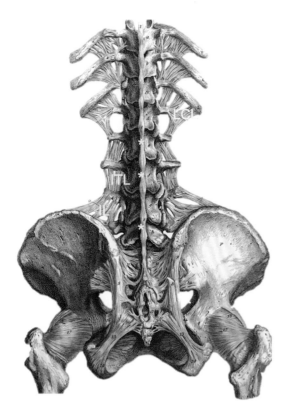

图 9.10　腰椎相关韧带的后视图。请注意腰肋韧带（LCL）、横突间韧带（ITL）、髂腰韧带（ILL）和棘上韧带（星号）

（Bannister et al., 1996; Bogduk, 1997）。这一层的大小不等，可由几束薄纤维或非常厚的纤维束组成，一般 5~6 mm 宽、3~4 mm 厚，大多数都在这个范围之内（Bogduk, 1997）。浅层的深处是中层，该层横跨 2~3 个棘突，厚度为 1 mm，由胸腰椎筋膜后层纤维和背阔肌筋膜组成（Bogduk, 1997）（图 9.13）。棘上韧带最深层连接相邻的棘突，由背阔肌筋膜强大的腱纤维组成（Bogduk, 1997）。多裂肌的肌腱加强了该韧带深层（Bogduk, 1997）。由于棘上韧带中层和深层包含肌腱特性，Bogduk（1997）质疑此处棘上韧带作为真正韧带的合理性（Bogduk, 1997）。

生物力学

　　棘上韧带的作用是限制脊柱屈曲，但对棘突分离的阻力很小（Bogduk, 1997; Heylings, 1978）。Heylings（1978）认为腰骶交界处棘上韧带的缺失可能是由于该区域脊柱活动性增加造成的。他还认为，这种缺失可能在引起腰痛的病因和经常影响腰骶交界处功能的肌肉骨骼疾病中发挥作用（Heylings,

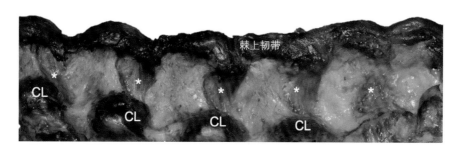

图 9.11　腰椎棘上韧带、棘间韧带（星号）和囊韧带（CL）的尸体侧视图

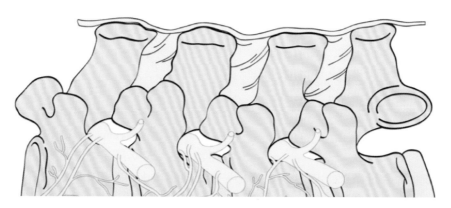

图 9.12　腰椎棘上韧带、棘间韧带及与关节突关节和椎间孔之间关系的示意图

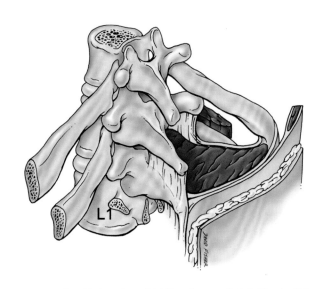

图 9.13 胸腰椎交界处后外侧的示意图,请注意棘上韧带与胸腰筋膜和相关肌肉的关系

1978)。Gudavalli 和 Triano(1999)使用计算机建模来评估腰椎韧带,发现棘上韧带在屈曲过程中承受的负荷最大,其次是黄韧带、关节囊韧带、横韧带和棘间韧带。他们还发现,棘上韧带的长度在屈曲过程中增加幅度最大(Gudavalli and Triano, 1999)。Hindle 等(1990)发现,在屈曲过程的前半段,棘上韧带和棘间韧带承受的负荷很小,但在屈曲结束时承受的负荷要大得多。他们认为,这些韧带在与其他支撑结构协同作用时有助于限制脊柱被动屈曲,但当失去其他结构的协同作用时,这些韧带就丢失了很多机械功能(Hindle et al., 1990)。由于其具有连续性,与其他脊柱韧带相比,棘上韧带是原始长度较长的韧带之一,仅次于前纵韧带和后纵韧带(Pintar et al., 1992)。前纵韧带和棘上韧带的失效能量值最高,分别为 0.82~8.68 J、3.18~11.64 J(Pintar et al., 1992)。Pintar 等(1992)也报道了棘上韧带在失效时具有最高应变(70.6%~115.0%)。棘上韧带的平均刚度值为 23.7±10.9 N/mm(Pintar et al., 1992)。

棘间韧带

解剖

棘间韧带(interspinous ligament, ISL)(图 9.11 和图 9.12)是一种连接相邻椎骨棘突、薄且多数为膜状的韧带(Bannister et al., 1996; Bogduk, 1997;

Dickman et al., 1999; Moore et al., 2010)。该韧带附着在每个棘突的根部并向下延伸到下椎骨棘突的顶点,在后方与棘上韧带和前方与黄韧带相接(Bannister et al., 1996; Dickman et al., 1999; Moore et al., 2010)。棘间韧带在颈椎上不发达,在胸椎上细长且狭窄,在腰椎上较厚且较宽(Bannister et al., 1996; Dickman et al., 1999)。对棘间韧带纤维的描述有很多不一致之处(Heylings, 1978)。关于棘间韧带束,一些解剖学家将其描述为项韧带的一部分,而另一些人则将其描述为不同的棘间韧带束(Bannister et al., 1996)。此外,人类腰椎棘上韧带和棘间韧带也存在重大差异(Heylings, 1978)。许多解剖学家认为棘间韧带纤维沿后下方走行穿过棘突间隙(Bannister et al., 1996; Parke, 1975; Spalteholz, 1943)。 但 Heylings(1978)、Rissanen(1976)、Grant 和 Bogduk(1997)认为韧带纤维向后上方延伸,特别是在上腰椎,此处的棘间韧带本质上是成对结构,每侧都有韧带结构,且被中间充满脂肪的腔分开(Agur and Dalley, 2005)。然而,这个空腔并没有出现在下腰椎的位置(Bogduk, 1997)。Pintar 等(1992)报道,18 个研究样本的腰椎棘间韧带平均长度为 16 mm,标准偏差为 3.2 mm;平均横截面积为 35.1 mm^2,标准偏差 15.0 mm^2(Pintar et al., 1992)。

Heylings(1978)假设,为了使棘间韧带在伸展到屈曲的整个运动过程中保持生理上所需的张力控制度,同时仍然足够稳定以使运动停止,韧带需要相对于运动轴线径向地作用,类似于四肢关节的副韧带(Heylings, 1978)。后上方走行穿过棘突间隙的纤维符合这些标准。但如果纤维向后下方延伸就会过早地限制屈曲。若纤维在棘突之间垂直行进,在伸展时纤维会变得非常松弛,以至于韧带除了屈曲运动外无法限制脊柱活动(Heylings, 1978)。

生物力学

棘间韧带与黄韧带和棘上韧带一起发挥作用,为椎骨关节提供保护和稳定性,并在运动过程中储存肌肉能量(Yahia et al., 1990)。它限制屈曲的功能较弱,尤其是在腰椎;棘间韧带还起到抵抗棘突分离的作用,因为韧带纤维几乎向垂直于棘突分离的方向延伸(Bogduk, 1997; Heylings, 1978)。Hindle 等(1990)发现,在屈曲过程的前半段,棘上韧带和棘间韧带承受的负荷很小，但在屈曲结束时承受的负荷要大得多。他们认为，这些韧带在与其他支撑结构协同作用时有助于限制脊柱被动屈曲，但当失去其他结构的协同作用时，这些韧带就丢失了很多机械功能（Hindle et al., 1990）。他们还注意到，当棘上韧带被移除时，棘间韧带自身抵抗了 75% 的负荷（Hindle et al., 1990）。棘间韧带是在脊柱侧向弯曲过程中不受力的唯一脊柱韧带（Zander et al., 2004）。与其他腰椎韧带相比，该韧带的整体刚度最低，为 11.5 ± 6.6 N/mm，在其关节囊部的刚度最高，为 33.9 ± 10.7 N/mm，应力值最低，为 1.8~5.9 MPa（Pintar et al., 1992）。

横突间韧带
解剖

横突间韧带（intertransverse ligament，ITL）（图 9.1、图 9.10 和图 9.14）是一种复杂的韧带，其由薄片状结缔组织组成，从一个横突的上边界延伸到上一个横突的下边界（Bannister et al., 1996; Bogduk, 1997; Dickman et al., 1999; Moore et al., 2010）。在颈椎上，该韧带由一些不规则和分散的纤维组成，这些纤维散布在横突间肌肉中，并大部分被横突间肌所取代（Bannister et al., 1996; Moore et al., 2010）。该韧带在胸椎区由与邻近肌肉紧密混合的圆形纤维

索组成，在腰椎区由薄膜状纤维组成（Bannister et al., 1996; Dickman et al., 1999; Moore et al., 2010）。因而，Bogduk（1997）认为，横突间韧带不是真正的韧带，而是肌肉纤维的膜状延续，其内侧和外侧延续部分由分隔某些椎旁间隙的复杂筋膜系统中的一部分组成。Bogduk（1997）认为，事实上，横突间韧带间区域唯一真正的韧带是布尔格里（Bourgery）韧带，该韧带连接横突的基底和下方的乳头突。

横突间韧带不被认为是真正的韧带，是因为其不具有明确的内外侧边界，且其胶原纤维不像真正韧带的纤维那样密集且规则（Bogduk, 1997; Jiang et al., 1994）。正如 Jiang 等（1994）通过对 32 具人尸体标本进行研究后所描述的那样，怀疑该韧带是否为真正的韧带的另一个原因是，其在相邻椎骨横突之间的纤维束并没有直接附着在上下横突处。这项研究表明，该韧带实际上由胸半棘肌的腱束和肋长提肌的肌腱组成，前一个束起自横突并通过肌腱嵌入棘突，后一个束起自横突末端并向斜下方走行，随后经肋旁嵌入其起源椎骨下方的肋骨的外表面（Jiang et al., 1994）。这些束状纤维证实了上述假设，尽管这些纤维被认为是韧带纤维，但在解剖 32 具尸体时这些纤维与肌肉纤维是不可分割的（Jiang et al., 1994）。这些特征表明，横突间韧带更类似于一层膜，而不是一种韧带，其韧带外观特性是由相邻横突之间的肌腱交织产生的（Jiang et al., 1994）。

在腰椎中，横突间韧带形成一个隔膜，将横突间的前后部肌肉组织分开（Bogduk, 1997）。该韧带在外侧分为两层：前一层为覆盖腰方肌前部的胸腰筋膜，后一层与腹横筋膜融合形成胸腰筋膜中层（Bogduk, 1997）。在内侧，横韧带分裂成前叶和后叶（Bogduk, 1997）。后叶向内侧延伸，附着在横突间间隙对面下椎骨的椎板外侧缘，同时向下与相邻关节突关节囊融合（Bogduk, 1997）。前叶向前卷曲，在椎体的外侧表面上延伸，并与前纵韧带的外侧缘融合（Bogduk, 1997）。通过覆盖脊柱的外侧面，前叶形成一个膜状薄片，封闭椎间孔的外端形成间室（Bogduk, 1997）。因此，这个前叶有两个重要的开口通道，分别是走行结构穿入椎间孔形成的通道和从椎间孔穿出的通道（Bogduk, 1997）。穿过上开口的是腰大肌的神经分支，穿过下开口的是脊神经的腹侧分支以及腰动静脉的脊支（Bogduk,

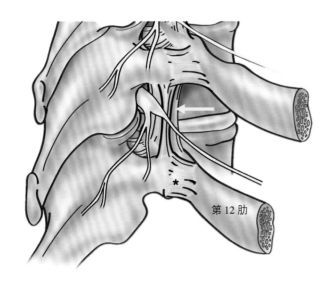

第 12 肋

图 9.14　胸腰椎交界处的后外侧视图，显示了从椎间孔穿出的神经根分支和横突间韧带之间的关系（箭头）。还应注意胸第 12 肋通过肋横韧带（星号）连接在相邻胸椎的横突上

1997）。夹在前叶和后叶之间的是一个楔形空间，称为关节上隐窝，用于适应相邻关节突关节的运动（Bogduk, 1997）。这个隐窝充满了脂肪，脂肪通过关节上囊的孔与隐窝下面的关节腔内呈连续分布（Bogduk, 1997）。

生物力学

　　与脊柱下部的大多数韧带类似，横突间韧带在屈曲过程中承受负荷（Zander et al., 2004）。横突间韧带和前纵韧带在脊柱的侧向弯曲运动过程中承载的负荷最高（Zander et al., 2004）。然而，横突间韧带又是唯一一种在脊柱扭转过程中没有负载的韧带。Gudavalli 和 Triano（1999）使用计算机模型评估韧带负荷并得出结论：在脊柱扭转过程中，棘上韧带的长度增加最大，其次是棘间韧带、黄韧带、关节囊韧带，最后是横突间韧带。

关节突关节囊韧带
解剖

　　关节突关节囊韧带（图 9.6 和图 9.7）以不均匀的厚度从头侧到尾侧完全覆盖关节突关节（Jaumard et al., 2011）。据报道，腰椎关节突关节囊在后部区域的厚度约为 2.0 mm，而在前部区域的厚度高达 3.2 mm（Jaumard et al., 2011）。关节囊上部和下部区域的厚度为 2.4 mm（Jaumard et al., 2011）。《格氏解剖学》中确定了三种不同类型的囊内结构：脂肪组织脂肪垫（前上、后下或两者的组合）、纤维脂肪性半月板样组织（位于囊的上极或下极或两极）和结缔组织边缘（前部或后部或两者）（Bannister et al., 1996）。虽然关节突关节囊的脂肪垫与许多其他关节囊的脂肪垫相似，但关节突关节的结缔组织边缘正是囊韧带（capsular ligament, CL）（Bannister et al., 1996）。每个关节突关节周围都有一薄而疏松的囊韧带，并附着在相邻椎骨的关节突边缘（Dickman et al., 1999; Moore et al., 2010）。统计 24 名患者腰椎囊韧带的平均长度为 16.4 mm（±2.9 mm），平均横截面积为 43.8 mm^2（±28.3 mm^2）（Pintar et al., 1992）。

生物力学

　　囊韧带与脊柱的其他副韧带协同稳定脊柱及其关节。在颈椎区域，该韧带的松弛特性允许颈

椎进行大范围的运动（Moore et al., 2010）。但骶椎囊韧带的作用是防止腰椎沿着骶骨的斜坡向前滑动（Moore et al., 2010）。这是由于 S1 的上关节面朝向后内侧，并与 L5 椎体面向前外侧的下关节面交锁（Moore et al., 2010）。

　　由于关节突关节囊韧带的组成，它只能在关节突关节内相邻的两个椎骨相对运动时提供机械阻力（Jaumard et al., 2011）。尸体研究发现，C3~C7 节段承受 100 N 压力时，在节段性双侧囊韧带切除之前和之后分别具有 2 nm 的矢状弯曲或 5 nm 的轴向扭转，证明了韧带的作用（Jaumard et al., 2011）。在移除 50% 的关节囊后，扭转时轴向旋转增加了 19%，而在屈曲时 C4 和 C6 棘突之间的垂直距离增加了 5%（Jaumard et al., 2011）。75% 的关节囊被切除后，轴向扭转和向后移位的范围分别增加了 25% 和 32%（Jaumard et al., 2011）。在切断或移除关节囊后观察到颈椎运动范围的增加支持了这样一种假设，即关节囊韧带对约束脊椎运动提供了巨大的贡献，特别是屈曲和侧向弯曲 / 扭转（Jaumard et al., 2011）。

髂腰韧带
解剖

　　髂腰韧带（图 9.1、图 9.10 和图 9.15）上端附着在双侧 L5 横突尖部的前下端，在某些情况下也附着在 L4 横突，向外侧斜向下辐散并附着在骨盆上（Bannister et al., 1996; Bogduk, 1997）。当髂腰

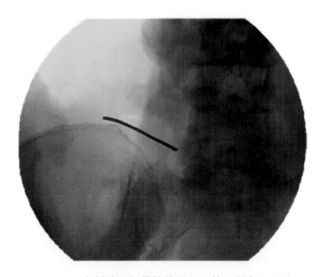

图 9.15　右侧髂腰韧带的前视图，其上附有金属丝

韧带离开横突斜向下辐散延伸时，分裂成上下两条韧带连接到骨盆上（Bannister et al., 1996）。下韧带（髂腰韧带的腰骶部）起自 L5 横突的下部，并行进至骶骨的前上外侧表面，最终与骶髂前韧带融合（Bannister et al., 1996）。上韧带向外侧延伸并附着于骶髂关节正前方的髂嵴内上缘，上韧带的上部与腰骶筋膜连续（Bannister et al., 1996; Bogduk, 1997）。腰大肌包绕髂腰韧带的前方，而占据椎沟的腰方肌包绕髂腰韧带的后方和上方（Bannister et al., 1996）。

早期解剖学家推测髂腰韧带由 5 部分组成（Bogduk, 1997）。前部是一条发达的韧带束，其纤维横跨 L5 横突的整个前下缘（从 L5 椎体的边缘到 L5 横突的尖端）（Bogduk, 1997）。在前束离开横突向后外侧延伸并附着到髂骨期间，从 L5 横突内侧端的纤维向外延伸并覆盖起自 L5 横突外侧端和尖端的纤维，这使所有纤维都是连续的（Bogduk, 1997）。髂腰韧带前束的上表面形成了该韧带与腰方肌下部的连接部位（Bogduk, 1997）。髂腰韧带的上束被认为是由围绕腰方肌基底部的筋膜的前部和后部增厚形成的；这些增厚的筋膜将附着在靠近 L5 横突尖端的前上缘（Bogduk, 1997）。当该束在向外行进时上下分离并在腰方肌前后方通过，最终附着在髂骨上下面，与前束韧带融合形成有腰方肌通过的通道（Bogduk, 1997）。髂腰韧带后束起自 L5 横突的尖端和后缘，并嵌入腰方肌起点后方的髂骨韧带区；有一点需特别注意，背阔肌最深处的纤维起源于髂腰韧带的后束（Bogduk, 1997）。髂腰韧带的第四部分是下束，起自 L5 横突和椎体的下缘（Bogduk, 1997）。下束纤维向下和向外侧经过骶髂前韧带的表面，附着在髂窝的后上部（Bogduk, 1997）。为了将下束纤维与骶髂前韧带区分开来，必须观察髂腰韧带下束的倾斜方向（Bogduk, 1997）。髂腰韧带的最后一部分是垂直束，起于 L5 横突的前下缘，几乎垂直向下附着于骨盆髂耻线的后端（Bogduk, 1997）。垂直束的意义在于形成了 L5 腹侧支进入骨盆的通道的外侧缘（Bogduk, 1997）。

Bogduk（1997）最近的一项研究证实了髂腰韧带前束和后束的存在，但否认了上束的存在。此外，这项研究没有对下束和垂直束进行阐述。这项研究表明，髂腰韧带的上束实际上是腰方肌的前筋膜，因此缺乏真正韧带的特征，包括缺乏直接连接两端

骨骼的定向胶原纤维（Bogduk, 1997）。髂腰韧带的垂直束和下束被忽视而被误认为是骶髂腹侧韧带的一部分，因为这些束附着在腰椎和髂骨上，而不是之前认为的附着在骶骨和髂骨上；因此，这些束现在应该被命名为"髂腰韧带"，而不是"骶髂腹韧带"（Bogduk, 1997）。

Hanson 等（1998）发现，高加索人髂腰韧带的平均长度约为 33.2 mm，而非裔美国人约为 61.8 mm。这种差异在性别中同样存在，即非裔美国女性的髂腰韧带比高加索女性的长（Hanson et al., 1998）。

因此，髂腰韧带的大量嵌入和其纤维方向表明髂腰韧带具有多种生物力学功能（PoolGoudzwaard et al., 2001）。

生物力学

髂腰韧带是抑制腰骶交界处过度移动并保持稳定性最重要的韧带（Luk et al., 1986; Pool-Goudzwaard et al., 2001）。髂腰韧带由两条带组成，分别是前韧带和后韧带，这两条韧带具有不同的功能（Luk et al., 1986）。虽然其总体功能是多样性的，但髂腰韧带作为一个整体，被认为是一种防止 L5 椎骨朝骶骨滑移的韧带（Bogduk, 1997）。髂腰韧带前韧带被认为具有使骶骨上方的 L5 椎骨"立正"的作用，从而防止椎骨在冠状面倾斜以及侧向弯曲；相反，后韧带被认为是可以防止 L5 椎骨在负重运动中向前滑出骶骨，并有助于抵抗向前屈曲（Bogduk, 1997; Luk et al., 1986; Sims and Moorman, 1996）。髂腰韧带与坚韧的椎间盘协助稳定腰骶交界处，并可能在腰骶病变患者中维持腰骶稳定发挥了重要作用（Bogduk, 1997; Luk et al., 1986）。

在屈曲过程中，髂腰韧带明显限制 L5 椎骨的向前移位（Sims and Moorman, 1996）。当双侧的髂腰韧带都被离断时，L5 的前屈曲增加了 77.5%，其中后韧带起到主要作用，在增加量中的占比约为 61.2%，而前韧带对 L5 的前部稳定性起到很小的作用（Sims and Moorman, 1996）。同时，双侧髂腰韧带离断后，L5 的屈曲在脊柱伸展过程中增加了 20.41%；但此时，伸展过程中腰骶交界处的稳定性全部基于前韧带（Sims and Moorman, 1996）。在侧弯过程中，双侧韧带离断导致 L5 屈曲显著增加 141.7%，其中增加的大部分归因于前韧带（Sims and Moorman, 1996）。在 L5 椎骨的扭转过程中，髂腰韧带的离断并没有在 L5 的屈曲上产生太大的变化，但两条韧带的存在共同限制了 5.3% 的扭转（Sims and Moorman, 1996）。Sims 和 Moorman（1996）的这些结果表明，当脊柱发生扭转时，髂腰韧带在限制 L5 向骶骨移位方面作用甚微，从而进一步表明其他结构是扭转过程中限制这种位移的主要原因。Sims 和 Moorman（1996）利用这些数据提出了一个理论，即髂腰韧带损伤是大多数慢性腰痛的可能原因。

Yamamoto 等（1990）对 4 具年龄在 25~45 岁的新鲜男性尸体（共 8 个韧带标本）进行了体外研究，以评估髂腰韧带的生物力学功能，包括完整的和离断后的韧带的生物力学功能。这项研究涉及对完整的髂腰韧带、右侧髂腰韧带离断和双侧髂腰韧带离断后施加 10 Nm 的负荷，并在离断前后测试脊柱的运动（Yamamoto et al., 1990）。右侧髂腰韧带切除后屈曲增加 0.9° 或约 12%，双侧髂腰韧带移除后屈曲增加 1.7° 或约 23%（Yamamoto et al., 1990）。右侧髂腰韧带横断后伸展增加 0.6°（11%），双侧髂腰韧带横断后伸展增加 1.1°（20%）（Yamamoto et al., 1990）。当受到扭转负荷时，髂腰韧带显著限制了脊柱向对侧运动（Yamamoto et al., 1990）。因此，双侧髂腰韧带显著限制腰骶交界处在屈曲和伸展方向上的运动，单侧横断时腰骶交界处不稳定性略有增加，双侧横断时腰骶交界处不稳定性有统计学意义地显著增加（Yamamoto et al., 1990）。然而，当比较屈曲、伸展、左右侧弯以及左右轴向旋转的所有运动时，发现髂腰韧带似乎在抵抗脊柱侧弯方面最有效（Yamamoto et al., 1990）。

除了稳定腰骶交界处外，髂腰韧带还可能通过抑制过度运动在稳定骶髂关节方面发挥重要作用，从而有助于预防腰痛的发作（Pool-Goudzwaard et al., 2001, 2003）。Pool-Goudzwaard 等（2003）在研究中将稳定性定义为关节在承受加载力的同时又不允许任何不受控的位移出现的能力。他解释到，腰骶髂区的韧带通过控制关节的相对位置来维持稳定性，将关节限制在施加的加载力可以被关节处理时其所在的位置（Pool-Goudzwaard et al., 2003）。冠状面和横断面的 MRI 以及骨盆冷冻切片证实髂腰韧带骶髂部分的存在，进一步支持了髂腰韧带对骶髂关节运动有直接阻碍作用的观点（Pool-Goudzwaard et al., 2001）。2001 年，Pool Goudzwaard 等研究了 12 个人体标本，并对骶髂关节施加递增的力矩，以诱导矢状面旋转（Pool-Goudzwaard et al., 2001, 2003）。这项研究的结果表明，完全离断双侧髂腰韧带后，骶髂关节在矢状面上的活动度显著增加，当离断髂腰韧带前韧带后即大幅度地增加了活动度（Pool-Goudzwaard et al., 2003）。这表明髂腰韧带限制了骶髂关节在矢状面上的活动，且主要是髂腰韧带的前韧带参与该限制（Pool-Goudzwaard et al., 2003）。奇怪的是，髂腰韧带前韧带的位置似乎引起了人们对该韧带如何在矢状面上限制骶髂关节活动度的猜测（Pool-Goudzwaard et al., 2003）。然而，Pool-Goudzwaard 等（2003）提出了一种解释，认为这种现象可能是由于骶髂关节的耳廓状表面朝向髂腰前韧带纤维的走行方向。骶骨的形状是一个楔形，其腹侧（前）面面积大于背侧（后）面（Pool-Goudzwaard et al., 2003）。由于骶髂关节的耳廓状表面朝向为后内侧和前外侧，可以预想出在骶髂关节矢状旋转期间来自韧带的大部分约束与耳廓状表面的朝向平行（Pool-Goudzwaard et al., 2003）。相对于髂腰韧带其他部分的纤维来说，髂腰韧带前韧带的大部分腹侧纤维排列得更平行于骶髂关节的耳廓状表面，因此骶髂关节的矢状面旋转很可能激发髂腰韧带前韧带的负荷（Pool-Goudzwaard et al., 2003）。

最近几项关于腰腹区已经被证实的研究支持以下的假设：骶髂关节稳定性的丧失在非特异性腰痛的病因中至关重要（Pool-Goudzwaard et al., 2003）。然而，除了韧带支撑的丧失外还有多种因素，如肌肉力量的减弱或腰骶部韧带系统机械感受器的功能异常，该感受器在姿势控制时必要肌肉的激活过程中起到重要作用，上述原因均会导致非特异性腰痛的发展（Pool-Goudzwaard et al., 2003）。

最后，在椎间孔附近交叉的结缔组织短节段韧带被称为椎间孔韧带（图 9.16）。目前这种韧带的功能尚不确定，但该韧带可以占据空间并可能压迫进出椎间孔的结构。

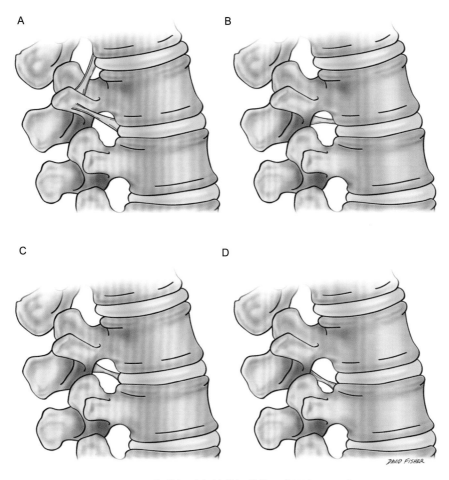

图 9.16　与椎间孔相关的韧带的示意图（A~D）

（Mary Katherine Cleveland, R. Shane Tubbs 著
张 源 龚宏达 译 王 岩 审校）

参考文献

Agur, A.M.R., Dalley, A.F., 2005. Grant's Atlas of Anatomy, eleventh ed. Lippincott Williams and Wilkins, Baltimore.

Bannister, L.H., Berry, M.M., Collins, P., Dyson, M., Dussek, J.E., Ferguson, M.W.J. (Eds.), 1996. Gray's Anatomy, 38th edn. Churchill Livingston, New York.

Bogduk, N., 1997. Clinical Anatomy of the Lumbar Spine and Sacrum, third ed. Churchill Livingston, New York.

Chazal, J., Tanguy, A., Bourges, M., Gaurel, G., Escande, G., Guillot, M., Vanneuville, G., 1985. Biomechanical properties of spinal ligaments and a histological study of the supraspinal ligament in traction. J. Biomech. 18 (3), 167–176.

Dickman, C.A., Rosenthal, D.J., Perin, N.I., 1999. Thoracoscopic Spine Surgery. Thieme Medical Publishers, New York.

Gudavalli, M.R., Triano, J.J., 1999. An analytical model of lumbar motion segment in flexion. J. Manip. Physiol. Ther. 22, 201–208.

Hanson, P., Magnusson, S.P., Sorensen, H., Simonsen, E.B., 1998. Differences in the iliolumbar ligament and the transverse process of the L5 vertebra in young white and black people. Acta Anat. 163 (4), 218–223.

Heylings, D.J.A., 1978. Supraspinous and interspinous ligaments of the human lumbar spine. J. Anat. 125 (1), 127–131.

Hindle, R.J., Pearcy, M.J., Cross, A., 1990. Mechanical function of the human lumbar interspinous and supraspinous ligaments. J. Biomed. Eng. 12, 340−344.

Iwanaga, J., et al., 2019. The lumbar ligamentum flavum does not have two layers and is confluent with the interspinous ligament: anatomical study with application to surgical and interventional pain procedures. Clin. Anat. https://doi.org/10.1002/ca.23437 (in press).

Jaumard, N.V., Welch, W.C., Winkelstein, B.A., 2011. Spinal facet joint biomechanics and mechanotransduction in norsmal, injury and degenerative conditions. J. Biomech. Eng. 133 (7), 071010.

Jiang, H., Raso, J.V., Moreau, M.J., Russell, G., Hill, D.L., Bagnall, K.M., 1994. Quantitative morphology of the lateral ligaments of the spine: assessment of their importance in maintaining lateral stability. Spine 19 (23), 2676−2682.

Lang, J., 1993. Clinical Anatomy of the Cervical Spine. Thieme Medical Publishers, New York.

Luk, K.D.K., Ho, H.C., Leong, J.C.Y., 1986. The iliolumbar ligament: a study of its anatomy, development, and clinical significance. J. Bone Joint Surg. 68, 197−200.

Moore, K.L., Dalley, A.F., Agur, A.M.R., 2010. Clinically Oriented Anatomy, sixth ed. Lippincott Williams & Wilkins, Baltimore.

Nachemson, A.L., Evans, J.H., 1968. Some mechanical properties of the third human lumbar interlaminar ligament (*Ligamentum flavum*). J. Biomech. 1 (3), 211−220.

Neumann, P., Keller, T.S., Ekstrom, L., Perry, L., Hansson, T.H., Spengler, D.M., 1992. Mechanical properties of the human lumbar anterior longitudinal ligament. J. Biomech. 25 (10), 1185−1194.

Neumann, P., Keller, T., Ekstrom, L., Hult, E., Hansson, T., 1993. Structural properties of the anterior longitudinal ligament. Spine 18 (5), 637−645.

Paniabi, M.M., Goel, V.K., Takata, K., 1982. Physiologic strains in the lumbar spinal ligaments. Spine 7 (3), 192−203.

Panjabi, M.M., Greenstein, G., Duranceau, J., Nolte, L.P., 1991. Three-dimensional quantitative morphology of lumbar spinal ligaments. J. Spinal Disord. 4 (l), 54−62.

Parke, W.W., 1975. The Spine, vol. 1. W. B. Saunders Co, Philadelphia, London, Toronto.

Pintar, F.A., Yoganandan, N., Myers, T., Elhagediab, A., Sances Jr., A., 1992. Biomechanical properties of human lumbar spine ligaments. J. Biomech. 25 (11), 1351−1356.

Pool-Goudzwaard, A.L., Kleinrensink, G.J., Snijders, C.J., Entius, C., Stoeckart, R., 2001. The sacroiliac part of the iliolumbar ligament. J. Anat. 199, 457−463.

Pool-Goudzwaard, A.L., Hoek van Dijke, G., Mulder, P., Spoor, C., Snijders, C.J., Stoeckart, R., 2003. The iliolumber ligament: its influence on stability of the sacroiliac joint. Clin. Biomech. 18 (2), 99−105.

Rissanen, P.M., 1976. The surgical anatomy and pathology of the supraspinous and interspinous ligaments of the lumbar spine, with special reference to ligament ruptures. Acta Orthop. Scand. (Suppl. 46), 1−100.

Sims, J.A., Moorman, S.J., 1996. The role of the iliolumbar ligament in low back pain. Med. Hypotheses 46, 511−515.

Spalteholz, W., 1943. Hand Atlas of Human Anatomy, seventh ed., vol. 1. JB Lippincott Co, Philadelphia, London.

Yahia, L.H., Garzon, S., Strykowski, H., Rivard, C.H., 1990. Ultrastructure of the human interspinous ligament and ligamentum flavum: a preliminary study. Spine 15 (4), 262−268.

Yamamoto, I., Panjabi, M.M., Oxland, T.R., Crisco, J.J., 1990. The role of the iliolumbar ligament in the lumbosacral junction. Spine 15, 1138−1141.

Yong-Hing, K., Reilly, J., Kirkaldy-Willis, W.H., 1976. The ligamentum flavum. Spine 1 (4), 226−234.

Zander, T., Rohlmann, A., Bergmann, G., 2004. Influence of ligament stiffness on the mechanical behavior of a functional spinal unit. J. Biomech. 37 (7), 1107−1111.

延伸阅读

Alderink, G.J., 1991. The sacroiliac joint: review of anatomy, mechanics, and function. J. Orthop. Sports Phys. Ther. 13 (2), 71−84.

DonTigny, R.L., 1985. Function and pathomechanics of the sacroiliac joint: a review. Phys. Ther. 65 (1), 35−44.

Goode, A., Hegedus, E., Sizer Jr., P., Brismee, J.M., Linberg, A., Cook, C.E., 2008. Three-dimensional movements of the sacroiliac joint: a systematic review of the literature and assessment of clinical utility. J. Man. Manip. Ther. 16 (1), 25−38.

Hammer, N., Steinke, H., Slowik, V., Josten, C., Stadler, J., Bohme, J., Spanel-Borowski, K., 2009. The sacrotuberous and the sacrospinous ligament − a virtual reconstruction. Ann. Anat. 191 (4), 417−425.

McGrath, C., Nicholson, H., Hurst, 2009. The long posterior sacroiliac ligament: a histological study of morphological relations in the posterior sacroiliac region. Joint Bone Spine 76 (1), 57−62.

Morris, C.E., 2005. Low Back Syndromes: Integrated Clinical Management. McGraw-Hill, New York.

Onan, O.A., Heggeness, M.H., Hipp, J.A., 1998. A motion analysis of the cervical facet joint. Spine 23 (4), 430−439.

Serhan, H.A., Varnavas, G., Dooris, A.P., Patwardhan, A., Tzsermiadonis, M., 2007. Biomechanics of the posterior lumbar articulating elements. Neurosurg. Focus 22 (1), E1.

Sturesson, B., Selvik, G., Uden, A., 1989. Movements of the sacroiliac joints: a roentgen stereophotogrammetric analysis. Spine 14, 162−165.

Vleeming, A., Stoeckart, R., Snijders, C.J., 1989. The sacrotuberous ligament: a conceptual approach to its dynamic role in stabilizing the sacroiliac joint. Clin. Biomech. 4 (4), 201−203.

Vleeming, A., Van Wingerden, J.P., Snijders, C.J., Stoeckart, R., Stijnen, T., 1989. Load application to the sacrotuberous ligament; influences on sacroiliac joint mechanics. Clin. Biomech. 4 (4), 204−209.

Wilder, D.G., Pope, M.H., Frymoyer, J.W., 1980. The functional topography of the sacroiliac joint. Spine 5 (6), 575−579.

Willard, F.H., Carreiro, J.E., Manko, W., 1998. The long posterior interosseous ligament and the sacrococcygeal plexus. In: Procedings of the Third Interdisciplinary World Congress on Low Back and Pelvic Pain, pp. 207−209.

第 10 章　腰椎椎间孔

引言

椎间孔（intervertebral foramina，IVF）（图 10.1）是椎管和椎管外结构进行沟通的孔道，是脊柱每个节段的多种结构进出椎管的通道，包括但不限于脊柱神经和相关血管。椎间孔内精细的结构，以及在病理状态下骨性结构改变的情况，对其具有重要的生理和临床意义。因此，彻底了解它们的解剖结构对外科医生来说具有巨大的帮助，他们必须确切地诊断椎间孔异常诱发的疾病，并进行适当的干预，精确了解此处神经根走行解剖及对预防神经损伤至关重要。

解剖
边界

周围的骨骼结构决定了椎间孔的形状和横截面，其中相邻椎骨相应的椎弓根构成了上下边界。椎间盘和相邻下椎骨的后侧形成椎间孔的腹侧，而关节突滑膜关节囊和黄韧带的腹侧形成其背侧边界（Standring，2016）。

在腰椎中，椎弓根下切迹的凹陷比上切迹的深，整体呈泪滴状，使椎间孔具有较大的上下径。从数值上讲，腰椎椎间孔的上下直径范围为 12～19 mm，而前后径最小可能只有 7 mm。椎间孔的这种解剖特征可保护其内结构，但也使其结构物容易受到邻近结构的侵犯。例如，在椎间盘完全塌陷的情况下，神经仍可不受影响（由于上下径较大），但在损害椎间孔前后径的病理状态下就可能会压迫神经（Garfifin et al., 2018）。

椎间孔的截面直径可因脊柱的运动和位置而改变。脊柱极度前屈时使椎弓根彼此分开，使椎间孔的所有直径都最大化，此时椎间盘后缘的正常突起也变得最小。相反，当脊柱极度后伸时，相邻椎弓根的距离变得更近，使椎间孔的所有直径都变得最小，这可能会使椎间孔高度降低 20%（Gkasdaris and Kapetanakis，2015）。保持椎间孔的高度很重要，这可以保护穿行的神经免受正常伸展运动中下

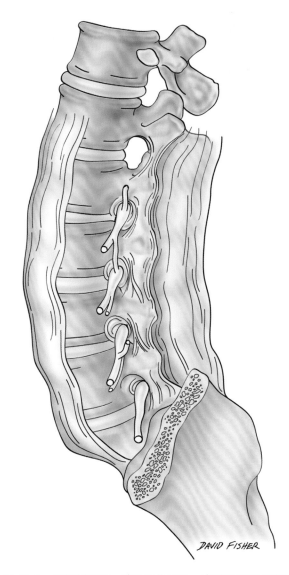

图 10.1　腰椎侧视图：请注意椎间孔，有神经根在此穿出

关节突上升或椎间孔附近病理改变引起的影响，如腰椎滑脱、广义的椎间盘突出和关节突关节骨性关节炎。

内容物

　　椎间孔内穿行着一根节段混合脊神经及其神经鞘、2~4 根返支脊膜（窦椎）神经、脊神经节、椎间孔韧带、数量不等的脊动脉，以及椎内、外静脉丛之间连接的丛状静脉网（图 10.2 和图 10.3）。在腰椎节段，神经血管束的总横截面积可能占椎间孔横截面积的 20%~50%（Panjabi et al., 1983）。

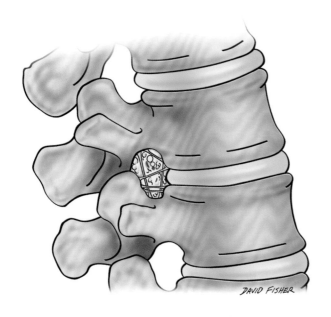

图 10.2　腰椎椎间孔的内容物。请注意椎间孔内的节段神经、血管和韧带

动脉

　　降主动脉的成对分支供应着胸腹段的脊柱。在腰椎区域的两侧，腰动脉的主干绕过椎体，向椎体前方发出骨膜支和周围支，然后向后发出一主背支。背支为关节突关节、椎板及其覆盖的肌肉组织和皮肤供血之前还发出一根脊支，该脊支可作为单一血管或者也可能从背支分出多根单独的分支血管进入椎间孔（Garfifin et al., 2018）。无论背支怎么分支，最终皆分为中央后支、椎板前支和根支。

　　中央后支是椎体和椎间盘边缘的主要动脉供应，并在后纵韧带内直接与其余椎体的中央后支上下吻合。椎板前支也在椎管后壁上相互吻合并供应椎弓、硬膜、硬膜外组织以及黄韧带。在 Demondion 等（2012）的放射学研究中发现，根支分叉形成根前和根后血管，通常进入各自神经根（即前根和后根）前方的椎间孔。

静脉

　　椎内和椎外静脉丛收纳脊柱的静脉血，其静脉丛通常与供应动脉的分布平行。嵌在胶原纤维和硬膜外脂肪中的椎内静脉丛进一步分为前丛和后丛。在椎弓和黄韧带的腹面上，椎内静脉后丛与椎外静脉后丛交汇吻合。椎内静脉前丛位于椎体后表面及后纵韧带的两侧边上。值得注意的是，接受椎体静脉血的椎纵窦汇入椎内静脉前丛，椎纵窦通过横支连接两侧的椎内静脉前丛。椎内静脉前、后丛通过椎体后静脉连接形成椎间静脉，与脊神经一起穿过椎间孔，并沿脊柱纵向引流。在腰椎区域，这些静

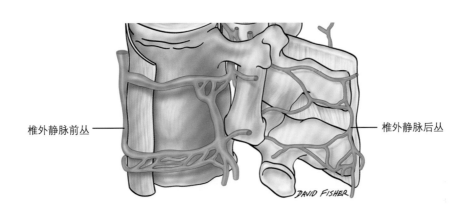

椎外静脉前丛　　　　　　　　　　　　　　　椎外静脉后丛

图 10.3　椎静脉丛和腰椎间孔的关系

脉在椎骨横突前方与上升的腰静脉汇合，或在椎体前方行进，流入下腔静脉。

椎外静脉丛也分为前丛和后丛：分别位于椎体前方和椎板后方，彼此之间或与椎内静脉丛有丰富的吻合。椎外静脉丛接收从椎间孔穿出的椎内静脉节段分支并最终与下腔静脉和奇静脉系统的腰部分支连通。

神经

椎间孔是脊神经离开椎管并与椎管外交流的通道。正常成人脊髓终止于第 1 腰椎的椎体水平，腰椎神经根起源于 T10 至 L1 椎骨水平。脊神经由源自脊髓前外侧的前根和源自脊髓后外侧的后根组成，这两根都与脊髓相延续且分别作为独立的神经根穿过蛛网膜下腔和硬脑膜，然后在椎间孔内或椎间孔附近融合形成单根脊神经。脑脊液（CSF）通过独立的蛛网膜鞘包裹各神经根。当神经根通过椎间孔时，纤细的膜椎韧带将根鞘固定在椎间孔壁上。

前根和后根在形态学上并不相同：后根在椎间孔处或在椎间孔内与相应的前根结合之前，呈现为椭圆膨大的脊神经节（图 10.4）（Standring, 2016; Gkasdaris and Kapetanakis, 2015）。在下腰椎，后根神经节往往位于椎间孔附近的椎管内（Vetter et al., 2017）。Hasegawa 等（1996）在磁共振研究中发现，L5～S1 的椎间孔是腰椎椎间孔中最小的，在该节段，脊后根神经节占椎间孔横截面积的比例最大。

在发育过程中，脊柱比脊髓延长得更快，最终逐渐导致脊神经的起始水平和出椎间孔水平之间出现高度差异。因此，神经根变得更长，并且在下腰椎区域变得更倾斜。这与颈椎区域形成了鲜明对比，在颈椎区域，神经根在其起源于脊髓的同一水平穿出脊柱（Garfifin et al., 2018）。

神经根与椎弓根相关联，Ebraheim 等（1997）报道，腰椎椎弓根与下一神经根的平均距离为 1.5 mm，与上一神经根的平均距离为 5.3 mm，内侧椎弓根壁到硬膜的平均距离为 1.5 mm。一般来说，神经根离开硬膜囊的层面比其穿出椎间孔位置高一个椎骨水平，然后向下外侧走行以进入椎间孔。穿出椎间孔到其边缘后，脊神经在椎弓根和横突的基底周围向前外侧行进。

神经根与腰椎椎间盘在每个节段之间的距离都不相同，了解这种差异以评估神经根的损伤风险

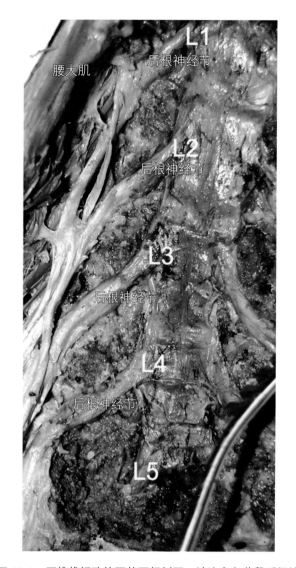

图 10.4　腰椎椎间孔的冠状面解剖图：请注意各节段后根神经节之间的关系

是很重要的。在椎间孔内侧线上，椎间盘与神经根的距离从 L1～L2 节段到 L5～S1 节段逐渐增大。Garfifin 等（2018）有类似发现，神经根内侧缘与椎间盘上缘在椎间孔外侧线上的距离从 L1～L2 节段到 L5～S1 节段逐渐增加。这对椎间孔型腰椎间盘突出症有临床影响；尽管这种情况不如椎间盘后外侧突出常见，但仍然是出现腰痛的常见原因。背根神经节的压迫在一定程度上导致了根性疼痛。根据 Arslan 等（2012）描述，神经根位于椎间孔与椎间盘的间隙附近，在椎间盘突出的手术治疗过程中，神经根有受伤的风险。与下方的结构相比，L1、L2 和 L3 神经根距离椎间盘更远，因此其受伤的风险在经皮椎间孔内镜椎间盘切除手术中较低。

韧带

诸多韧带支撑着脊柱关节，如前纵韧带、后纵韧带、黄韧带和其他韧带，但其中与椎间孔最相关的是椎间孔韧带（transforaminal ligaments，TFLs），大约 80% 的腰椎椎间孔中可发现椎间孔韧带。椎间孔韧带通常分为 5 种不同的类型：椎间孔上韧带、椎间孔下韧带、椎体横上韧带、椎体横下韧带和椎间孔中韧带（Vetter et al., 2017）。这些韧带在椎间孔内形成被脊神经、血管系统和淋巴管占据的独立隔室。

某些理论认为，椎间孔韧带占据的空间会压迫椎间孔内容物（如神经），导致与腰椎椎管狭窄症相关的腰背痛。然而，这种说法尚无实据，因为最近有人提出，椎间孔韧带压迫引起的椎间孔狭窄并不常见，相反，该韧带可能对椎间孔中穿行的神经起到保护作用（Zhao et al., 2016）。

脂肪

硬膜外脂肪分布在椎间孔周围和内部（Garfifin et al., 2018）。这些脂肪比较坚韧，对横跨椎间孔的神经和血管系统起到机械支撑作用，并沿着脊神经的腹侧和下侧延伸。脂肪将神经根与椎间孔的下缘（即下椎骨的椎体及其椎弓根上缘）分开。在功能上，脂肪可以缓冲脊神经在脊柱和下肢正常运动时尾侧和腹侧受到的牵张。

安全三角区

随着微创和经皮脊柱手术的日益普及，外科医生一直设法确认椎间孔的安全手术区域，以最大限度地避免椎间孔穿出的脊神经受到损伤。其中，微创椎间孔镜下椎间盘切除术的手术通道之一便是通过 Kambin 三角。

Kambin 三角于 1988 年首次被描述，其前缘为出口神经根，下缘为下腰椎节段上终板，内缘为硬膜囊，后缘为下椎骨侧缘的上关节突（Gkasdaris and Kapetanakis, 2015）。这形成了一个直角三角形空间，其中脊神经是斜边。安全三角区的平均尺寸约为 18.9 mm 宽，12.3 mm 高，斜边长为 23.0 mm。

然而，建议在行内镜下椎间盘切除术前进行放射学测量，包括神经根轴、冠状角和椎间孔区域（Mirkovic et al., 1995）。距中线 8~9 cm 开一个切口，以 35° 夹角进入安全三角区到达椎间孔，这就避免了需要通过椎骨关节突关节切除术来寻找神经根。目前认为小于 35° 的角度存在损害出口神经根的显著风险。

许多经皮内镜椎间盘切除技术采用了这种方法，因为该方法为轻度椎间盘突出症带来了有利的结果。这种相对安全的路径也被用于类固醇注射、组织活检和神经根阻滞（Tumialán et al., 2019）。由于到达椎间孔上缘的角度与到达下缘的角度相比要大得多，因此椎间孔镜可以更容易地进入椎管的上缘，例如，摘除移位到头侧的椎间盘突出物。由于椎间孔的下界限制了突出的椎间盘经椎间孔进入椎管下部，因此向尾侧移位的椎间盘突出不太适合通过这种方法完成摘除。这在临床上具有重要意义，因为套管放置不当可能会压迫脊神经，导致神经损伤或相关肢体疼痛。

这里简要讨论 Kambin 三角在融合手术中的应用，以便更好地阐明 Kambin 三角。在 20 世纪 80 年代经椎间孔侧入路腰椎椎体间融合术（transforaminal lateral interbody fusion，TLIF）出现之前，除了椎间孔镜医生和某些介入医生之外，Kambin 三角相对不受欢迎。Harms 最初定义 TLIF 的手术入路与 Kambin 定义的边界完全相同；然而，进入的角度存在差异：Harms 的技术使用 15°~20° 的视角，与 Kambin 描述的 35° 角的特征相反。然而，这种微妙的区别是必不可少的，因为前者需要完整地切除关节突关节来观察穿行的神经根（Tumialán et al., 2019）。由于 TLIF 迅速发展并被写入融合技术的相关文献中，"Kambin 三角"已与 TLIF 交替使用。但它们是不同的独立技术，每种技术都有自己的具体适应证，Tumialán 等（2019）最近提出了"经椎间孔扩大入路"一词，指的是在 TLIF 手术中切除关节突关节、椎板和峡部。

（Darius Ansari，R. Shane Tubbs 著
张　源　龚宏达 译　王　岩 审校）

参考文献

Arslan, M., et al., 2012. Nerve root to lumbar disc relationships at the intervertebral foramen from a surgical viewpoint: an anatomical study. Clin. Anat. 25 (2), 218–223.

Demondion, X., et al., 2012. Radiographic anatomy of the intervertebral cervical and lumbar foramina (vessels and variants). Diagn. Interv. Imaging 93 (9), 690–697.

Ebraheim, N.A., et al., 1997. Anatomic relations between the lumbar pedicle and the adjacent neural structures. Spine 22 (20), 2338–2341.

Garfin, S.R., et al., 2018. Rothman-Simeone and Herkowitz's the Spine, seventh ed. Elsevier, Inc., Philadelphia.

Gkasdaris, G., Kapetanakis, S., 2015. Clinical anatomy and significance of the lumbar intervertebral foramen: a review. J. Anat. Soc. India 64 (2), 7.

Hasegawa, T., et al., 1996. Morphometric analysis of the lumbosacral nerve roots and dorsal root ganglia by magnetic resonance imaging. Spine 21 (9), 1005–1009.

Mirkovic, S.R., Schwartz, D.G., Glazier, K.D., 1995. Anatomic considerations in lumbar posterolateral percutaneous procedures. Spine 20 (18), 1965–1971.

Panjabi, M.M., Takata, K., Goel, V.K., 1983. Kinematics of lumbar intervertebral foramen. Spine 8 (4), 348–357.

Standring, S., 2016. Gray's Anatomy: The Anatomical Basis of Clinical Practice, 41st ed. Elsevier Limited, New York.

Tumialán, L.M., et al., 2019. The history of and controversy over Kambin's triangle: a historical analysis of the lumbar transforaminal corridor for endoscopic and surgical approaches. World Neurosurg. 123, 402–408.

Vetter, M., Oskouian, R.J., Tubbs, R.S., 2017. 'False' ligaments: a review of anatomy, potential function, and pathology. Cureus 9 (11), e1853.

Zhao, Q., et al., 2016. The morphology and clinical significance of the intraforaminal ligaments at the L5-S1 levels. Spine J. 16 (8), 1001–1006.

第 11 章　腰椎侧方经腰大肌入路的断层解剖学

引言

腰椎侧方经腰大肌入路显露腰椎时应充分了解该区域的解剖结构，目前传统的尸体解剖仍是观察解剖结构的最佳方法（Banagan et al., 2011）。而为了更具体地理解其空间关系，对该区域进行断层解剖是必要的。掌握好断层解剖学，外科医生可以避免手术过程中可能的医源性损伤，并能够更准确地判读磁共振图像（magnetic resonance images，MRIs）和计算机断层扫描图像（computed tomography images，CTs）（De Barros et al., 2001）。

如上所述，学习这种解剖学的最佳材料是高分辨率切片断层图像。受 Visible Human 项目的影响

（Ackerman, 1998），科学家启动了 Visible Korean 项目，通过使用 24 比特（bits）的颜色和 0.2 mm × 0.2 mm × 0.2 mm 的体素尺寸生成整个男性尸体的切片图像（Park et al., 2005）。在断层图像上，937 个解剖结构被手动分割。将断层图像和分割图像放入浏览软件中，该软件能够显示水平面上的解剖结构（Shin et al., 2011）。与此同时，断层图像和分割图像也被制成重建模型，从而显示矢状面、冠状面和斜面的断层解剖结构（Chung and Park, 2019）。此外，分割后的图像被制作成表面模型，这有助于学习立体解剖学（Shin et al., 2012）。因此，分割后的图像有助于详细地识别各种解剖结构（图 11.1）。

本章的目的是利用 Visible Korean 项目生成的

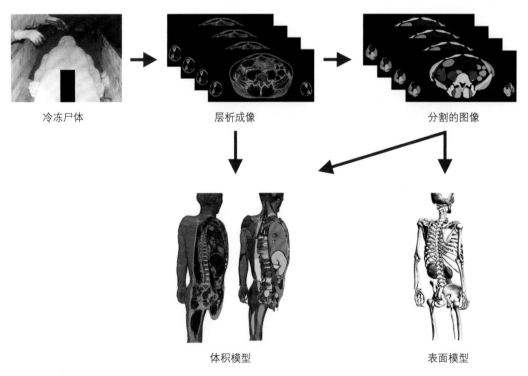

冷冻尸体　　　　　层析成像　　　　　分割的图像

体积模型　　　　　表面模型

图 11.1　从冷冻尸体到显示断层解剖的二维和三维图像的制作过程

图像和模型阐明腰椎侧方经腰大肌入路的断层解剖学，从而观察腹膜后的骨和软组织解剖结构。为了充分体验这个项目，建议读者使用从 anatomy.co.kr 免费下载的图像和模型体验互动式虚拟解剖。

解剖学

图 11.2~ 图 11.5 显示了腰椎区域水平、矢状、冠状和斜面上的断层解剖结构。首先通过连续切片获得水平面图像，而矢状面、冠状面和斜面图像则由重建模型产生。之后通过绘制简单的头部形状用于各种平面的定向，而不同平面的图像位置则用黄线表示。为了有效地学习断层解剖学，应该为每个结构选择合适的平面。例如髂腹下神经和髂腹股沟神经在近端向外侧走行，矢状面适合观察其近端（图 11.3C）。若要观察向前走行的神经远端部分，则冠状面更合适（图 11.4C）。利用水平、矢状和冠状平面足以掌握解剖结构之间的空间关系，而倾斜平面与手术中看到的实际视图最相似，即腰椎侧方经腰大肌入路。

对于腰椎侧方经腰大肌入路，第一步是确定前外侧腹壁的入路点，通常在第 12 肋和髂嵴之间。三个肌肉层（腹外斜肌层、腹内斜肌层和腹横肌层）可以在水平和冠状面上区分。在前外侧腹壁内可观察到髂腹下神经和髂腹股沟神经的远端（图 11.2 和图 11.4）。

通过腹膜后间隙的全过程可参考图 11.2D。通

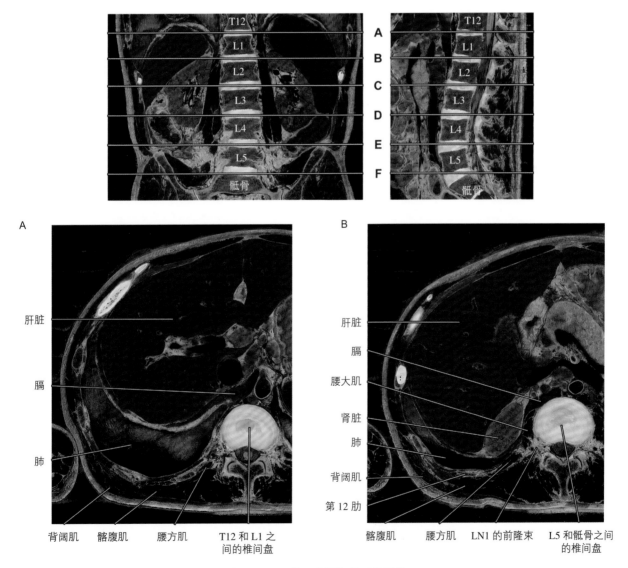

图 11.2　腰椎区水平切片尸体图像

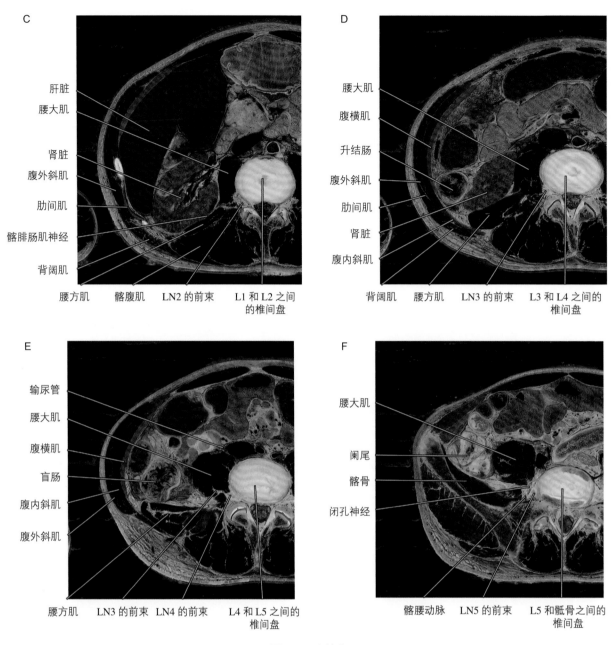

图 11.2 （续）

过腹壁肌肉后，会显露腹膜外脂肪。脂肪的外侧是腹横筋膜，而脂肪的内侧是壁腹膜。应从升结肠后侧进入，该处无须穿透壁腹膜。外科医生可以将手指插入到正确的平面内进行分离以确认器械是否插入腹膜后间隙（Ozgur et al., 2006）。

首先，在定位好腹膜后间隙最明显的结构——肾脏以及腰方肌后，经两者之间的间隙深入，同时应避免损伤髂腹下神经和髂腹股沟神经的近端部分（图 11.3C）（Uribe et al., 2010; Dakwar et al., 2011）。其次，应确定腰方肌和腰大肌之间的边界，可将其视为腰大肌的后缘。在腰大肌的后内侧缘，可以看到如髂腰动脉和第 5 腰神经的腹侧支等结构（图

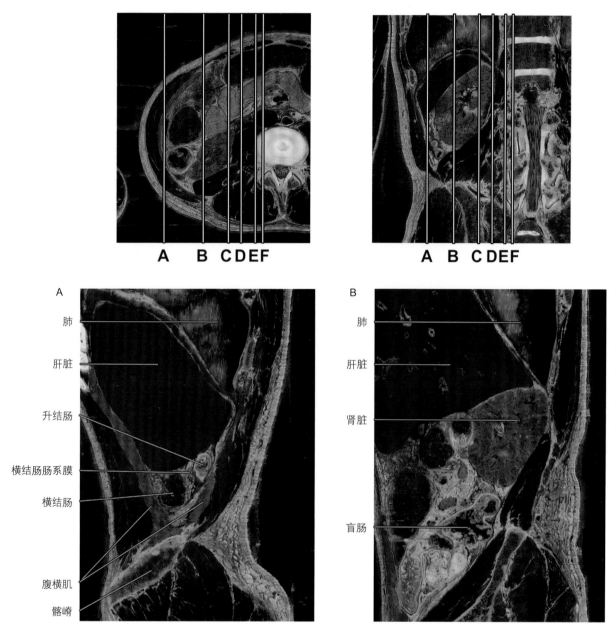

图 11.3　腰椎区矢状面切片尸体图像

11.2F）。最后，应牵开肾脏以定位腰大肌前缘，同时在手术过程中，应注意避免损伤邻近的输尿管（图 11.2E）。

　　下一步，将穿透包含神经的腰大肌，所述神经包括在其后部的腰神经腹侧支；其中第 3、4、5 腰神经腹支支配该肌。同时腰大肌的表面部分附着于第 12 胸椎（图 11.4B），且腰神经的腹侧支被这一浅层部分所覆盖。此外，在第 5 腰椎水平，腰大肌的后内侧包含肌腱组织（图 11.2E 和 F）（Santaguida and McGill, 1995）。

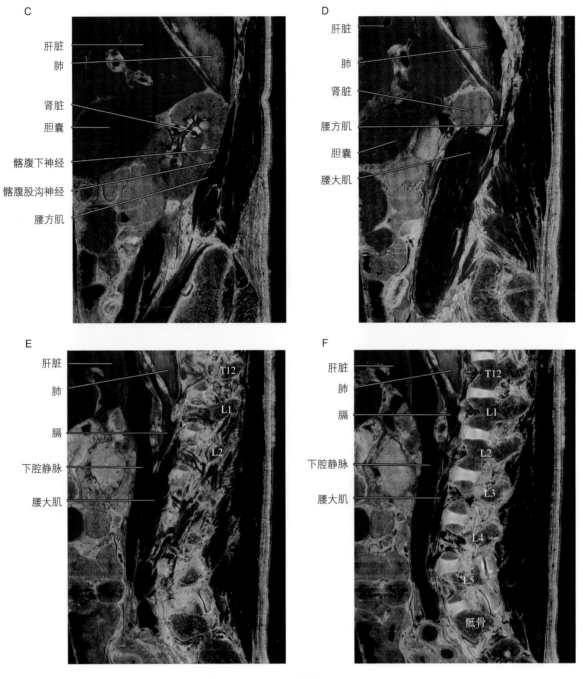

图 11.3（续）

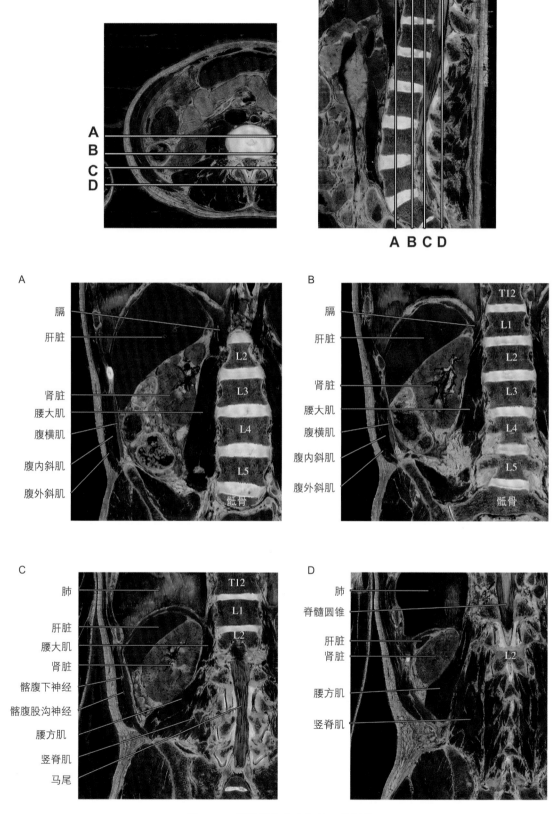

图 11.4　腰椎区冠状面切片尸体图像

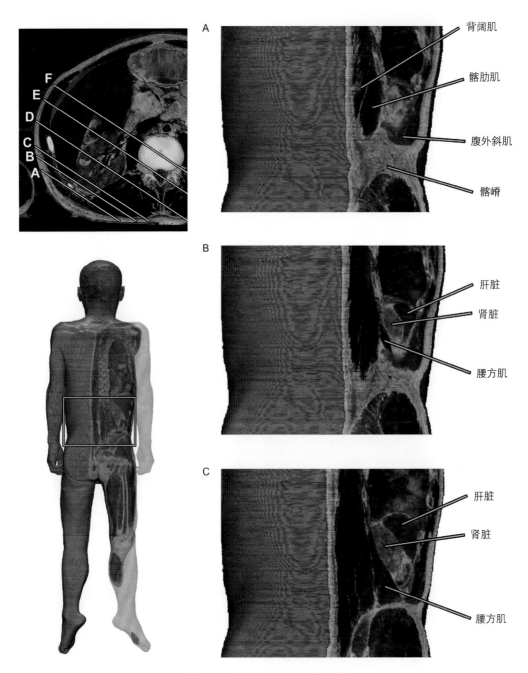

图 11.5 腰椎区斜切片尸体图像

在手术过程中，应注意腰大肌的起点及其与椎体和椎间盘的连接位置（图 11.4A）。邻近的结构如膈肌和下腔静脉应予以识别（图 11.3E 和 F）。椎间盘与前后纵韧带接触，必须了解腰神经腹侧支与椎间盘之间的关系（图 11.2）（Papanastassiou et al., 2011）。通过比较 anatomy.co.kr 上的切片图像和表面模型，可以获得更好的空间理解（图 11.6）。

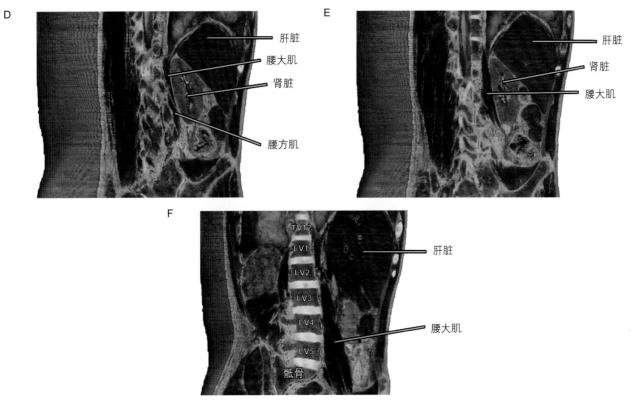

图 11.5　（续）

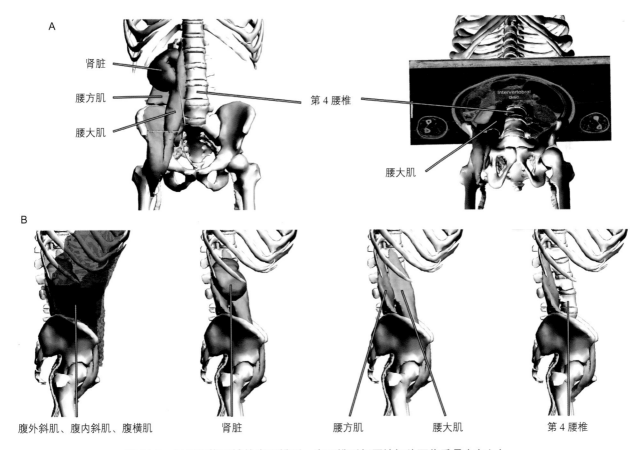

图 11.6　显示腰椎区域的表面模型。表面模型与原始切片图像重叠（右上）

总结

对腹膜后解剖结构的详细了解是脊柱外科医生进行腰椎侧方经腰大肌入路手术的先决条件，本章提供的图像将有助于展示这种复杂的解剖结构。

（Beom Sun Chung 著

张　帆　周子然 译　王　岩 审校）

参考文献

Ackerman, M.J., 1998. The visible human project. Proc. IEEE 86 (3), 504−511.

Banagan, K., Gelb, D., Poelstra, K., Ludwig, S., 2011. Anatomic mapping of lumbar nerve roots during a direct lateral transpsoas approach to the spine: a cadaveric study. Spine 36 (11), E687−E691.

Chung, B.S., Park, J.S., 2019. Real-color volume models made from real-color sectioned images of visible Korean. J. Korean Med. Sci. 34 (10), e86.

Dakwar, E., Vale, F.L., Uribe, J.S., 2011. Trajectory of the main sensory and motor branches of the lumbar plexus outside the psoas muscle related to the lateral retroperitoneal transpsoas approach. J. Neurosurg. 14 (2), 290−295.

De Barros, N., Rodrigues, C.J., Rodrigues Jr., A.J., De Negri Germano, M.A., Cerri, G.G., 2001. The value of teaching sectional anatomy to improve CT scan interpretation. Clin. Anat. 14 (1), 36−41.

Ozgur, B.M., Aryan, H.E., Pimenta, L., Taylor, W.R., 2006. Extreme lateral interbody fusion (XLIF): a novel surgical technique for anterior lumbar interbody fusion. Spine J. 6 (4), 435−443.

Papanastassiou, I.D., Eleraky, M., Vrionis, F.D., 2011. Contralateral femoral nerve compression: an unrecognized complication after extreme lateral interbody fusion (XLIF). J. Clin. Neurosci. 18 (1), 149−151.

Park, J.S., Chung, M.S., Hwang, S.B., Lee, Y.S., Har, D.H., Park, H.S., 2005. Visible Korean human: improved serially sectioned images of the entire body. IEEE Trans. Med. Imaging 24 (3), 352−360.

Santaguida, P.L., McGill, S.M., 1995. The psoas major muscle: a three-dimensional geometric study. J. Biomech. 28 (3), 339−345.

Shin, D.S., Chung, M.S., Park, H.S., Park, J.S., Hwang, S.B., 2011. Browsing software of the Visible Korean data used for teaching sectional anatomy. Anat. Sci. Educ. 4 (6), 327−332.

Shin, D.S., Chung, M.S., Park, J.S., Park, H.S., Lee, S., Moon, Y.L., Jang, H.G., 2012. Portable document format file showing the surface models of cadaver whole body. J. Korean Med. Sci. 27 (8), 849−856.

Uribe, J.S., Arredondo, N., Dakwar, E., Vale, F.L., 2010. Defining the safe working zones using the minimally invasive lateral retroperitoneal transpsoas approach: an anatomical study. J. Neurosurg. 13 (2), 260−266.

第12章 腰交感神经干

引言

在腰椎侧方手术入路开展之前，脊柱外科手术主要通过前路和后路来完成（Basho and Chen, 2011; Knight et al., 2009）。然而，传统的前后路手术会导致许多并发症，当脊柱微创侧方入路逐步开展后，前后路技术的使用逐步减少，其原因是侧方入路可避免前路及后路手术引起的相关并发症（如腹部器官损伤、神经根损伤等）（Sofianos et al., 2012; Graham et al., 2014）。同时，侧方入路的优势在于其更小的切口、更少的失血和更短的手术操作时间（Graham et al., 2014）。然而，它也有其特有的风险和可能的并发症。在本章中，我们将回顾侧方入路手术后腰交感神经干相关的潜在并发症。

脊柱手术入路与交感神经干

与前路手术相比，侧方入路的主要优势在于其可避免暴露腹部的内脏、大血管和交感神经干（Pawar et al., 2015）。一方面，开放式前路手术需要更大的切口，会导致更大的腹壁损伤及明显的术后疼痛、合并症与肠梗阻（Pawar et al., 2015; Brody et al., 2002）。另一方面，由于需要牵拉腹部器官、血管和交感神经干等解剖结构才能显露腰椎（图12.1），故极易对上述器官造成损伤（Sofianos et al., 2012; Graham et al., 2014）。然而，侧方入路的优势在于其切口较小，故造成的腹壁损伤较小，从而减少手术时间、缩短住院时间、减缓术后疼痛，且患者能更快地恢复日常生活（Graham et al., 2014; Pawar et al., 2015; Guérin et al., 2012; Ozgur et al., 2006）。因此，侧方入路受到了外科医生和患者的一致欢迎（Ozgur et al., 2006）。然而，较小手术切口也减少了手术视野，如果不注意观察和避让，极可能会导致重要结构的损伤（Guérin et al., 2012;

Regev and Kim, 2014）。

腰椎侧方入路手术中需重点关注腰丛和交感神经干的位置（图12.1~图12.6），在手术过程中要确保这些结构清晰可见，这有助于减少术后并发症。Bengalis等认为，腰骶丛在L1至L5椎间盘水平之间沿脊柱腹侧向下走行，当进行侧方入路手术时，其在L4~L5水平损伤风险最大。

Gu等研究了腰丛和交感神经干的位置与横突上缘的关系，提出了腰椎间盘切除术的安全区，其位于腰丛和交感神经干之间，并沿腰大肌深处的椎体前1/3处延伸（Gu et al., 2001）。经侧方入路行

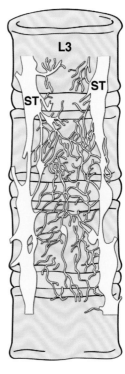

图12.1 腰交感神经干（sympathetic trunk，ST）的示意图。注意左右两侧的互通纤维

109

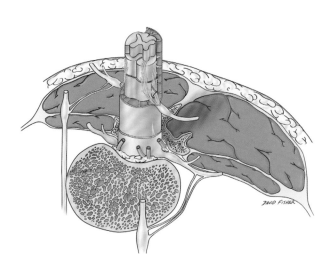

图 12.2　腰交感神经干与通过灰白交通支与上腰椎脊神经（L1 和 L2）联系示意图

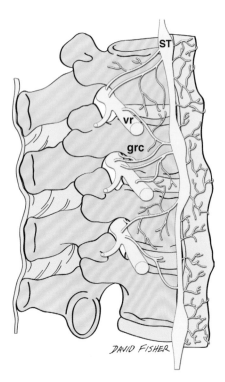

图 12.3　交感神经干（ST）的侧视图。注意腰脊神经的腹侧支（vr）及其通过灰交通支（grc）与交感神经干的连接

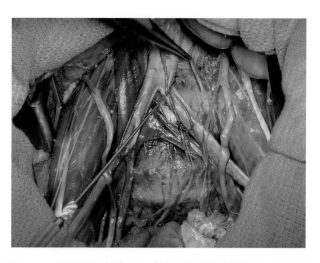

图 12.4　用镊子固定的左交感神经干的尸体解剖图。注意这个结构和腰大肌之间的关系

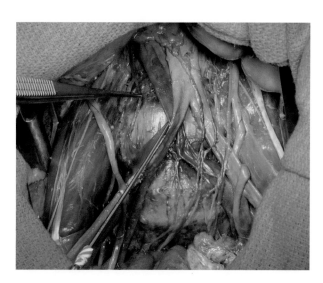

图 12.5　用镊子固定的右交感神经干的尸体解剖图。注意下腔静脉向左回缩

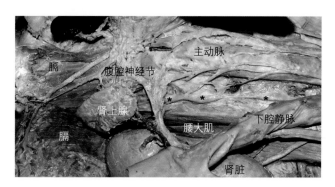

图 12.6　交感神经干及其神经节（星号）的右侧视图。注意：下腔静脉已被横断并被回缩

腰大肌分离时的主要风险之一是损伤从椎间孔发出并穿过腰大肌形成腰骶丛的腰神经根（Knight et al., 2009; Sofianos et al., 2012; Graham et al., 2014; Guérin et al., 2012）。神经丛在手术过程中的直接受损，或是腰大肌扩张过程中间接压迫受损，是术后运动和感觉障碍的主要原因（Graham et al., 2014; Cummock et al., 2011），其功能障碍包括屈髋肌和伸膝肌无力、感觉异常和感觉障碍（Knight et al., 2009; Sofianos et al., 2012; Graham et al., 2014; Cummock et al., 2011; Aichmar et al., 2013; Anand et al., 2010; Murray et al., 2015; Nunley et al., 2016）。但在大多数情况下，运动和感觉障碍并不是永久性的，在随访期间患者的相关症状会有所改善（Knight et al., 2009; Sofianos et al., 2012; Graham et al., 2014; Cummock et al., 2011; Aichmar et al., 2013; Anand et al., 2010; Murray et al., 2015）。

前入路增加了交感神经损伤的风险（Sofianos et al., 2012; Graham et al., 2014; Pawar et al., 2015; Ozgur et al., 2006; Lieberman et al., 2000）。曾发现前路手术导致的下腹上神经丛紊乱可引起短暂的逆行射精（Ozgur et al., 2006; Lieberman et al., 2000）。Lieberman 等提出在暴露手术视野过程中使用钝性分离技术牵拉自主神经结构能最大限度地减少损伤。同时，在同一研究中还报道了短暂的外周交感神经血管运动失调导致了"热腿"的症状，作者将上述交感神经症状归因于神经麻痹，而不是神经分裂（Lieberman et al., 2000）。Murray 等的研究报道了一例逆行射精患者，其原因是在解剖前纵韧带前侧结构时损伤了交感神经丛。该患者接受了 3 次微创切开手术，是该研究中唯一报道的侧方入路手术导致交感神经损伤的患者。因此，一般来说，侧方入路被认为是安全的，因其避免了交感神经损伤（Graham et al., 2014; Pawar et al., 2015; Brody et al., 2002; Ozgur et al., 2006）。与此同时，Brody 等发现，腹腔镜经侧方入路可安全进入椎间隙，并可避开相关重要结构，如交感神经干、输尿管和主要血管等。

腰椎交感神经功能障碍（lumbar sympathetic dysfunction，SD）的症状主要表现为手术同侧下肢皮肤温度升高、出汗减少、变色、感觉障碍和肿胀。腰骶部前路和侧路手术后交感神经功能障碍的发生率各不相同。Hrabalek 等对在 L5/S1、T12~L5 行 ALIF，T12~L5 行腰椎侧方经腰大肌入路的 431 例患者进行回顾性研究，发现其 SD 的发生率分别为 0.5%、15% 和 4%。经侧方入路发生 SD 的 4 例患者中，1 例发生在 L5/S1 层面，3 例发生在 L4/5 层面（Hrabalek et al., 2015）。同时，作者报告其中 2 名 SD 患者的生活质量明显降低。

根据 Regan 等的文献综述，在接受腰椎前路手术的 182 名患者中，有 16 例（8.8%）出现"热腿"，其原因可能是同侧肢体因缺乏交感性血管收缩而变暖（Schulte et al., 2010）。Rajaraman 和 Kang 等发现交感神经功能障碍的发生率分别为 6% 和 10%，表现为温度变化、感觉迟钝、变色和肿胀（Kang et al., 2009）。

经髂嵴和腰大肌前方的前外侧入路是最近兴起的一种手术入路方法，其可避免潜在重要神经和内脏结构的损伤。Gragnaniello 和 Sex（2016）对接受上述方法的 21 例患者进行了回顾研究发现，仅有 1 例（5%）患者出现牵拉交感神经干后的相关交感神经功能障碍。

Murata 等在一项解剖学研究中观察了腰椎交感神经节的数量和位置，发现 L2/3 和 L3/4 椎间盘间隙的神经节最常见。此外，L2 椎体、L2~L3 椎间盘间隙和 L5 椎体区域的神经节数量高于平均水平。

后入路的主要问题是肌肉组织的广泛解剖和切除，可能导致局部缺血和去神经支配、术后神经根炎和硬脊膜破裂（Sofianos et al., 2012; Graham et al., 2014; Lieberman et al., 2000; Basho and Chen, 2011），而侧方入路可避免上述并发症的发生，但可能会增加腰丛和交感神经干损伤的风险（Graham et al., 2014; Guérin et al., 2012）。

总结

经腰椎侧方入路是一种安全且有效的显露脊柱外侧的方法（Brody et al., 2002），因其无须普外科医生协助建立通道，且对腹膜及其内容物的干扰最小，同时可以避免交感神经丛和主要血管结构的损伤，并显著缩短手术时间（Graham et al., 2014; Pawar et al., 2015; Brody et al., 2002; Ozgur et al., 2006）。与此同时，可以利用术者的手术经验、充分暴露手术视野以及使用术中神经监测来降低上述风险（Knight et al., 2009; Graham et al., 2014; Guérin et al., 2012; Ozgur et al., 2006; Aichmar et al., 2013）。神经监测期间可使用诱发电位来确定扩张套管是否挤压腰丛（Ozgur et al., 2006），但无法确定套管是否挤压交感神经干。因此，在手术期间应重点了解交感干的解剖位置从而避免损伤。

（Joe Iwanaga, R. Shane Tubbs 著

张　帆　周子然译　王　岩审校）

参考文献

Aichmar, A., Lykissas, M.G., Girardi, F.P., Sama, A.A., Lebl, D.R., Taher, F., Cammisa, F., Hughes, A.P., 2013. An institutional six-year trend analysis of the neurological outcome after lateral lumbar interbody fusion: a 6-year trend analysis of a single institution. Spine 38 (23), E1483−E1490. https://doi.org/10.1097/BRS.0b013e3182a3d1b4.

Anand, N., Rosemann, R., Khalsa, B., Baron, E.M., 2010. Mid-term to long-term clinical and functional outcomes of minimally invasive correction and fusion for adults with scoliosis. Neurosurg. Focus 28 (3), E6. https://doi.org/10.3171/2010.1.FOCUS09278.

Basho, R., Chen, J.H., 2011. Lateral interbody fusion: indications and techniques. Oper. Tech. Orthop. 21 (3), 204−207. https://doi.org/10.1053/j.oto.2011.06.005. ISSN 1048-6666.

Brody, F., Rosen, M., Tarnoff, M., Lieberman, I., 2002. Laparoscopic lateral L4-L5 disc exposure. Surg. Endosc. 16 (4) https://doi.org/10.1007/s00464-001-8195-6. Epub 2001 Dec 10.

Cummock, M.D., Vanni, S., Levi, A.D., Yu, Y., Wang, M.Y., 2011. An analysis of postoperative thigh symptoms after minimally invasive transpsoas interbody fusion. J. Neurosurg. Spine 15 (1), 11−18. https://doi.org/10.3171/2011.2.SPINE10374.

Gragnaniello, C., Seex, K., 2016. Anterior to psoas (ATP) fusion of the lumbar spine: evolution of a technique facilitated by changes in equipment. J Spine Surg 2 (4), 256−265. https://doi.org/10.21037/jss.2016.11.02.

Graham, R.B., Wong, A.P., Liu, J.C., 2014. Minimally invasive lateral transpsoas approach to the lumbar spine. Neurosurg. Clin. N. Am. 25 (2), 219−231. https://doi.org/10.1016/j.nec.2013.12.002.

Gu, Y., Ebraheim, N., Xu, R., Rezcallah, A., Yeasting, R., 2001. Anatomic considerations of the posterolateral lumbar disk region. Orthopedics 24, 56−58. https://doi.org/10.3928/0147-7447-20010101-20.

Guérin, P., Obeid, I., Bourghli, A., et al., 2012. The lumbosacral plexus: anatomic considerations for minimally invasive retroperitoneal transpsoas approach. Surg. Radiol. Anat. 34 (2), 151−157. https://doi.org/10.1007/s00276-011-0881-z.

Hrabalek, L., Sternbersky, J., Adamus, M., 2015. Risk of sympathectomy after anterior and lateral lumbar interbody fusion procedures. Biomed. Pap. Med. Fac. Univ. Palacky Olomouc Czech. Repub. 159 (2), 318−326. https://doi.org/10.5507/bp.2013.083.

Kang, B.U., Choi, W.C., Lee, S.H., Jeon, S.H., Park, J.D., Maeng, D.H., Choi, Y.G., 2009. An analysis of general surgery-related complications in a series of 412 minilaparotomic anterior lumbosacral procedures. J. Neurosurg. Spine 10 (1), 60−65. https://doi.org/10.5507/bp.2013.083.

Knight, R.Q., Schwaegler, P., Hanscom, D., Roh, J., 2009. Direct lateral lumbar interbody fusion for degenerative conditions: early complication profile. J. Spinal Disord. Tech. 22 (1), 34−37. https://doi.org/10.1097/BSD.0b013e3181679b8a.

Lieberman, I.H., Willsher, P.C., Litwin, D.E.M., Salo, P.T., Kraetschmer, B.G., 2000. Transperitoneal laparoscopic exposure for lumbar interbody fusion. Spine 25, 509−514. PMID: 10707399.

Murray, G., Beckman, J., Bach, K., Smith, D.A., Dakwar, E., Uribe, J.S., 2015. Complications and neurological deficits following minimally invasive anterior column release for adult spinal deformity: a retrospective study. Eur. Spine J. 24 (Suppl. 3), 397−404. https://doi.org/10.1007/s00586-015-3894-1.

Nunley, P., Sandhu, F., Frank, K., Stone, M., 2016. Neurological complications after lateral transpsoas approach to anterior interbody fusion with a novel flat-blade spine-fixed retractor. BioMed Res. Int. 2016, 8450712. https://doi.org/10.1155/2016/8450712.

Ozgur, B.M., Aryan, H.E., Pimenta, L., Taylor, W.R., 2006. Extreme Lateral Interbody Fusion (XLIF): a novel surgical technique for anterior lumbar interbody fusion. Spine J. 6 (4), 435−443. https://doi.org/10.1016/j.spinee.2005.08.012. ISSN 1529-9430.

Pawar, A., Hughes, A., Girardi, F., Sama, A., Lebl, D., Cammisa, F., 2015. Lateral lumbar interbody fusion. Asian Spine J. 9 (6), 978−983. https://doi.org/10.4184/asj.2015.9.6.978.

Regev, G.J., Kim, C.W., 2014. Safety and the anatomy of the retroperitoneal lateral corridor with respect to the minimally invasive lateral lumbar intervertebral fusion approach. Neurosurg. Clin. N. Am. 25 (2), 211−218. https://doi.org/10.1016/j.nec.2013.12.001. ISSN 1042-3680.

Schulte, T.L., Adolphs, B., Oberdiek, D., Osada, N., Liljenqvist, U., Filler, T.J., Marziniak, M., Bullmann, V., 2010. Approach-related lesions of the sympathetic chain in anterior correction and instrumentation of idiopathic scoliosis. Eur. Spine J. 19 (9), 1558−1568. https://doi.org/10.1007/s00586-010-1455-1.

Sofianos, D.A., Briseño, M.R., Abrams, J., Patel, A.A., 2012. Complications of the lateral transpsoas approach for lumbar interbody arthrodesis: a case series and literature review. Clin. Orthop. Relat. Res. 470 (6), 1621−1632. https://doi.org/10.1007/s11999-011-2088-3.

延伸阅读

Benglis, D.M., Vanni, S., Levi, A., Benglis, D.M., Vanni, S., Levi, A.D., 2009. An anatomical study of the lumbosacral plexus as related to the minimally invasive transpsoas approach to the lumbar spine. J. Neurosurg. Spine 10 (2), 139−144. https://doi.org/10.3171/2008.10.SPI08479.

第 13 章　腰骶干和腰骶管

引言

腰骶干由 L5 的腹侧支和部分 L4 组成（图 13.1）。在 L5 与 L4 汇合之前，L5 需穿过腰骶管，腰骶管是骶骨翼上外侧缘的骨和韧带通道，偶尔会引起椎间孔外 L5 神经卡压。腰骶神经丛的组成成分横贯侧方入路的手术区域，医生在手术中必须注意避免其损伤，以防术后神经根并发症的发生。

腰骶部交界区与侧方入路

退行性脊柱疾病是老龄人口中常见的疾病，且

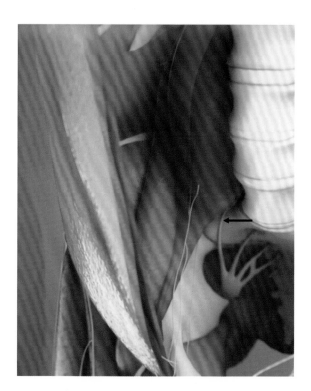

图 13.1　右侧腰骶干（黑色箭头）横穿骶骨翼与 S1 腹支连接形成腰骶丛示意图。注意腰骶干的位置，其位于腰大肌的内侧

其发病率越来越高。大多数退行性脊柱疾病主要发生在腰骶段，尤其是 L4~L5 和 L5~S1 节段。随着技术和解剖学知识的迅速发展，微创手术正逐步成为治疗脊柱疾病的主流方法。除了经典的后入路手术方法外，其他入路如侧方经腰大肌入路也逐步被接受并成为退行性脊柱疾病的标准治疗方法（Pawar et al., 2015; Silber et al., 2002; Skovrlj et al., 2015; Yuan et al., 2014）。

作为一种微创术式，腰椎侧方入路通过较小的切口，避免椎旁肌的过度牵拉及减少术中出血，采用该术式可完成椎间盘切除术和椎间融合术。与此同时，其最常见的并发症是神经损伤，特别是腰段和腰骶段神经丛。腰骶干连接腰丛和骶丛，本章将详细描述腰骶干的解剖结构。

L4 脊神经

出椎间孔后，L4 腹支分成前支（形成闭孔神经的一部分）、后支（形成股神经的一部分）和尾支（图 13.2），同时其与 L5 腹支融合形成腰骶干（图 13.2）。L4 腹支或其分支的损伤可导致大腿内收、小腿伸展或足背屈无力，大腿前侧和小腿内侧感觉障碍，或大腿前侧、膝关节及小腿内侧皮肤疼痛。

关于分叉神经的说明

分叉神经作为一条独立的神经，通常与 L4 神经起自同源的脊神经根和背根神经节并与之伴行。与 L4 一样，其向股神经、腰骶干和闭孔神经发出分支，充当腰骶神经丛之间的桥梁，它的名字"furcal"即来源于这种分叉结构。同时，股神经接受其约 60% 的纤维，腰骶干约 30%，闭孔神经约 10%（Kikuchi et al., 1986）。分叉神经可能会引起非典型神经根病，在诊断性神经阻滞效果评估、类固醇注射或腰椎造影时应考虑到分叉神经因素。

L5 神经根

　　L5 腹侧支沿骶骨向下穿过腰骶管（图 13.3）。腰骶韧带构成腰骶管的内壁，并附着在 L5 椎体和（或）横突的内侧以及骶骨翼的外侧。在一半病例中，它的一些纤维可与邻近的髂腰韧带融合。骶骨翼外侧上缘形成腰骶管背侧壁。腰骶管除 L5 神经及其交感神经外，还含有髂腰动静脉和一定量的脂肪。

在大多数情况下，L5 神经的灰色交通支从交感神经干发出并穿过腰骶韧带（图 13.4 和图 13.5）（Protas et al., 2017），出腰骶管后，L5 神经与 L4 神经汇合形成腰骶干。

腰骶管综合征

　　偶发的腰骶管狭窄会将 L5 神经挤压到骶骨，从而引起腰骶管综合征。患者表现为 L5 神经根病，其肌肉力量正常，且无萎缩迹象。狭窄最常见的原因是由于腰骶韧带的宽度、形状、厚度或起源发生变化，或由骶骨翼侧方、L5 或 S1 椎骨侧缘的骨赘引起。骶骨或骨盆边缘骨折、骶骨肿瘤、软组织刺激或髂腰动脉瘤也会导致腰骶管受到压迫（Nathan et al., 1982; Pecina et al., 2001）。腰骶管综合征在老年人群中最为普遍，但患者的平均年龄尚未完全确定（Matsumoto et al., 2010）。

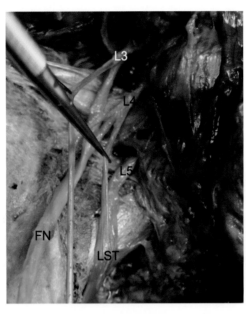

图 13.2　右侧 L4 腹支的尾部（镊子固定）向下与 L5 腹支连接，从而形成腰骶干（LST）。注意股神经（FN）和闭孔神经就在其内侧。标记了 L3~L5 的腹侧支

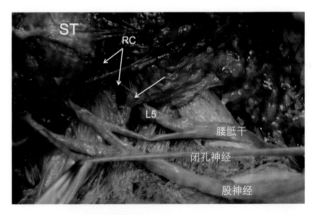

图 13.4　腰骶韧带右侧视图（箭头），其中 L5 腹支位于腰骶韧带深处。交感神经交通支（RC）穿过腰骶管，连接交感神经干（ST）和 L5 腹侧支

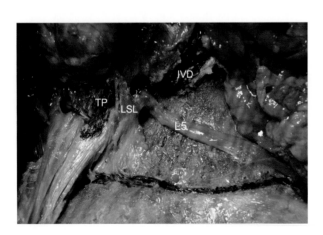

图 13.3　右侧 L5 腹支出腰骶韧带（LSL）后内侧和 L5 椎间盘外侧的侧视图（IVD 和紫色区）。髂腰韧带从横突延伸（TP 和紫色区）。紫色的曲线是骶髂关节。此外，为了清晰起见，L4 对 L5 腹支的贡献已被移除，因此远端 L5 腹支实际上是腰骶干

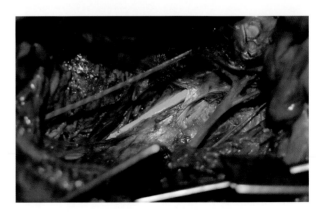

图 13.5　左侧腰骶交界处。L4 腹侧支形成闭孔神经（橙色）和股神经（紫色）。L5 腹侧支（绿色）穿出腰骶管

腰骶干

　　腰骶干由部分 L4 支和全部 L5 腹支组成，向下走行经过骶骨翼，在骨盆上口下约 2 cm 处穿过骶髂关节（图 13.6A~C）。在大多数情况下，腰骶干通过纤维结缔组织固定到骶骨翼上，其最终与骶丛汇合形成腰骶神经丛。坐骨神经腓支的大部分运动和感觉支配神经来源于腰骶干。

　　腰骶干损伤的临床表现为足下垂（与腓神经麻痹的临床表现相同）且伴有更近端的肌无力，如胫神经支配的胫骨后肌，以及臀上神经和臀下神经支配的臀部肌肉。虽然临床表现相似，但腰骶干损伤与 L5 神经根病可通过电生理检查和椎旁肌萎缩来鉴别，椎旁肌萎缩常发生于 L5 神经根病，而非腰

骶干损伤。腰骶干损伤主要发生在产科患者中，新生儿的头部挤压损伤髋关节的神经结构，或见于髋关节骨折与髋关节术后。

腰大肌与脊柱的关系

　　腰丛（由 T12~L4 神经根组成）在腰大肌内侧或后方、椎体横突前方和椎体中央后方走行。其向尾端延伸，同时也向腹侧迁移，因此神经干在 L4~5 水平比上位椎间隙水平更接近椎间盘的中心。L5 神经常出现在腰大肌内侧，紧邻 L5~S1 椎间盘后部。在侧位透视下，神经最集中的部位是 L4 后下方，并沿着 L5 椎体的后 1/3 向下走行至骶骨岬的水平（该部位神经损伤和术后并发症的风险最大）（Tubbs et al., 2017）。因此，医生在手术过程中应特

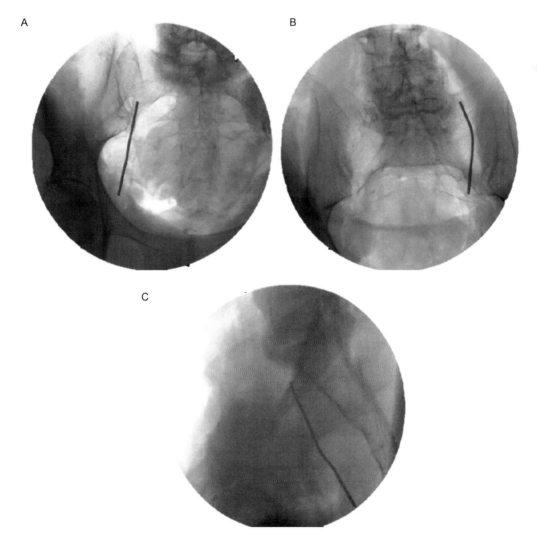

图 13.6　右侧（A）和左侧（B）腰骶干的 X 线透视和右侧腰骶干侧视图（带重叠导丝）（C）。注意：主干的近端到远端结构是可变的，这取决于 L4（分叉神经）何时与 L5 腹侧支连接

别注意避免损伤该区域。

腰丛变异通常和脊柱或腰大肌形态的变异同时发生。泪滴状的腰大肌矢状面明显厚于冠状面，与腰丛前移和髂血管后外侧迁移有关。可以在 MRI 上评估腰大肌的形态以进行术前规划（Louis et al., 2017）。此外，腰椎骶化或骶椎腰化也与腰丛的位置变异有关。

神经根变异对腰部和腰骶部神经丛的影响在文献中也被充分记载。在前置的高位神经丛中，L3 神经纤维参与组成腰骶干。如果患者具有这种特殊的变异，可以解释腰骶干损伤后出现 L3 支配区的神经缺失症状。

在某些情况下，腰骶干可能是两个不相连的平行干，其位于腰大肌内侧，比正常腰骶干更靠上。

（Halle E. K. Burley, Felipe H. Sanders, R. Shane Tubbs 著
张　帆　周子然译　王　兵审校）

参考文献

Kikuchi, S., Hasue, M., Nishiyama, K., Ito, T., 1986. Anatomic features of the furcal nerve and its clinical significance. Spine 11, 1002–1007.

Louis, P.K., Narain, A.S., Hijji, F.Y., Yacob, A., Yom, K.H., Phillips, F.M., Singh, K., 2017. Radiographic analysis of psoas morphology and its association with neurovascular structures at L4-5 with reference to lateral approaches. Spine 42, E1386–E1392.

Matsumoto, M., Watanabe, K., Ishii, K., Tsuji, T., Takaishi, H., Nakamura, M., Toyama, Y., Chiba, K., 2010. Posterior decompression surgery for extraforaminal entrapment of the fifth lumbar spinal nerve at the lumbosacral junction. J. Neurosurg. Spine 12, 72–81.

Nathan, H., Weizenbluth, M., Halperin, N., 1982. The lumbosacral ligament (LSL), with special emphasis on the "lumbosacral tunnel" and the entrapment of the 5th lumbar nerve. Int. Orthop. 6, 197–202.

Pawar, A., Hughes, A., Girardi, F., Sama, A., Lebl, D., Cammisa, F., 2015. Lateral lumbar interbody fusion. Asian Spine J. 9, 978–983.

Pecina, M.M., Krmpotic-Nemanic, J., Markiewitz, A.D., 2001. Tunnel Syndromes: Peripheral Nerve Compression Syndromes, third ed. CRC Press, Boca Raton, pp. 199–200.

Protas, M., Edwards, B., Loukas, M., Oskouian, R.J., Tubbs, R.S., 2017. The lumbosacral tunnel: cadaveric study and review of the literature. Spine Scholar 1, 99–102.

Silber, J.S., Anderson, D.G., Hayes, V.M., Vaccaro, A.R., 2002. Advances in surgical management of lumbar degenerative disease. Orthopedics 25, 767–771 quiz 72-3.

Skovrlj, B., Gilligan, J., Cutler, H.S., Qureshi, S.A., 2015. Minimally invasive procedures on the lumbar spine. World J. Clin. Cases 3, 1–9.

Tubbs, R.I., Gabel, B., Jeyamohan, S., Moisi, M., Chapman, J.R., Hanscom, R.D., Loukas, M., Oskouian, R.J., Tubbs, R.S., 2017. Relationship of the lumbar plexus branches to the lumbar spine: anatomical study with application to lateral approaches. Spine J. 17, 1012–1016.

Yuan, P.S., Rowshan, K., Verma, R.B., Miller, L.E., Block, J.E., 2014. Minimally invasive lateral lumbar interbody fusion with direct psoas visualization. J. Orthop. Surg. Res. 9, 20.

延伸阅读

Ahmadian, A., Deukmedjian, A.R., Abel, N., Dakwar, E., Uribe, J.S., 2013. Analysis of lumbar plexopathies and nerve injury after lateral retroperitoneal transpsoas approach: diagnostic standardization. J. Neurosurg. Spine 18, 289–297.

Bartynski, W.S., Kang, M.D., Rothfus, W.E., 2010. Adjacent double-nerve root contributions in unilateral lumbar radiculopathy. Am. J. Neuroradiol. 31, 327–333.

Bina, R.W., Zoccali, C., Skoch, J., Baaj, A.A., 2015. Surgical anatomy of the minimally invasive lateral lumbar approach. J. Clin. Neurosci. 22, 456–459.

Brailsford, J.F., 1929. Deformities of the lumbosacral region of the spine. Br. J. Surg. 16, 562–627.

Briggs, C.A., Chandraraj, S., 1995. Variations in the lumbosacral ligament and associated changes in the lumbosacral region resulting in compression of the fifth dorsal root ganglion and spinal nerve. Clin. Anat. 8, 339–346.

Ebraheim, N.A., Lu, J., Biyani, A., Huntoon, M., Yeasting, R.A., 1997. The relationship of lumbosacral plexus to the sacrum and the sacroiliac joint. Am J Orthop 26, 105–110.

Hashavardhana, N.S., Dabke, H.V., 2014. The furcal nerve revisited. Orthop. Rev. 6, 5428.

Houten, J.K., Alexandre, L.C., Nasser, R., Wollowick, A.L., 2011. Nerve injury during the transpsoas approach for lumbar fusion. J. Neurosurg. Spine 15, 280–284.

Jones 2nd, T.L., Hisey, M.S., 2012. L5 radiculopathy caused by L5 nerve root entrapment by an L5-S1 anterior osteophyte. Internet J. Spine Surg. 6, 174–177.

Katirji, B., 2007. Electromyography in Clinical Practice, a Case Study Approach. Mosby Elsevier, Philadelphia, pp. 81–97.

Mandelli, C., Colombo, E.V., Sicuri, G.M., Mortini, P., 2016. Lumbar plexus nervous distortion in XLIF® approach: an anatomic study. Eur. Spine J. 25, 4155–4163.

Matsumoto, M., Chiba, K., Nojiri, K., Ishikawa, M., Toyama, Y., Nishikawa, Y., 2002. Extraforaminal entrapment of the fifth lumbar spinal nerve by osteophytes of the lumbosacral spine: anatomic study and a report of four cases. Spine 27, 169–173.

Matsumoto, M., Chiba, K., Ishii, K., Watanabe, K., Nakamura, M., Toyama, Y., 2006. Microendoscopic partial resection of the sacral ala to relieve extraforaminal entrapment of the L-5 spinal nerve at the lumbosacral tunnel. J. Neurosurg. Spine 4, 342–346.

Mitchell, G.A.G., 1936. The lumbosacral Junction. J. Bone Jt. Surg. 16, 233–254.

Nathan, H., 1968. Compression of the sympathetic trunk by osteophytes of the vertebral column in the abdomen: an anatomical study with pathological and clinical consideration. Surgery 63, 609–625.

Olsewski, J.M., Simmons, E.H., Kallen, F.C., Mendel, F.C., 1991. Evidence from cadavers suggestive of entrapment of fifth lumbar spinal nerves by lumbosacral ligaments. Spine 16, 336–347.

Transfeldt, E.E., Robertson, D., Bradford, D.S., 1993. Ligaments of the lumbosacral spine and their role in possible extraforaminal spinal nerve entrapment and tethering. J. Spinal Disord. 6, 507–512.

Tubbs, R.S., Shoja, M.M., Loukas, M., 2016. Bergman's Comprehensive Encyclopedia of Human Anatomic Variation. John Wiley & Sons, Inc., Hoboken, pp. 1113–1127.

第 **14** 章　腰椎侧方经腰大肌入路与肾脏、输尿管和结肠损伤

引言

　　Mayer 于 1997 年首次介绍了微创腹膜后入路显露腰椎（Mayer, 1997; McAfee et al., 1998），随后 McAfee（1998）、Pimenta（2001）和 Ozgur（2006）等首次报道了极外侧入路腰椎椎间融合术。该入路是一种微创腰椎融合术，经第 12 肋骨至髂嵴最高点之间的通道进入腰椎外侧，穿过腹膜后间隙，经腰大肌到达腰椎。该方法无须进入腹腔、破坏椎旁肌肉即可直接显露椎间盘（Rodgers et al., 2010; Caputo et al., 2012; Malham et al., 2012; Patel et al., 2012; Formica et al., 2017）。

　　Kwon 与 Kim（2016）等研究表明，腰椎侧方经腰大肌入路的缺点包括与新手术流程相关的学习曲线、脊柱外科医生不熟悉腹膜后解剖定位。该手术入路引起的并发症包括神经功能障碍、腹部器官、输尿管或血管损伤（Uribe and Deukmedjian, 2015）。

肾脏

　　肾脏位于腰大肌的外侧的腹膜后间隙，上缘在第 12 胸椎水平，下缘位于第 3~4 腰椎水平，其在腰椎侧方经腰大肌入路手术过程中容易损伤（图 14.1~图 14.3）。如果患者存在肾脏的解剖变异或病变，或术者不熟悉腹膜后的三维解剖结构，则损伤肾脏的可能性更高。

　　在一项解剖学研究中，笔者发现 L1/2、L2/3、L3/4 椎间隙外缘与肾脏的最近距离分别为 13.2~32.9 mm（平均 21.1 mm）、20.0~27.7 mm（平均 24.5 mm）、20.5~46.6 mm（平均 34.7 mm）。然而，在 L4/5 层面时无须考虑肾脏损伤，因为该距离大于 50 mm。

　　目前，极外侧经腰大肌入路至腰椎的手术技术和临床效果已经得到充分的验证（Caputo et al.,

2012; Malham et al., 2012; Formica et al., 2017; Kwon and Kim, 2016）。然而，目前关于这种入路方法的解剖学研究很少（Alkadhim et al., 2015; Benglis et al., 2009; Hartl et al., 2016; Karsy et al., 2017; Voin et al., 2017），且大多侧重于神经损伤（Alkadhim et al., 2015; Benglis et al., 2009; Hartl et al., 2016; Karsy et al., 2017; Voin et al., 2017）。据笔者了解，目前在极外侧经腰大肌入路手术中出现医源性肾脏损伤的报道仅有 3 例。Blizzard 等（2016）报道了一例在 T12~L1 固定过程中出现肾动脉损伤，术中迅速发

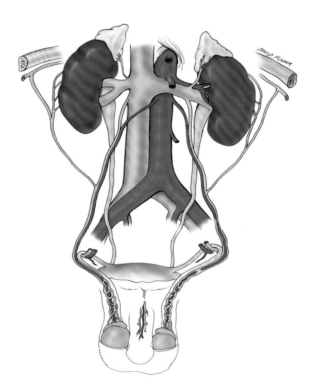

图 14.1　肾脏和周围解剖结构的示意图。注意肾脏、肾血管、大血管和肾上腺之间的关系，同时还要注意肾包膜引流至肋下静脉的可能性

117

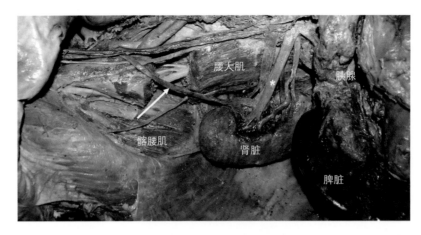

图 14.2　左肾及其与周围解剖结构的关系。注意其位置在腰大肌的侧面和稍后方，箭头处示输尿管。一块腰大肌已被切除，以显示其与腰丛的密切关系。星号示肾静脉，在此视图中，肾动脉在右侧可被看到

现损伤并成功处理。Isaacs 等（2010）也报道了经腰大肌侧方入路的肾脏损伤，但未详细说明损伤情况。与此同时，Yuan 等（2014）认为肾静脉损伤是经腰大肌侧方入路的一个并发症。现有研究发现，椎间盘外缘与肾脏的最近距离为 13.2～46.6 mm，而左右两侧肾脏在 L1/2 水平时最接近手术野。

由于肾脏的位置多变，术前做好影像学定位可以降低腰椎侧方经腰大肌入路中医源性损伤的风险。正常情况下，右肾位于第 1 和第 3 腰椎之间，左肾略低于右肾。肾脏长约 11 cm，宽约 6 cm，前后径约 3 cm。左肾通常略长于右肾（Standring，2015）。然而，肾脏是最常发生形状和位置变异的器官之

一。肾的变异包括马蹄肾（图 14.3）、肾旋转不良或异位肾等，通常伴有异常的肾动脉（Iwanaga et al.，2015，2016; Boyan et al.，2007）。这种变异的肾血管系统可能导致腰椎经腰大肌侧方入路发生肾损伤的风险增加。据 Satyapal 等（2001）研究表明，约 28% 的肾脏有副肾动脉。此外，额外的动脉走行难以预测，这些动脉可从后方或上方进入肾门，也可直接进入肾实质。最后，在大约 2%～4% 的人群中发现了主动脉后左肾静脉（Davis and Lundberg，1968; Karaman et al.，2007; Arslan et al.，2005），使得肾静脉更接近脊柱，从而更靠近腰椎侧方经腰大肌入路的手术视野。

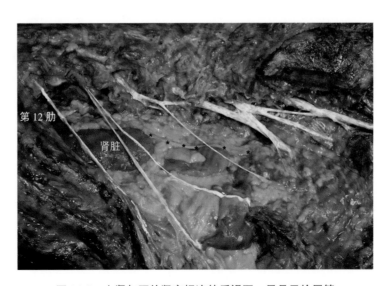

图 14.3　左肾与腰丛紧密相连的后视图；星号示输尿管

输尿管

　　输尿管长约 25~30 cm，位于腹膜后间隙腰方肌的前方和腰大肌的外侧，其在腰椎侧方经腰大肌入路手术中易受损伤（图 14.4~ 图 14.6）。如果外科医生不熟悉腹膜后解剖结构，或存在涉及输尿管的解剖变异或病变时，则尤其如此。有文献报道过数例经腰大肌入路时的输尿管损伤。

　　笔者的早期研究发现（Voin et al., 2017），在腰椎区域的侧位透视下，左、右输尿管通常从后向前走行，右侧输尿管长度略短。从侧位的各切面观察，输尿管位于腰椎椎体前缘或后部，在近端更甚。在 2 例侧身位尸体中（12.5%）发现右侧输尿管位于 L2/L3 椎体前缘前方 1 cm 或以内。在 14 例侧身位尸体中（87.5%）输尿管位于 L2 椎体前缘后方 2.5 cm（范围 2.0~3.2 cm），L3 椎体后方 3 cm，L4 椎体后方 1.0 cm，L5 椎体前缘。输尿管在下行过程中逐渐向前移行，尤其在 L4、L5 水平，更接近椎体的前缘。总的来说，在侧方视角下，除了 2 例侧身位尸体样本，在其余所有尸体样本中，输尿管经过上位椎体的后 1/3，在 L3 水平到中 1/3，在 L4/5

水平达到前 1/3，随后进入盆腔，大约有一半输尿管从腰椎的上半部分到下半部分发生了剧烈的方向性变化，而另一半的转向则比较平缓。

结肠

　　据笔者了解，侧方椎间融合术后肠损伤的病例屈指可数（图 14.7）。为了防止腹膜和腹膜后组织的损伤，术中须完全进入腹膜后间隙。肌纤维必须小

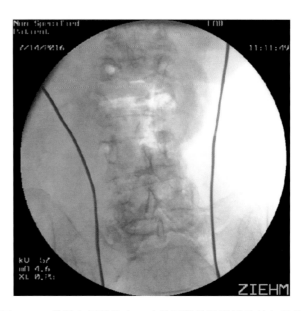

图 14.5　带插入导线的左、右输尿管的透视图及其与腰椎的关系

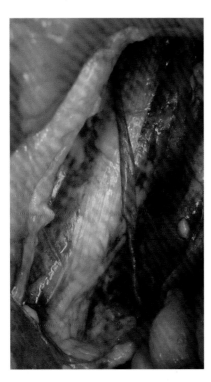

图 14.4　右输尿管至下方腰小肌（白色肌腱）和腰大肌的前视图

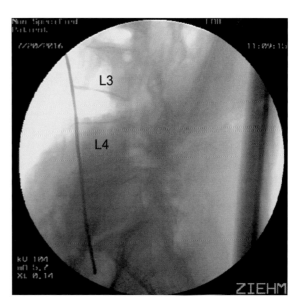

图 14.6　L3/L4 经腰大肌外侧椎间盘切除术后左侧输尿管的侧位透视图

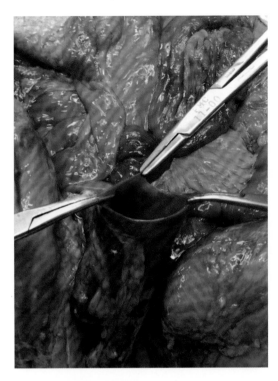

图 14.7　一名资深脊柱外科医生在尸体标本上经腰大肌侧方入路进入腰椎后造成降结肠损伤示意图

心分离，扩张器和拉钩必须通过腰大肌外侧缘的空间放置。术中小心取出牵开器并确保肠道没有明显损伤非常关键。

在早期的解剖学研究中，取直接侧卧位时，笔者发现从椎间盘间隙到升、降结肠后缘的平均距离：在 L2/L3 水平为 23.2 mm（6.0~41.0 mm），L3/L4 水平为 29.5 mm（14.0~45.0 mm），L4/L5 水平为 40.3 mm（20.0~60.0 mm），L1/L2 水平则位于两侧结肠以上。

总结

虽然不常见，但在腰椎侧方经腰大肌入路手术中，肾脏、输尿管和结肠损伤也可能发生。因此，对于脊柱外科医生来说，掌握良好的解剖学知识对于这种入路非常重要。

（Joe Iwanaga, R. Shane Tubbs 著
张　帆　李宏昆 译　王　兵 审校）

参考文献

Alkadhim, M., Zoccali, C., Abbasifard, S., et al., 2015. The surgical vascular anatomy of the minimally invasive lateral lumbar interbody approach: a cadaveric and radiographic analysis. Eur. Spine J. 24 (Suppl. 7), 906−911.

Arslan, H., Etlik, Ö., Ceylan, K., et al., 2005. Incidence of retroaortic left renal vein and its relationship with varicocele. Eur. Radiol. 15, 1717−1720.

Benglis, D.M., Vanni, S., Levi, A.D., 2009. An anatomical study of the lumbosacral plexus as related to the minimally invasive transpsoas approach to the lumbar spine. J. Neurosurg. Spine 10, 139−144.

Blizzard, D.J., Gallizzi, M.A., Isaacs, R.E., Brown, C.R., 2016. Renal artery injury during lateral transpsoas interbody fusion: case report. J. Neurosurg. Spine 25, 464−466.

Boyan, N., Kubat, H., Uzum, A., 2007. Crossed renal ectopia with fusion: report of two patients. Clin. Anat. 20, 699−702.

Caputo, A.M., Michael, K.W., Chapman Jr., T.M., et al., 2012. Clinical outcomes of extreme lateral interbody fusion in the treatment of adult degenerative scoliosis. Sci. World J. 2012, 680643.

Davis Jr., C.J., Lundberg, G.D., 1968. Retroaortic left renal vein: a relatively frequent anomaly. Am. J. Clin. Pathol. 50, 700−703.

Formica, M., Zanirato, A., Cavagnaro, L., et al., 2017. Extreme lateral interbody fusion in spinal revision surgery: clinical results and complications. Eur. Spine J. 26, 464−470.

Hartl, R., Joeris, A., McGuire, R.A., 2016. Comparison of the safety outcomes between two surgical approaches for anterior lumbar fusion surgery: anterior lumbar interbody fusion (ALIF) and extreme lateral interbody fusion (ELIF). Eur. Spine J. 25, 1484−1521.

Isaacs, R.E., Hyde, J., Goodrich, J.A., Rodgers, W.B., Phillips, F.M., 2010. A prospective, nonrandomized, multicenter evaluation of extreme lateral interbody fusion for the treatment of adult degenerative scoliosis: perioperative outcomes and complications. Spine 35 (26 Suppl. 1), S322−S330.

Iwanaga, J., Saga, T., Tabira, Y., Watanabe, K., Yamaki, K., 2015. Contrast imaging study of the horseshoe kidney for transplantation. Surg. Radiol. Anat. 37, 1267−1271.

Iwanaga, J., Watanabe, K., Saga, T., Yamaki, K.-I., 2016. Bilateral malrotated kidney with major venous variant: a cadaver case report. Int. J. Acoust. Vib. 9.

Karaman, B., Koplay, M., Özturk, E., et al., 2007. Retroaortic left renal vein: multidetector computed tomography angiography findings and its clinical importance. Acta Radiol. 48, 355−360.

Karsy, M., Jensen, M.R., Cole, K., et al., 2017. Thoracolumbar cortical screw placement with interbody fusion: technique and considerations. Cureus 9, e1419.

Kwon, B., Kim, D.H., 2016. Lateral lumbar interbody fusion: indications, outcomes, and complications. J. Am. Acad. Orthop. Surg. 24, 96−105.

Malham, G.M., Ellis, N.J., Parker, R.M., Seex, K.A., 2012. Clinical outcome and fusion rates after the first 30 extreme lateral interbody fusions. Sci. World J. 2012, 246989.

Mayer, H.M., 1997. A new microsurgical technique for minimally invasive anterior lumbar interbody fusion. Spine 22, 691−699. Discussion 700.

McAfee, P.C., Regan, J.J., Geis, W.P., Fedder, I.L., 1998. Minimally invasive anterior retroperitoneal approach to the lumbar spine. Emphasis on the lateral BAK. Spine 23, 1476−1484.

Ozgur, B.M., Aryan, H.E., Pimenta, L., Taylor, W.R., 2006. Extreme lateral interbody fusion (XLIF): a novel surgical technique for anterior lumbar interbody fusion. Spine J. 6, 435−443.

Patel, V.C., Park, D.K., Herkowitz, H.N., 2012. Lateral transpsoas fusion: indications and outcomes. Sci. World J. 2012, 893608.

Pimenta, L., 2001. Lateral endoscopic transpsoas retroperitoneal approach for lumbar spine surgery. In: Paper Presented at: VIII Brazilian Spine Society Meeting.

Rodgers, W.B., Gerber, E.J., Patterson, J.R., 2010. Fusion after minimally disruptive anterior lumbar interbody fusion: analysis of extreme lateral interbody fusion by computed tomography. SAS J. 4, 63−66.

Satyapal, K.S., Haffejee, A.A., Singh, B., et al., 2001. Additional renal arteries: incidence and morphometry. Surg. Radiol. Anat. 23, 33−38.

Standring, S., 2015. Gray's Anatomy: The Anatomical Basis of Clinical Practice. Elsevier Health Sciences, London.

Uribe, J.S., Deukmedjian, A.R., 2015. Visceral, vascular, and wound complications following over 13,000 lateral interbody fusions: a survey study and literature review. Eur. Spine J. 24 (Suppl. 3), 386−396.

Voin, V., Kirkpatrick, C., Alonso, F., et al., 2017. Lateral transpsoas approach to the lumbar spine and relationship of the ureter: anatomic study with application to minimizing complications. World Neurosurg. 104, 674−678.

Yuan, P.S., Rowshan, K., Verma, R.B., Miller, L.E., Block, J.E., 2014. Minimally invasive lateral lumbar interbody fusion with direct psoas visualization. J. Orthop. Surg. Res. 9, 20.

第15章 腹部淋巴管

引言

在腹膜后间隙进行手术的外科医生应该对局部淋巴管的情况有充分的认识（图 15.1）。由于腰椎侧方经腰大肌入路需要在腹膜后间隙进行操作，且非常接近腹膜腔内的结构，所以使用此入路的脊柱外科医生需要了解这些区域淋巴管的基本解剖。

具体到腹部区域，腰淋巴结包括主动脉前、主动脉外侧和主动脉后亚群；根据特性和来源的不同，这些不同淋巴结群的术语和确切的解剖结构也有所不同。

主动脉前淋巴结群位于主动脉的前表面，包含腹腔、肠系膜上和肠系膜下淋巴结，引流胃肠道和邻近器官如胰腺、脾脏和肝脏的淋巴液。外侧

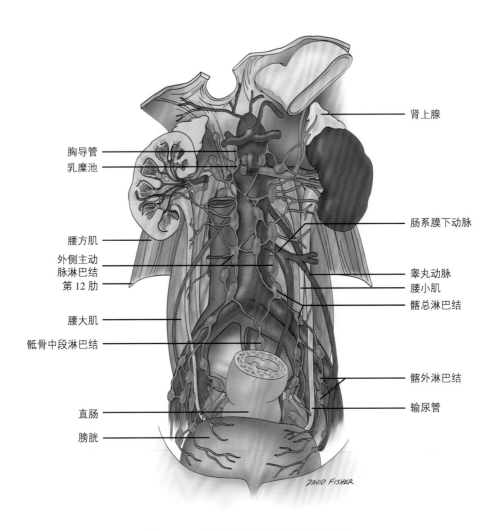

图 15.1　腹膜后主要淋巴结构的示意图

左侧标注（自上而下）：胸导管、乳糜池、腰方肌、外侧主动脉淋巴结、第 12 肋、腰大肌、骶骨中段淋巴结、直肠、膀胱

右侧标注（自上而下）：肾上腺、肠系膜下动脉、睾丸动脉、腰小肌、髂总淋巴结、髂外淋巴结、输尿管

DAVID FISHER

主动脉淋巴结位于腹主动脉的两侧，分布在膈肌的主动脉裂孔至主动脉分叉处之间并位于腰大肌前方（Harisinghani, 2012），其接受来自肾上腺淋巴结、肾、输尿管和性腺等器官的淋巴液。最后，主动脉后淋巴结集中分布于第 3 和第 4 腰椎，在引流后腹壁淋巴液后直接导入乳糜池（Kenhub, 2019）。

腹腔淋巴结

腹腔淋巴结可在腹腔干自腹主动脉发出的起点周围发现，其引流肝、胆囊、脾、胰腺、胃和上消化道，直至十二指肠近端的相关淋巴结的淋巴液。之后，它们与肠系膜上淋巴结和肠系膜下淋巴结形成肠淋巴干，其中淋巴结的数量根据来源的不同而变化，从 3 个到 15 个不等（Harisinghani, 2012; Deaver, 1912）。

肠系膜上淋巴结

肠系膜上淋巴结位于腹主动脉前方，靠近肠系膜上动脉的起点，其接受来自肠系膜、髂结肠、右结肠和中结肠淋巴结，即十二指肠远端到近端横结肠的胃肠道的淋巴液，之后进入腹腔淋巴结以及肠淋巴干（Harisinghani, 2012）。

肠系膜下淋巴结

肠系膜下淋巴结位于肠系膜下动脉从腹主动脉分支的起点附近，数量约 90 个，其接受沿着边缘动脉的外周淋巴结以及齿状线上方的远端横结肠、降结肠、乙状结肠和直肠的淋巴液，并进入肠系膜上淋巴结（Harisinghani, 2012）。

引流

浅层淋巴管循着邻近血管的路径走行，引流腹壁的皮肤及皮下组织。浅层淋巴管将脐平面以上的淋巴液引流至腋淋巴结，脐平面以下的淋巴液引流至腹股沟淋巴结。外侧腹壁的浅层淋巴管分别沿旋髂浅动脉、腰动脉和髂腰动脉走行并将淋巴液引流至腹股沟淋巴结和腰淋巴结（Deaver, 1912）。

前上腹壁的深层淋巴管引流至胸廓内淋巴结，最终流入前纵隔，而前下腹壁的深层淋巴管则终止于髂外淋巴结。同时，外侧壁上段的深层淋巴管也流入胸廓内淋巴结，而下段深层淋巴管终止于腰淋巴结。内脏淋巴管的引流与各器官供养血管并行，

最终导入乳糜池和胸导管（图 15.2）（Richter 和 Feyerabend, 2012）。

肝胆引流

肝淋巴结位于肝动脉，接受来自腹腔淋巴结的淋巴液；幽门下淋巴结是位于胃十二指肠动脉分叉处的一组淋巴结，数量约 4~5 个；胆囊淋巴结位于胆囊颈部。上述淋巴结引流进入腹腔淋巴结。

胆囊包括 2 个上淋巴结、2 个肝内淋巴结（内侧和外侧）、2 个肝外淋巴结（内侧和外侧）和 2 个下淋巴结。胆囊的淋巴液流入胆囊淋巴结，最终与肝淋巴结汇合（Richter and Feyerabend, 2012; Harisinghani, 2012）。

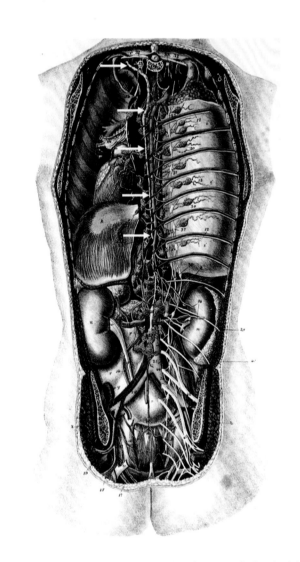

图 15.2　19 世纪 Bourgery 所绘的的胸膜后和腹膜后间隙的后视图。Traité complet de l'anatomie de l'homme comprenant la médecine operatoire.

胃引流

　　胃淋巴结由左、右胃淋巴结组成，可细分为上、下两类。上淋巴结沿胃左动脉分布，包含上、下和贲门旁淋巴结。上、下淋巴结引流胃小弯的淋巴液，其位于两层小网膜之间。与此同时，贲门旁淋巴结的数量约为5个，其主要引流胃底和贲门的淋巴液。上述淋巴结引流入胃左淋巴结，随后流入腹腔淋巴结，而上淋巴结和下淋巴结则直接引流入腹腔淋巴结（Harisinghani，2012）。

　　胃的下淋巴结包含4~7个淋巴结，也称为胃网膜淋巴结。其位于胃大弯处，引流入左侧的胰脾淋巴结和右侧的幽门淋巴结（Harisinghani，2012）。

胰腺和脾脏引流

　　胰腺主要包括3个淋巴结群：幽门淋巴结、胰十二指肠淋巴结和胰脾淋巴结。幽门淋巴结有6~8个，沿胃十二指肠动脉分布，引流胰头、十二指肠和胃大弯右侧的淋巴液，并终止于肝淋巴结。然而，胰十二指肠淋巴结位于胰十二指肠血管弓，引流胰头和十二指肠的淋巴液，随后导入幽门淋巴结。最后，胰和脾淋巴结沿着脾血管分布，引流胰、脾和胃大弯左侧的淋巴液，并进入腹腔淋巴结（Deaver，1912；Harisinghani，2012）。

肠和结肠引流

　　肠系膜上淋巴结接受来自3组主要内脏淋巴结的淋巴液，包括肠系膜、回结肠和结肠系膜淋巴结。

肠系膜淋巴结的数目从100个到200个不等，沿着直肠血管和肠系膜上动脉的分支分布在肠系膜的各层，并引流小肠的淋巴液。而回结肠淋巴结的数量约10~20个，沿着回结肠动脉可分为两组：一组位于十二指肠附近，另一组位于动脉主干下方周围。最后，结肠系膜淋巴结位于左、右结肠曲周围的横结肠系膜之间，引流结肠的淋巴液（Harisinghani，2012）。

（Karishma Mehta，R. Shane Tubbs 著
张　帆　李宏昆 译　王　兵 审校）

参考文献

Deaver, J.B., 1912. Surgical Anatomy: Abdomen, Pelvic Cavity, Lymphatics of Abdomen and Pelvis, Thorax, Lower Extremity. P. Blakiston's Son and Co, Philadelphia, pp. 392−396.

Harisinghani, M.G. (Ed.), 2012. Atlas of Lymph Node Anatomy. Springer, New York (Chapter 3).

Kenhub, 2019. Lymph Nodes of the Thorax and Abdomen. https://www.kenhub.com/en/library/anatomy/lymph-nodes-of-the-thorax-and-abdomen/. https://doi.org/10.4103/0971-3026.195777.

Richter, E., Feyerabend, T., 2012. Normal Lymph Node Topography: CT Atlas. Springer, Berlin, pp. 81−95.

延伸阅读

Arrivé, L., Azizi, L., Lewin, M., Hoeffel, C., Monnier-Cholley, L., Lacombe, C., Tubiana, J.M., 2007. MR lymphography of abdominal and retroperitoneal lymphatic vessels. Am. J. Roentgenol. 189 (5), 1051−1058.

Ohtani, O., Ohtani, Y., 2008. Lymph circulation in the liver. Anat. Rec. 291 (6), 643−652.

第16章　腰椎侧方经腰大肌入路相关解剖学变异

引言

脊柱外科医生应了解腰椎侧方经腰大肌入路路径中的结构变异。本章详细介绍了在接受此类手术的患者中可能会观察到的一些常见和不常见的解剖变异。一些可以通过影像检查发现，而另一些只能在手术中发现。了解这些变异有助于更好地诊断此类患者并减少手术并发症。

腰椎缺陷

先天性椎体阻滞是由于脊柱发育过程中体节分割紊乱而引起（Yochum，1987），这会导致相邻椎体融合，且约50%的病例伴有关节突关节融合。虽然这种变异在颈椎中更为典型，但在腰椎中也会发生。在某些情况下，两个相邻的椎骨可融合形成一个实心骨块，并常常发现残留的椎间盘。典型的阻滞椎前/后径减小。由于椎间盘间隙的丢失，先天性阻滞椎的椎间孔通常变窄，但也可以是正常大小或增大。

椎体左右两侧融合失败会导致椎体矢状裂，可能与胚胎期骨化过程中脊索纵向生长穿过脊柱有关（Hollinshead，1982）。椎体两个外侧软骨中心的不完全融合将导致椎体中央矢状面缩窄。矢状裂隙是由终板皮质凹陷形成（Yochum，1987）。从正面看，椎体呈两个三角形，顶点相对，因此称为蝴蝶椎。椎体两侧部分的发育一般是对称的（Yochum，1987）。此外，裂隙导致椎弓根间距增加（Yochum，1987）。在额状面上可能出现分离，可以看到扩大的裂隙或哈恩（Hahn）裂隙，其是椎体内的血管通道。

外侧半椎体（图16.1、图16.2）表现为椎体的一侧部分缺失，当椎体的两侧骨化中心之一未能生长时发生。外侧半椎体的顶点指向内侧，受累节段上下方的椎间盘间隙通常是正常的（Yochum，

1987）。然而，相邻椎体的终板变形，从而导致这些椎体呈梯形。同时，孤立的外侧半椎体会导致脊柱侧凸畸形，受累椎体位于脊柱侧凸的顶点（Yochum，1987）。有学者推测半椎体可能是由于缺陷侧缺乏血管所致（Hollinshead，1982）。

背侧半椎体表现为椎体前半部分缺失，椎体的背侧部分向腹侧逐渐变细，缺失的腹侧部分被纤维组织替代。相邻的椎体可表现出代偿性生长，并在半椎体的缺损区域聚集。与此同时，也有报道发现腹侧半椎体这种变异现象。背侧和腹侧半椎体的发

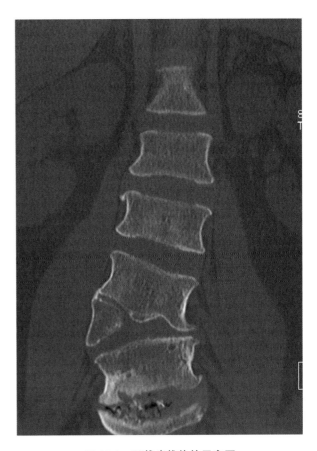

图 16.1　腰椎半椎体的示意图

半椎体

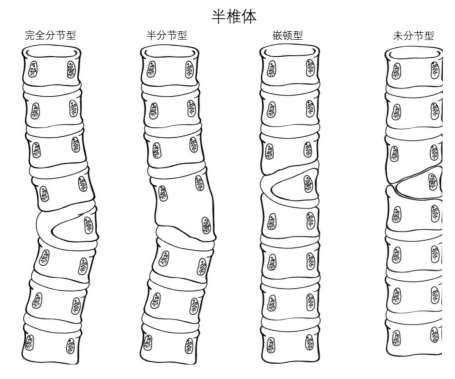

| 完全分节型 | 半分节型 | 嵌顿型 | 未分节型 |

图 16.2　半椎体几种变异的示意图

生率远低于外侧半椎体（Taylor, 2000）。

边缘骨是一个三角形的小骨块，通常与椎体的前上方相邻（Jaeger, 1988）。一般认为是由于髓核物质通过椎体角的继发性骨化中心突出引起，其导致了继发性骨化中心的不融合，从而出现了骨性碎片（Yochum, 1987）。

髓核压迹是由脊索残余物引起的椎体终板内陷，其表现为终板的宽曲线凹陷，常累及下终板，而非上终板（Jaeger, 1988; Taylor, 2000）。在正面视图上，这些印痕导致了旁正中曲线出现压痕，形成了一个双驼峰的外观，也被称为爱神弓（Cupid bow）征（Taylor, 2000; Yochum, 1987）。

另一种可能与髓核压迹混淆的椎间盘变异是许莫氏结节。许莫氏结节终板缺损的原因应归咎于垂直方向的髓核突出，而不是脊索残余物。在放射学上，许莫氏结节表现为一个方形或矩形的硬化边缘，突出于终板，可以位于中心或外围。与髓核压迹的缺损存在区别，髓核压迹缺损的皮质表面光滑，呈波状不规则，几乎累及整个终板（Yochum, 1987）。

椎弓形成的中断可在椎弓的许多部分产生裂隙。可在椎弓根和椎体的交界处发现因骨化的神经弓与椎体融合失败形成的椎体后裂。此外，裂隙也可能发生在椎弓根本身更靠后的位置。峡部后裂常发生在椎板上方及关节间部后方。

脊柱裂是最常见的神经弓裂缺陷之一。隐性脊柱裂或脊柱裂是棘突或椎板的骨化缺陷（Hollinshead, 1982）。神经弓之间的背侧软骨联合通常在出生后的第一年融合。融合失败会导致棘突或椎板形成背侧裂，裂的大小可从中线小裂到椎弓缺失不等，最常见于腰骶部（Jaeger, 1988）。

当隐性脊柱裂缺损发生在第1骶椎并伴有第5腰椎棘突延长时，其被称为折刀畸形。长棘突可能是由于L5棘突与第1骶结节融合所致（Jaeger, 1988; Taylor, 2000）。前后位X线片显示S1处脊柱裂缺损，L5棘突垂直增大；侧位片显示棘突远端增大，此病变因患者伸展腰椎时引起疼痛而得名（Yochum, 1987）。

峡部裂是发生在椎弓峡部的一种椎弓裂（图16.3）。椎弓峡部的破坏可以是单侧的，也可以是双侧的。关于这一疾病是否存在先天性病因，目前尚存在争议。腰椎滑脱是指椎体相对于紧邻下方的椎体发生前移，大约90%的腰椎滑脱涉及第5腰椎

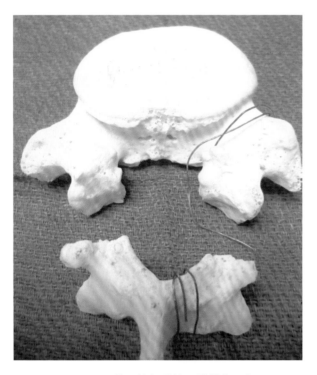

图 16.3　L5 椎弓峡部裂的干骨样本示意图

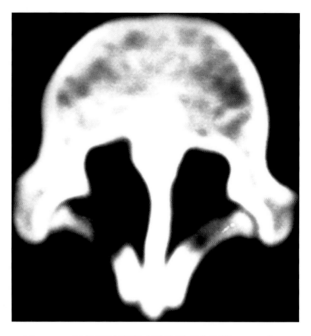

图 16.4　腰椎脊髓纵裂畸形伴骨质分隔的 CT 示意图

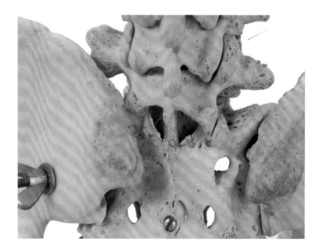

图 16.5　右侧腰骶变异

（Yochum，1987）。腰椎滑脱有多种类型，我们主要关注的是由先天性畸形引起的类型，而非后天性类型。发育不良性腰椎滑脱与 L5 神经弓或骶骨先天性发育不良有关，使前者相对于后者向前移位。

脊髓纵裂畸形是一种先天性畸形，因分隔位置在胸椎或腰椎而引起脊髓或马尾发生纵行分离（图16.4）。这种分隔通常由骨性、软骨性或纤维性带组成（图 16.5）。通常合并有椎弓根间距增大的现象。50% 的病例伴有其他椎体异常，如脊柱侧凸、隐性脊柱裂和脊髓系膜（Taylor，2000；Yochum，1987）。

椎弓根发育不全常发生在颈椎，有文献记载腰椎中也有发生。负责一侧神经弓的软骨中心发育不全导致单侧椎弓根缺失，受累节段的上关节突和横突可能发育不良。此外，对侧椎弓根常表现增生肥大，尤其是在腰椎中更容易出现（Yochum，1987）。

腰椎的次级骨化中心不融合的情况已被广泛认知，一个常见的发生部位为第 1 腰椎横突。而另一个腰椎常见于的非融合部位是下关节突隆起，此处关节面可覆盖有软骨，且常发生在第 3 腰椎周围。在下关节突的顶端可发现一个三角形小骨，称为奥本海默小骨（Oppenheimer's ossicle）（Jaeger，1988；Taylor，2000），但在上关节突中则不常见（Jaeger，

1988）。

腰骶关节的方向变化被称为变异（图 16.5）。L1~2 到 L4~5 的关节面在矢状面上排列，而 L5~S1 的关节面在冠状面上排列。当某一水平的左侧或右侧关节突关节方向规律被打破时，就会发生变异，这种情况最常发生在 L4~5 和 L5~S1 水平。在正位 X 线片上，正常腰椎关节突关节显示为上关节突和下关节突之间的线性透光区，而发生变异后则表现为患侧缺乏这种透光区（Taylor，2000；Yochum，1987）。

腰椎的横突实际上是肋骨的同源物，腰肋实际上比颈肋（C7）更常见（图 16.6）。副突是一个小结节，从横突后表面向内侧突出，是真正的原始横突，其与上关节面上方和外侧的乳突一起作为脊柱肌肉的附着点（Jinkins, 2000）。罕见的是，副突可发生先天性缺失，这种情况更常见于第 5 腰椎（Bergman et al., 1984; Hollinshead, 1982）。与副突缺失相反，茎突被定义为延长的副突，其长度可超过 3~5 mm（Bergman et al., 1984）。有时，乳突和副突骨桥连接在横突后方形成一个孔隙。

在所有的椎体移行区中，最常发生解剖变异的是腰骶椎。典型的人类脊柱包含 24 个骶骨近端椎骨。骶骨近端第 24 个椎体为 L5，可以部分或完全、单侧或者双侧与骶骨合并，即为 L5 的骶骨化（图 16.7）。相反，第 1 骶椎（S1）可以呈现腰椎的特征，包括与骶骨的其余部分形成关节而非融合、腰椎形态的关节突关节，以及在矢状面的方形外观，其被称为 S1 的腰椎化。综上所述，上述变异常被称为腰骶移行椎（lumbosacral transitional vertebra, LSTV）。据报道，LSTV 的发生率为 4%~30%（Konin and Walz, 2010）。在没有任何融合畸形的情况下，也可能只存在 4 个腰椎。

第 5 腰椎的骶骨化程度不一（O'Connor, 1934）。Castellvi 等（1984）介绍了一种影像学分类系统，

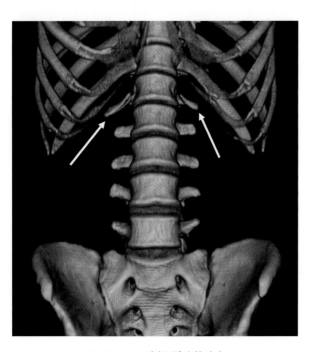

图 16.6 双侧腰肋（箭头）

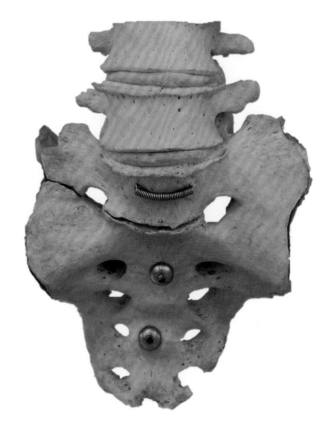

图 16.7 骶骨化的示例

其根据形态学特征确定了 4 种类型的 LSTVs。

Ⅰ型：单侧（Ⅰa）或双侧（Ⅰb）横突发育不良，测量头尾方向宽度至少为 19 mm。

Ⅱ型：单侧（Ⅱa）或双侧（Ⅱb）腰椎 / 骶骨化不完全，横突增大，与骶骨之间有一个活动关节。

Ⅲ型：单侧（Ⅲa）或双侧（Ⅲb）腰椎化 / 骶骨化，横突与骶骨完全骨性融合。

Ⅳ型：单侧Ⅱ型转变，对侧为Ⅲ型（Castellvi et al., 1984）。

与正常 L5~S1 椎间盘相比，LSTV 的其他特征包括腰椎移行椎与骶骨之间的椎间盘高度降低。事实上，该椎间盘间隙可能完全没有任何椎间盘物质。相反，当 S1 出现腰椎化时，S1 和 S2 椎间盘高度大于正常脊柱中典型的退化椎间盘。除了椎间盘间隙，LSTV 的形态学也有改变。当 L5 骶化时，最低腰椎节段呈楔形，当 S1 骶化时，最高骶椎节段呈方形。最后，必须考虑移行处的关节突关节。当 L5 发生骶化时，关节突关节通常是发育不良的，如果 L5 与 S1 完全融合关节突关节则可能完全不存在。然而，对于腰椎化的 S1 来说，可以发现 S1~S2 关节

突关节，而典型的 S1~S2 节段存在骨性融合（Konin and Walz, 2010）。

肌肉

肌肉的变异在腹前外侧壁和腹后壁肌群章节中讨论。

神经

神经变异在专门讨论神经的章节中讨论。

其他腹膜后结构

肾

马蹄肾（horseshoe kidneys，HSK）大约每400~500 人中就有一人发生（图 16.8）。马蹄肾通常位于正常肾脏的下方，因此手术固定上段腰椎时很少引起损伤。然而，许多马蹄肾有 2~3 条副肾动脉，其走向不可预测。腹主动脉不仅为马蹄肾的左、右部，而且为左、右肾之间的峡部提供了丰富的血液供应。

肾扭转的发生率约为 1/1000。侧向扭转是最罕见的类型，其发生率目前尚不清楚。侧向扭转的肾可能有肾动脉和肾静脉通过肾的后方。后方扭转的肾有一个后方的肾门，该类畸形是由于胎儿期肾脏的反向或过度旋转所致。在上述情况下，变异的血

管在行侧方融合的手术过程中易受损伤。

在尸体解剖中，异位肾的发生率约为 1/1000，远高于临床表现（1/10 000），因为只有 1/10 的异位肾病例被诊断出来（图 16.9）。交叉融合性肾异位是一种相对少见的先天性肾脏异常，在尸体解剖中的发生率约为 1/2000。

输尿管

输尿管的主要变异大致可分为两部分。正常情况下，两条输尿管在膀胱上方一点处汇合，因此只有一个膀胱口。然而，当完全分开时，则有两个独立的开口进入膀胱。在一些罕见的病例中，可发现3~4 条输尿管，有研究报道，部分病例中多余的输尿管可从肾的上部直接进入尿道。同时，也有报道指出，输尿管可开口于阴道、精囊或尿道前列腺部。右输尿管可在下腔静脉后方穿行于下腔静脉与主动脉之间，被称为腔静脉后输尿管。

左结肠和右结肠

大部分结肠的变异可能是源于肠管的旋转和固定因发育不规则或缺陷而出现的轻度胚胎异常，例如结肠旋转不良和异常固定、结肠系膜短缩或缺失、腹膜后脂肪减少（Oyar et al., 2003; Unal et al., 2004）。

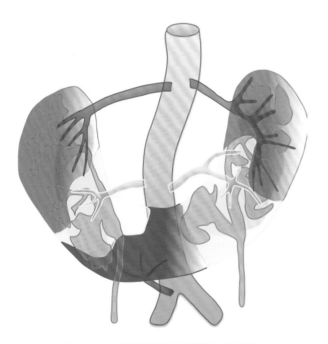

图 16.8　马蹄肾及其血管供应的图示

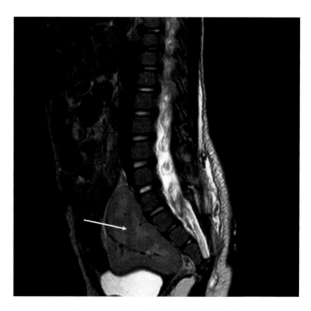

图 16.9　MRI 显示盆腔肾脏（箭头）

据推测，在活产婴儿中肠旋转不良或不旋转的发生率约为 1/500，其中 2/3 的病例确诊是在新生儿时期。有研究报道这个年龄段的男女发病率比例为 2∶1。然而，1 岁以后病例中男性患者仅占约 20%（Torres 1993）。肠不旋转被认为发生在中肠旋转的第二阶段。在肠不旋转的情况下，中肠仅旋转 90°，而不是正常的 270°。随着中肠返回腹部，尾侧肠段（盲肠和结肠）先进入腹部，位于腹部左侧，而盲肠定位于中线；然后头侧肠段（小肠）进入腹部并位于右侧。不旋转是中肠旋转不良最常见的形式。大多数病例在婴儿期和儿童期就有症状并被诊断。此外，成人病例也有报道。

在中肠旋转的第二阶段结束时，可能会出现混合、部分或不完全的旋转。旋转角度变化从不旋转（90°）到正常（270°）不等；而旋转通常在 180° 处停止。因此，十二指肠通常被固定在右侧，而盲肠则位于左上象限或接近中线，正好在幽门下方。盲肠通过一个被称为 Ladd 韧带的腹膜带固定在腹膜后，可能存在重复畸形，Ladd 韧带是在中肠旋转的第三阶段盲肠和升结肠附着在腹壁上时形成的。该韧带限制十二指肠，并且经常在婴儿期引起十二指肠梗阻。与此同时，Ladd 韧带附着的多样性与中肠旋转的程度有关。

反旋型旋转不良极为罕见，仅占所有旋转不良病例的 4%。从新生儿到成人的任何年龄段患者均可发现反向旋转。成人病例约占所有病例的 75%；与在婴儿期诊断的其他类型的旋转不良不同，在这种情况下，中肠首先逆时针旋转 90°，然而，随后的 180° 旋转则是以顺时针方向进行，而不是正常的逆时针方向。

Estrada（1962）根据中肠的头侧或尾侧肠段最先进入腹腔的顺序，将中肠的反向旋转分为两种类型。尾侧先进入的反向旋转类型称为"动脉后结肠型"；结肠位于肠系膜上动脉的后方，小肠位于结肠和肠系膜上动脉的腹侧。另一种反向旋转的类型被称为"肝脏和全结肠同侧型"，其极为罕见。在这种类型中，头侧肠段首先进入腹腔，小肠位于肠系膜上动脉的前面并占据腹腔的左侧，而结肠位于右侧，盲肠位于中线上。

反向旋转分为四种类型。1 型为动脉前右侧盲肠型。该类型除了空肠的第一部分外，几乎不涉及实际的反向旋转，且中肠的其余部分保持静止，这种类型与不旋转型非常相似，因此也是最常被误认为的反向旋转类型。2 型是动脉前左侧盲肠型，此种类型的特点是远端中肠袢反向旋转 180°，伴脾曲错位。3 型为动脉后右侧盲肠型，在这种类型中，尾部肠段被认为会首先进入腹腔，就像动脉后结肠型一样，且推断其具有正常的旋转和定位，但头侧肠段按顺时针方向旋转 90°。最后，第 4 型为动脉后左侧盲肠型，在这种类型中，尾侧肠段首先进入腹腔，按顺时针旋转 180°，合并结肠脾曲错位，横结肠和盲肠从动脉后位置再次折叠到部分动脉前位置。

升结肠通常没有肠系膜，但与腹后壁融合，其前表面被腹膜覆盖。然而，升结肠存在不同程度的不完全固定。Skandalakis 和 Gray（1994）描述了升结肠与腹壁的三种附着类型：（A）结肠正常的腹膜后定位；（B）结肠旁沟（深的结肠旁切迹但不形成肠系膜）；（C）移动性结肠系膜。据报道，右结肠系膜旋转不良的发生率高达约 35%。升结肠系膜的缺失通常与移动性盲肠有关。在一项研究中，87 例患者中有 55 例单独出现移动性盲肠，87 例患者中有 5 例出现移动性盲肠伴升结肠（Skandalakis 和 Gray, 1994）。有时可观察到一种被称为 Jackson's veil 的膜，其包裹着升结肠。这种膜最早由 Jackson 于 1911 年报道，也被称为结肠前筋膜。该膜可以是或不是血管化的，最常见于升结肠，也可能见于盲肠或结肠肝曲。

胃肠道重复畸形是一种罕见的异常，在一项尸检研究中，大约每 4500 例病例中就有一例。结肠重复畸形约占所有消化道重复畸形的 15%。重复畸形通常位于盲肠，并与阑尾重复畸形有关（即 C 型）。已发现有囊状和管状两种类型。在管状型中，有报道发现整个结肠的重复畸形。众所周知，这种全结肠重复畸形的病例经常与下尿路和（或）生殖道重复相关。

移动性脾曲是比较常见的结肠变异之一，发生率为 20%（Saunders et al., 1995）。脾曲和降结肠的胰胃间位发生在大约 0.2% 的病例中（Unal et al., 2004）。1.3%~3% 的人发生远端横结肠和脾曲的前外侧肝膈间位（Unal et al., 2004）。在 0.03%~0.3% 的病例中，结肠间位可位于脾脏和膈肌之间（膈上间位或脾后间位）。当这种情况发生时，结肠左曲和横结肠的远端部分位于腹膜后间隙，有时位于肾脏和腰大肌之间（Oyar et al., 2003）。

尽管降结肠位于腹膜后，但大约 33% 的人具有短肠系膜，特别是在髂窝区（Moore and Dalley, 1999），然而，其长度不够，通常不足以引起该部分结肠的扭转。降结肠多余的肠袢可能在穿过腹部大血管时出现，有时在腹部右侧出现乙状结肠。在旋转不良中，在第一个 90° 旋转后发生中肠旋转的异常停止，使得降结肠位于肾脏的前方而不是肾脏的侧面。

降结肠位于腰大肌和肾脏之间的间位（肾后间位）可以是部分或完全性的，报道表明发生率约为 0.7%~10%，在年轻女性和腹内脂肪较少的人群中更常见。

下腔静脉

重复的下腔静脉（inferior vena cava, IVC）变异有几种；其中最常见的是两个独立的 IVC，分别从左右髂静脉发出，没有正常汇合点。重复 IVC 是由于两条上主静脉同时存在所致，发病率约 0.2%~3%。左侧 IVC 通常终止于左肾静脉，其以正常的方式穿过主动脉前方，与右侧 IVC 相连，其可能与主动脉后型右肾静脉、IVC 的半奇静脉延续、左右静脉的大小明显不对称以及左右 IVC 在正常左髂总静脉位置处形成交通有关。左侧 IVC 是右上主静脉退化但左上主静脉持续存在的结果，其发生率低于 0.5%。

双 IVC 伴主动脉后型右肾静脉和 IVC 半奇静脉延续的胚胎学基础是左侧腰胸段上主静脉和左下主静脉上吻合的持续存在，以及右下主静脉肝吻合的形成失败。此外，右肾静脉和右 IVC 在主动脉后方汇合并继续走行汇入左 IVC，随后作为半奇静脉向头侧延伸。因此，肾静脉环的背侧支持续存在，腹侧支退化。IVC 与其各自的髂总静脉相连。另一种变异的复合体是双 IVC 伴主动脉型后左肾静脉和 IVC 奇静脉延续，这是由于左上主静脉和肾领背侧支持续存在、腹侧支退化以及下主静脉肝吻合形成失败所致。

IVC 的奇静脉延续也被称为 IVC 肝段缺失伴奇静脉延续。患病率约为 0.5%。胚胎事件的理论解释是右下主静脉肝吻合形成失败，导致右下主静脉萎缩。因此，血液从下主静脉上吻合处通过膈肌脚后奇静脉分流，该静脉部分来自右主下静脉的胸段。IVC 的肾段接受来自双肾的血液回流，并在膈肌脚

后方通过，作为扩大的奇静脉进入胸腔，在正常位置与上腔静脉相连。下腔静脉肝段（通常称为肝后段）通常并非真正缺失，而是直接进入右心房。由于下主静脉后吻合没有参与形成下腔静脉，因此每个性腺静脉引流到同侧的肾静脉。

IVC 缺失是 IVC 变异中罕见的亚型之一，在普通人群中极其少见，包括整个 IVC 或其肾下段。这两种情况比较相似，但其致病原因仍存在争议。整个 IVC 缺失被认为是一种胚胎性疾病的结果，而围产期血栓形成被认为是导致肾下 IVC 缺失的原因。在 IVC 缺失的情况下，如病理性阻塞一样，静脉血可以通过椎侧、腹浅侧支、门静脉系统等各种途径从身体下部回流。整个肝后 IVC 的缺失表明，所有 3 个成对的静脉系统都未能正常发育。肾下 IVC 的缺失意味着后主静脉和上主静脉的发育失败。由于很难确定某个单一的胚胎事件可以导致上述任何一种情况，因此对于这些情况是真正的胚胎异常还是围产期 IVC 血栓形成的结果目前存在争议。髂外静脉和髂内静脉汇合形成增大的上行腰静脉，将血液从下肢经椎旁静脉前丛输送回奇静脉和半奇静脉。正常的下腔静脉肾上段是由肾静脉汇合而成。

肾静脉

肾静脉的变异程度少于肾动脉。一项研究发现，左侧多发性肾静脉极其罕见（1%），而右侧较常见（28%）。在另一项研究中，发现右肾静脉有 1~3 支副静脉（203 例中的 18%），左肾静脉有 1~2 支副静脉（203 例中的 9%）。Poynter 指出，肾静脉与动脉一样，有形成两个或多个主干的趋势，然而在静脉中形成的频率仅为 7%。同时，在约 2% 的病例中，左肾静脉可能位于主动脉后或甚至主动脉周围（单支血管或双支血管，一条分支位于主动脉前方，另一条分支位于主动脉后方，其频率占所有腹部 CT 扫描病例的 1.5%~4.4%），或可能形成主动脉周围肾静脉环（报告频率为 1.5%~8.7%）。Dill 等（2012）在一项 MRI 研究中发现，71/2644（2.68%）、44/2644（1.66%）和 27/2644（1.02%）例分别存在左肾静脉变异、主动脉后型左肾静脉和主动脉周围型左肾静脉。在主动脉后型左肾静脉的病例中，男性和女性的数量及其相应百分比分别为 19/44（43.2%）和 25/44（56.8%）。在主动脉周围型左肾静脉的病例中，男性和女性的数量及其相应的百分

比分别为 13/27（48.1%）和 14/27（51.9%）。

尽管左肾静脉通常是单肾静脉，但右肾静脉可以是双肾静脉。左肾可与脾静脉吻合，也可接受腰部静脉。当左下腔静脉持续存在时，肾静脉和睾丸静脉显示许多不规则的现象。

腔静脉和副肾静脉之间的交通并不罕见，脾静脉和左肾静脉之间的吻合也是如此。Lejars 发现 88% 的受试者的半奇静脉与左肾静脉相通。

主动脉

腹主动脉的最高点与 T12 椎体的下缘平齐，但也可高至 T12 或低至 L1。主动脉进入腹部时位于中线，但在下降时通常略微向左偏移，也可明显迂曲。

主动脉分叉最常见的位置在 L4 下部的对面，同时有报道称其终止位置从 L3 的上 1/3 到 S1 的上 1/3 不等。尽管有报道称主动脉分叉最高可位于第 2 腰椎水平，但高位分叉不太常见。主动脉分叉位于髂嵴最高部分的正上方或正下方。

肾动脉

椎体水平的右肾动脉与左肾动脉起源相关的研究结果如下。Özkan 等（2006）在一项 855 例患者的血管造影研究中发现，分别有 98% 和 97% 的患者的左右肾动脉起源于 L1 上缘和 L2 下缘之间。在同一项研究中，他们发现 23% 的右肾动脉和 22% 的左肾动脉起源于 L1 和 L2 之间的椎间盘水平。Aubert 和 Koumare（1975）发现 14.49%（91/628）的右肾动脉和 13.37%（87/632）的左肾动脉出现在同一水平，即位于 L1 和 L2 之间的椎间盘水平。Edsman（1957）的肾血管造影研究表明，右、左肾动脉分别有 31.5%（86/273）和 34.4%（86/250）起源于 L1 和 L2 之间的椎间盘水平。上述发现证实，绝大多数右肾动脉和左肾动脉出现在 L1 和 L2 椎骨之间，并且通常在它们之间的椎间盘水平。

Çiçekcibási 等（2005）发现，分别有 96% 和 97.9% 患者的右肾动脉和左肾动脉起源水平位于 L1 上缘和 L2 上 1/3 之间。Aubert 和 Koumare（1975）总结前人的的工作指出，肾动脉起源于 L1 水平肠系膜上动脉下方的腹主动脉。Edsman（1957）和 Kincaid（1966）的血管造影研究表明，肾动脉通常自 L1 下 1/3 水平起源于主动脉，但可在上下一个椎体范围水平内变化。肾动脉可以是 2 支、3 支或 4 支（图 16.10）。

奇静脉

奇静脉起源于胸腔内第 12 胸椎水平，其起源于外侧根、中间根和（或）内侧根或三者的任何组合。研究表明，约 85% 的人有奇静脉外根，由升静脉和肋下静脉结合而产生。34% 的人有中间根，该根起源于腔静脉的背侧，靠近第 2 腰椎节段静脉的水平，并且通常与节段静脉或右肾静脉形成主干。38% 的人出现内根。奇静脉位于主动脉及其腰段分支后方，是与腰椎椎体腹侧紧密相连的小丛状静脉。奇静脉在其左缘接受半奇静脉，第 8 或第 9 椎体节段处有一个侧支或双支。然而，在第 6 或第 7 胸椎处，有 72% 的人作为单干接收副半奇静脉。同时，在 15% 的人中，半奇静脉和副半奇静脉的形成并不完整。当上述情况发生时，胸部左侧的肋间后静脉可以独立地流入奇静脉。在这种情况下，奇静脉位于中线。很少有奇静脉通过膈肌主动脉裂孔的情况。此外，奇静脉可不存在或双重存在，下腔静脉与奇静脉相连，随后奇静脉广泛分布。

髂腰静脉

髂腰静脉（iliolumbar vein，ILV）在髂总静脉分叉处下方约 3~4 cm 处行于外侧，在 L5 椎体旁由内向外侧走行，然后在腰骶干和闭孔神经之间向头侧

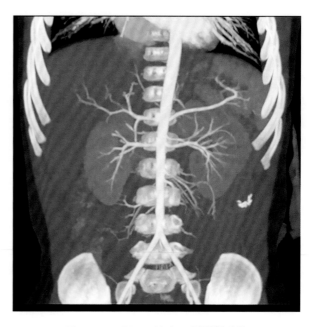

图 16.10　CTA，注意双侧副肾动脉

和后侧走行，在闭孔神经后方位于腰骶干的表面和前方，并引流至髂窝、髂肌和腰大肌。

在早期的研究中（Davis et al., 2019），笔者发现除 2 例侧身尸体样本以外的所有样本都存在 ILV（28/30；93.3%）。它在 14 例（50%）中作为发自髂总静脉的主干静脉，在 5 例（18%）中作为发自髂总静脉的独立血管（即纵支和横支），在 4 例（14%）中作为单一纵支，在 3 例（11%）中存在两个以上的分支，2 例（7%）中起源于髂外静脉的近端。没有发现 ILV 引流到髂内静脉或直接进入 IVC 的标本。左侧 ILV 往往具有更远的起点，但在比较左侧和右侧时，血管到其纵支终点的总长度区别并不显著。ILV 的平均长度（血管起源至其纵支末端）为 3.7 cm（2.5~6.8 cm），平均宽度（起源处）为 0.9 cm（0.5~1.5 cm）。右侧 ILVs 比左侧 ILVs 更粗大，尽管没有统计学意义，但左侧的 ILV 往往更长。左侧 ILV 的分支往往多于右侧。ILV 的大多数纵支在腰脊神经的腹侧支前方走行，最常见的是 L4。然而，一些纵支也会在腹侧支的后方走行，同样常为 L4。此外，观察到 2 个标本有多个在 L4 腹侧支前后方走行的纵支。ILV 及其纵支在 L4 和 L5 椎骨旁边走行。对于外侧经腰大肌入路来说，以 L4/L5 椎间盘作为目标会使 ILV 损伤风险最高。

总结

脊柱外科医生在进行腰椎侧方经腰大肌入路手术时，需要对该入路上的潜在解剖变异有良好的了解，了解这些变异将减少手术中的误诊和并发症。

（Joe Iwanaga, R. Shane Tubbs 著
张 帆 李宏昆译 王 兵审校）

参考文献

Aubert, J., Koumare, K., 1975. Variations of origin of the renal artery: a review covering 403 aortographies. Eur. Urol. 1, 182−188.

Bergman, R.A., Thompson, S.A., Afifi, A.K., 1984. Catalog of Human Variation. Urban & Schwarzenberg, Baltimore, p. 235.

Castellvi, A.E., Goldstein, L.A., Chan, D.P., 1984. Lumbosacral transitional vertebrae and their relationship with lumbar extradural defects. Spine 9, 493−495.

Çiçekcibaşi, A.E., Ziylan, T., Salbacak, A., Şeker, M., Büyükmumcu, M., Tuncer, I., 2005. An investigation of the origin, location and variations of the renal arteries in human fetuses and their clinical relevance. Ann. Anat. 187, 421−427.

Davis, M., Jenkins, S., Bordes, S., Iwanaga, J., Loukas, M., Uribe, J., Hynes, R.A., Tubbs, R.S., 2019. Iliolumbar vein: anatomy and surgical importance during lateral transpsoas and oblique approaches to lumbar spine. World Neurosurg.

Dill, A., Ayaz, U.Y., Karabacak, O.R., Tatar, I.G., Hekimoglu, B., 2012. Study of the left renal variations by means of magnetic resonance imaging. Surg. Radiol. Anat. 34L267-270.

Edsman, G., 1957. Angionephrography and suprarenal angiography; a roentgenologic study of the normal kidney, expansive renal and suprarenal lesions and renal aneurysms. Acta radiologica 1−141. Supplementum.

Hollinshead, W.H., 1982. Anatomy for Surgeons. Harper & Row, Philadelphia.

Jaeger, S.A., 1988. Atlas of Radiographic Positioning: Normal Anatomy and Developmental Variants. Appleton & Lange, Norwalk.

Kincaid, O.W., 1966. Normal Renal Angiogram: Renal Angiography. Year Book Medical Publishers, Chicago.

Konin, G.P., Walz, D.M., 2010. Lumbosacral transitional vertebrae: classification, imaging findings, and clinical relevance. Am. J. Neuroradiol. 31, 1778−1786.

Moore, K.L., Dalley, A.F., 1999. Abdomen. In: Moore, K.L., Dalley, A.F. (Eds.), Clinically Orientated Anatomy, fourth ed. Lippincott, Philadelphia, pp. 174−330.

Oyar, O., Yesildag, A., Malas, M., Gulsoy, U., 2003. Spleno-diaphragmatic interposition of the descending colon. Surg. Radiol. Anat. 25, 434−438.

Özkan, U., Oğuzkurt, L., Tercan, F., Kızılkılıç, O., K, Z., KN, 2006. Renal artery origins and variations: angiographic evaluation of 855 consecutive patients. Diagn. Interv. Radiol. 183−186.

Saunders, B., Phillips, R., Williams, C., 1995. Intraoperative measurement of colonic anatomy and attachments with relevance to colonoscopy. Br. J. Surg. 82, 1491−1493.

Skandalakis, J.E., Gray, S.T. (Eds.), 1994. The Peritoneum. Embryology for Surgeons: The Embryological Basis for the Treatment of Congenital Anomalies, second ed. Williams & Wilkins, Baltimore, p. 1101.

Taylor, J.A.M., 2000. Skeletal Imaging: Atlas of the Spine and Extremities. Saunders, Philadelphia.

Unal, B., Kara, S., Aktaş, A., Bilgili, Y., 2004. Anatomic variations of the colon detected on abdominal CT scans. Tani. Girisim. Radyol. 10, 304−308.

Yochum, T.R., 1987. Essentials of Skeletal Radiology. Williams & Wilkins, Baltimore.

延伸阅读

Atar, M., Hatipoglu, N.K., Soylemez, H., Pendegul, N., Bozkurt, Y., Cumus, H., Sancaktutar, A.A., Kuday, S, Bodakci, M.N., 2013. Relationship between colon and kidney: a critical point for percutaneous procedures. Scand. J. Urol. 47, 122−125.

Bhatnagar, B., Sharma, C., Gupta, S., Mathur, M., Reddy, D., 2004. Study on the anatomical dimensions of the human sigmoid colon. Clin. Anat. 17, 236−243.

Faure, J.P., Richer, J.P., Chansigaud, J.P., Scepi, M., Irani, J., Ferrie, J.C., Kamina, P., 2001. A prospective radiological anatomical study of the variations of the position of the colon in the left pararenal space. Surg. Radiol. Anat. 23, 335−339.

Indrajit, G., Sudeshna, M., Subhra, M., 2012. A redundant loop of descending colon and right sided sigmoid colon. Int. J. Anat. Var. 5, 11−13.

Pinto, A., Brunese, L., Noviello, D., Catalano, O., 1996. Colonic interposition between kidney and psoas muscle: anatomical variation studied with CT. Radiol. Med. 94, 58–60.

Poynter, C.W.M., 1922. Congenital Anomalies in the Arteries and Veins of Man with Bibliography, vol. 22. The University Studies of the University of Nebraska, pp. 1–106.

Prassopoulos, P., Gourtsoyiannis, N., Cavouras, D., Pantelidis, N., 1994. Interposition of the colon between the kidney and the psoas muscle: a normal anatomic variation studied by CT. Abdom. Imaging 19, 446–448.

Ramachandran, I., Rodgers, P., Elabassy, M., Sinha, R., 2009. Multidetector computed tomography of the mesocolon: review of anatomy and pathology. Curr. Probl. Diagn. Radiol. 38, 84–90.

第 17 章　腰椎侧方经腰大肌入路手术技术

引言

自从 Dandy 在 1929 年描述了第一例腰椎间盘疾病的手术治疗以来，外科医生们一直在不断探索新的微创方法。1939 年，Love 首次报道了微创经椎板间入路行腰椎椎间盘切除术，该术式未切除椎板，启发了现代显微椎间盘切除术（Love, 1939）。随着 20 世纪 90 年代内镜手术的兴起，脊柱外科医生也采用了内镜。Mayer 和 Brock（1993）在 1993 年描述了使用内镜进行腰椎间盘切除术。Smith 和 Foley（1998）开发了一种显微内镜椎间盘切除系统，该系统使用管状牵开器在内镜下直接可视化地进行椎间盘切除、椎板切除、关节突关节切除等（Smith and Foley, 1998）。直到 20 世纪 70 年代，才有作者描述了一种切除胸椎椎间盘的侧方入路（Maiman et al., 1984）。目前，开放式入路在脊柱手术中仍较为常用。微创手术具有对组织创伤小、术后疼痛轻、切口愈合快等优点。随着微创脊柱外科领域的发展，外科医生不断开发出新的手术方法。其中，Ozgur 等（2006）首次描述了腰椎极外侧入路行椎间融合术的技术。

患者选择

最初，Ozgur 等纳入了接受全少 6 个月传统非手术治疗后依然存在轴性腰痛且无严重中央椎管狭窄的患者。手术禁忌证包括显著的中央椎管狭窄、严重的脊柱侧弯伴旋转和中至重度的脊柱滑脱（Ozgur et al., 2006）。在笔者的机构中，笔者采用侧方经腰大肌入路行单节段或多节段手术治疗脊柱退变性疾病，如成人退变性脊柱侧弯（尤其是冠状

面畸形），以及任何需要间接减压的病例。该入路可用于椎体切除术、椎体间融合术及前柱切除术。BMI > 30 kg/m² 的患者尤其适合。此外，它的微创特点尤其有利于老年患者和基础疾病较多的患者。

患者体位

在摆放体位前，应考虑以下因素来选择左侧或右侧入路：

1. 既往有无腹膜后手术史。
2. 髂骨相对于目标节段的位置。如不确定，术前站立屈腰位 X 线片可提供帮助。
3. 椎间隙有无塌陷，是否能撑开，是否存在侧方滑脱。
4. 是否存在可能阻碍入路的血管变异。

一般来说，考虑了所有因素后如无特殊，笔者常规选择左侧入路（图 17.1）。成功进行侧方腰椎椎体间融合术（lateral lumbar interbody fusion，LLIF）的一个关键是正确的体位摆放，以保障安全性并提供轻松的入路。这对于减少切口数量，避免神经、血管、内脏和生殖结构的损伤，以及优化椎间融合器的放置是至关重要的。同时，实施以下策略极有可能改善患者的预后。在完成全身气管内麻醉和静脉通道开放后，将患者放置于可透射线的手术床上，呈 90° 右侧卧位，左侧在上，并用胶带固定在此体位。正位（AP）图像有助于确认是否确实达到 90° 侧卧位。

腰椎应适当侧屈（图 17.2），以增加髂嵴和骨性胸廓之间的距离，这对于上腰椎节段和 L4~L5 特别有用。患者于侧卧位，安装电极进行肌电神经监测。相对患者腰椎中立位置至少侧屈 20°~30°，以增加髂

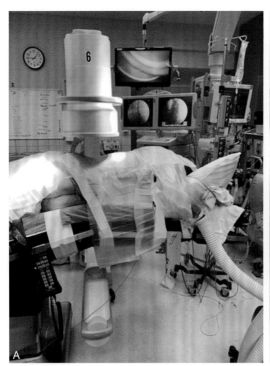
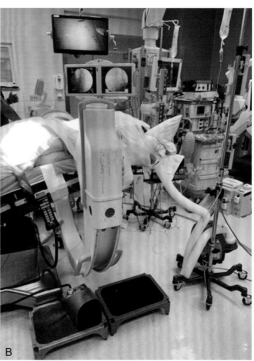

图 17.1 术前 C 臂定位：侧位（A）和正位（B）

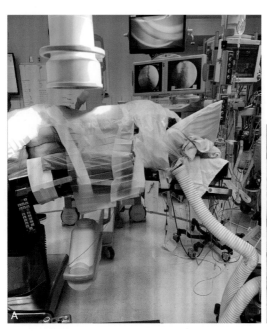
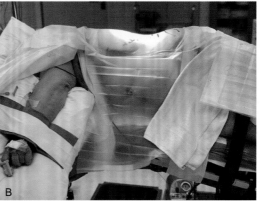

图 17.2 （A）患者支撑固定于侧卧位。躯体受压部位垫软垫，C 臂放置于患者前方进行侧位透视。患者先摆放在正确位置，再用胶带粘贴固定并弯折手术床。然后将患者以下部位固定在手术床：髂嵴下方和胸廓上方。（B）使用臂板悬托患者手臂。肩关节前屈 90°，肘关节伸直接近 180°。在腋窝放置软垫，并用胶带固定，以避免臂丛神经损伤

峰与肋下缘的距离，并增加肋间隙宽度。有时，在对侧肋下放置一个垫枕有利于达到这个体位。腰椎下节段的侧屈可以通过将手术床稍微倾斜 20°~30° 来实现，这样更容易到达 L1~L5 水平。此外，通过适度屈曲髋关节和膝关节（20°~30°）来放松腰肌。注意，不应过度弯曲，以免牵拉腰大肌内的腰丛。胸部、腋下和盆部必须用胶带固定，以确保体位固定、手术安全。此外，应放置腋窝垫，以避免臂丛压迫，并在骨凸起处放置软垫防止压疮。臂板（图 17.2）用于将患者的手臂安全地悬挂在中立位置，并将压强最小化，肩部和肘部与躯体保持 90° 夹角。一旦患者安全地固定在手术床上，C 臂透视机放置于患者后方待命。髂骨应该在体表标记出来，放置肌电神经电生理电极，并用胶带将患者固定不动。

根据需要可以旋转手术床，特别是在多节段手术中，可获得目标椎间隙正确的正位和侧位影像。正确的正位像的特征包括棘突在中线、双侧椎弓根对称且与棘突距离相同、上终板重叠为一线（图 17.3）。正确的侧位片上可见上终板重叠为一线（图 17.3）。患者必须垂直于水平面，C 臂横梁方向应与腰椎前凸相匹配，以确保良好的侧位和正位影像质量。C 臂水平时获得侧位影像；C 臂垂直时获得正位影像。对于多节段病例，由于解剖结构变化，建议在每个节段重新定位并获得新的正位和侧位影像。

应仔细检查正位和侧位片，以确定可能阻碍接近目标椎间盘的解剖异常。例如，第 11 肋和第 12 肋过长可能阻挡手术入路，使得上腰椎节段入路困难。在这种情况下，可以牺牲部分肋骨，或者肋间入路也是可取的。然而，有报道描述保留肋骨的手术技术可改善患者预后，减少术后手术部位疼痛，并缩短住院时间（Moisi et al., 2016）。同样，在 L4 或 L5 水平髂嵴过高会对下腰椎侧方入路造成阻碍。在这种情况下，强烈建议拍摄站立侧屈状态下的正位片，以确定到达目标椎间盘的可及性。基于这些信息，外科医生综合决定应该从哪一侧入路。此外，L4~L5 节段可使用有角度的牵开器避开髂嵴进入椎间隙（图 17.4）。

规划和定位

在侧位片引导下，确定目标节段，标记皮肤，勾勒出目标间盘的解剖位置（椎体前后缘及其方位）。完成确切的正、侧位影像定位后，进行手术部位准备，并常规皮肤消毒铺无菌巾。牵开器支臂应于肩胛骨水平放置在患者的后方（图 17.5）。在做切口之前，要考虑好需要处理多少个节段。

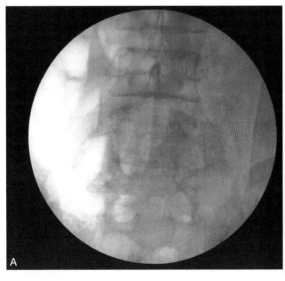
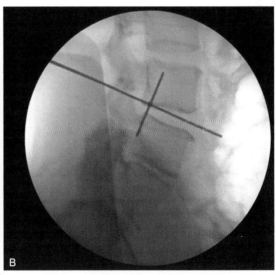

图 17.3 （A）术中正位透视。应进行正位透视，以确保患者处于绝对侧位。正确的正位影像应显示棘突位于两个椎弓根的中央，可看到清晰的上、下终板，注意不应有"双终板"影。（B）术中侧位透视。注意不应有"双椎弓根"影。在正位和侧位影像上标记目标椎间盘的位置

切开、显露椎间盘

切口通常从椎间盘后缘到前缘，大概经过椎间盘的中点。保持手术床垂直于目标椎间盘的矢状面，是避免血管神经损伤的关键。两个常用切口决定了外侧入路所采用的技术：外侧切口和后外侧切口。

后者通常用于腹膜后入路，它位于直接外侧切口的后方，刚好越过竖脊肌的外侧缘。两种技术，单切口和双切口，都已有报道用于进入腰大肌。后外侧切口是双切口技术的一部分，其有利于初始扩张器安全进入腰肌外侧缘。

双切口技术

可使用双切口技术实现腹膜后入路。该技术包括一个后外侧切口，医生用示指引导初始扩张器通过腹膜后间隙到达腰大肌，注意不要损伤腹部内容物。当可以通过后外侧切口触摸腹膜后脏器时，需要在初始扩张器放置之前轻柔地将腹腔内器官向前拨动并剥离腰大肌上的剩余脂肪，为后续放置扩张器和牵开器系统创造一个安全的路径。然后将示指指尖向上转向直接外侧切口，与初始扩张器相遇，并引导其向下到达腰大肌外侧表面。

单切口技术

皮肤标记完成后，平行于腹壁肌肉纤维的方向锐性地做一个直接的外侧切口。切口向深面通过皮下脂肪层到达腹肌组织，直到暴露出腹外斜肌的浅筋膜（图 17.6）。此时，切口应尽量避免电灼，以防止损伤皮肤内敏感的浅表感觉神经。可以使用一个小的自动固定牵开器以便开始进行钝性分离。

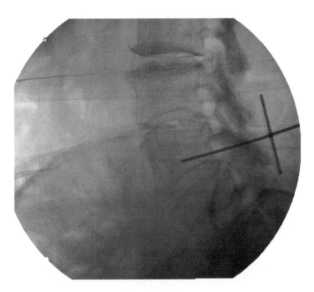

图 17.4　术中侧位透视。髂嵴遮挡了 L4/L5 椎间盘的影像

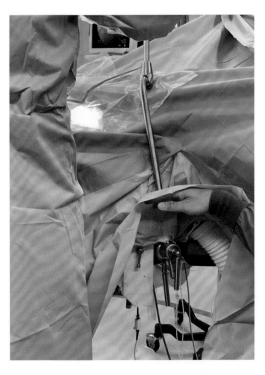

图 17.5　放置后方牵开器支臂

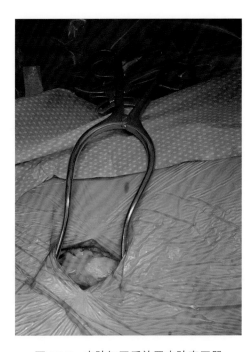

图 17.6　皮肤切开后放置皮肤牵开器

之后切开腹外斜肌，随后使用血管钳钝性分离腹外斜肌、腹内斜肌和腹横肌的纤维（图 17.7）。经过腹横筋膜后可见腹膜后脂肪，注意不要进入腹膜腔。

然后用示指触摸来帮助确定腰大肌和腰方肌的外侧缘。医生用手指将腹膜后脂肪和腹膜及其内容物轻轻向前推。这使得腹膜内容物向前下落，远离手术入路。如果是初次接触腹膜后间隙解剖，单切口技术需要非常谨慎。在笔者的机构中，我们通常使用单切口技术。

神经监测

肌电图神经监测的广泛使用使外科医生能够更容易地确定通往目标椎间盘的安全轨迹并找到经腰大肌的安全通道，从而将腰丛损伤的风险降至最低（图 17.8 和图 17.9）。腰丛位于腰大肌浅层和深层之间，大部分位于腰大肌后 1/3（Ebraheim et al., 1997）。因此，当手术入路经过该肌肉时，实时肌电图神经监测至关重要。

肌电图探头应瞄准腰大肌前 1/3，远离腰丛，注意避免损伤前方血管结构。术中通常进行"四组式"（train of four，TOF）测试，以确保肌肉松弛剂不干扰肌电图监测。在 TOF 测试中，可观察到 4 个连续的刺激和 4 个相应的反应。第 4 次反应应该是第 1

次反应的 75% 或更多。然后使用外周刺激来识别术野相关腰大肌内的神经。触发动作电位的阈值越低，探头就越接近神经。随后在透视监视下将肌电图探头尖端沿腰大肌向深面推进至椎间盘间隙（Berends et al., 2016）。

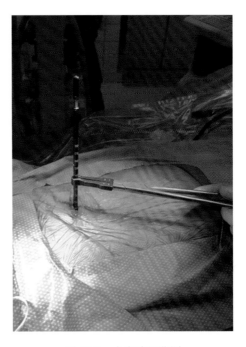

图 17.8 术中神经监测

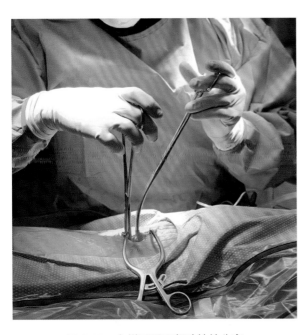

图 17.7 弯钳可用于帮助钝性分离

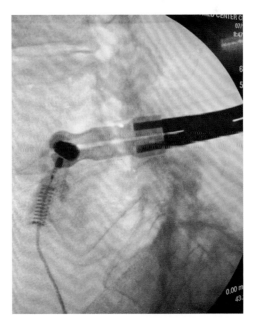

图 17.9 侧位透视影像显示使用神经监测探头了解腰丛位置

扩张器和牵开器放置

按顺序常规放置 3 个扩张器，并使用触发式肌电图神经监测来确保腰丛和安全剥离平面之间有足够的距离（图 17.10）。扩张器的末端有刺激电极，在放置过程中通过腰大肌时提供实时肌电图监测。

扩张器在腰大肌外侧表面的正确放置应通过侧位透视来验证。位置确定后沿着腰大肌进行钝性分离，在扩张器尖端的刺激电极可提供实时肌电图神经监测。扩张器的放置轨迹应以腰大肌前中 1/3 为目标，以尽量减少腰丛损伤的风险。同样，侧位透视用于确保扩张器适当地安置在目标椎间盘空间的中后 1/3 交界处。一旦确定初始扩张器的位置正确，在透视引导下通过初始扩张器插入一根克氏针，使其穿至椎间隙中央。将初始扩张器放置在椎间盘纤维环上，可以根据皮肤边缘初始扩张器上的深度标记来选择合适的牵开片长度（图 17.11）。

为了有足够的时间组装牵开系统，外科医生在进行连续扩张时应将所需的牵开片长度告知洗手技术员 / 护士。将最后一个扩张器放置在目标椎间盘中后 1/3 交界处后，在扩张器的上方安装一个台式牵开器，注意不要将牵开片撑开超过椎体中点，以避免损伤节段血管。缓慢旋转地推进牵开器以建立手术通道。牵开器手柄应平行于椎间隙，保证可见单极探头，并确保与 C 臂对齐。然后将牵开器固定在手术床上，再次侧位透视来确认正确的轨迹和椎间隙，确保牵开器在目标椎间盘上的正确位置（图 17.12）。

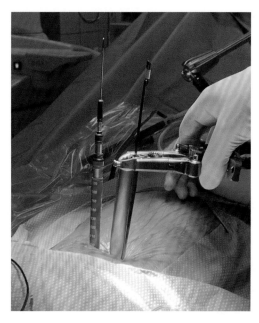

图 17.11　放置牵开器。牵开器长度由最后一根扩张管深度所确定。该病例选择了 100 mm 长的牵开器

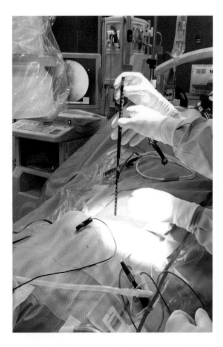

图 17.10　持续神经监测下放置扩张器对于预防入路相关神经丛损伤至关重要

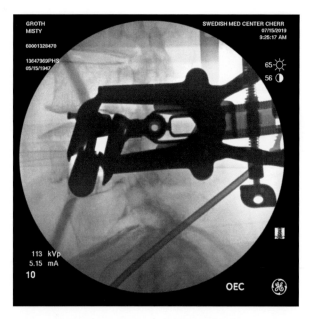

图 17.12　透视下放置牵开器。牵开器的定位取决于手术本身

一旦牵开器调整到所需位置，移除扩张器，将克氏针留在原位。少量软组织通常保留在牵开器的底部；因此，刺激探头可用于检查是否接近神经结构（图 17.13）。

当牵开器处于最终位置时，应放置垫片以防止牵开片和牵开器移动（图 17.14）。当不得不使用双极电凝时，要小心谨慎，尽量减少对附近神经损害。接下来，单极肌电图探头可以确保其在安全位置。探头应插入后方牵开片的凹槽内，确保与附近神经根有足够距离。一旦后方牵开片与神经根具备安全距离，就可以展开垫片，并插入垫片冲击器，直到它们与牵开片尖端齐平。在固定牵开器处于理想位置之前，插入后方椎间盘内的垫片有助于防止牵开器移位。通过正位透视验证垫片的位置（DiGiorgio et al., 2017）（图 17.14）。笔者倾向于使用实时透视和肌电图监测来指导探头、扩张器和牵开器放置在适当位置，以便这些装置快速和准确地连接（图 17.15）。因此，与多次透视谨慎地向目标椎间盘推进相比，这样做总体射线暴露更少。

椎间盘切除

一旦确定了椎间隙的前缘，就可用刺刀状的纤维环切开刀进行纤维环侧方切开（图 17.16）。

必须注意避免刀片横行切过前纵韧带（ALL）和位于前方的血管、神经。纤维环的切口应该大致匹配所需植入物的宽度。用髓核钳、刮匙和终板铰刀完成椎间盘切除。然后使用钝性椎间盘内处理装

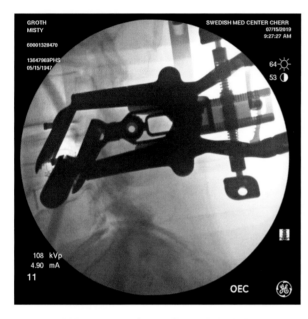

图 17.13　侧位透视显示牵开器放置在椎间盘中后 1/3 交界处。牵开片不应扩张到椎间盘的后 1/3（此处可能损伤下行神经根）或椎体的前界（此处可能损伤血管结构）

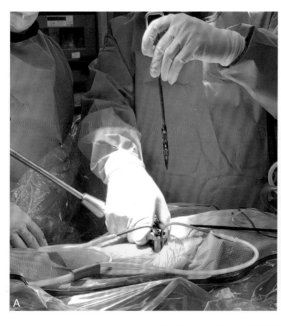
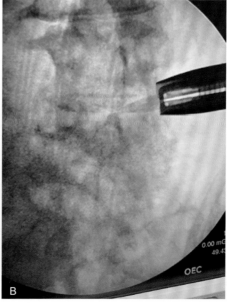

图 17.14　垫片（A）在透视下放置（B）

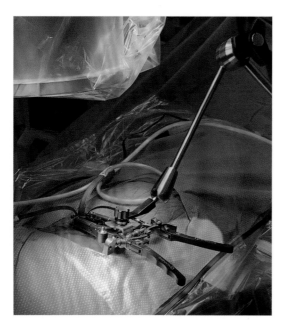

图 17.15　术中放置牵开器

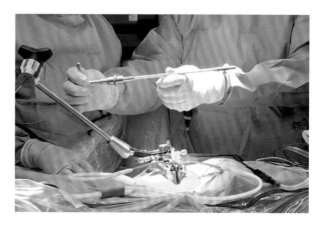

图 17.17　椎间盘内钝性处理装置

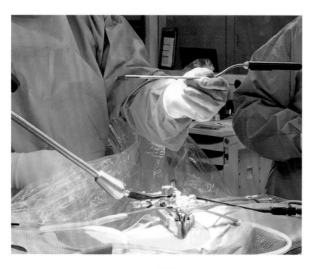

图 17.16　刺刀状纤维环切开刀

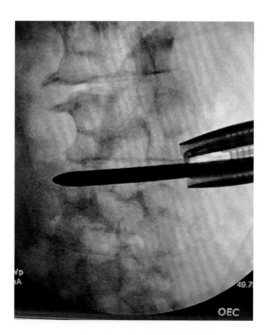

图 17.18　椎间盘内钝性处理装置

置（图 17.17、图 17.18）破开对侧纤维环，并处理附着在上下终板上的椎间盘。可以使用终板铰刀去除椎间盘的剩余部分（图 17.19、图 17.20）。

保护骨性终板并完全去除软骨间盘是合适且稳定放置植入物的必要条件。因此，应避免终板的过度切除，以尽量减少 Cage 下沉的风险。然而，充分的椎间盘切除和软骨终板剥离是必要的，以恢复椎间隙高度及降低 Cage 下沉的风险。每一步都应在透视引导下进行。除非必要，否则在手术过程中不要改变患者的体位，这至关重要。患者意外移位

可导致器械的非垂直插入，而引起血管和神经损伤（Berjano et al., 2015）。为了防止终板大量出血，笔者常使用流体明胶，它可以进一步用于 Cage 的准备（图 17.21）。

植入物放置

完全去除椎间盘后，通过试模确定合适的椎间植入物大小，以恢复足够的椎间高度和椎间孔大小为宜。并通过双切面平行透视来确认试模的正确位置（图 17.22）。必须注意不要因试模高度过大而损

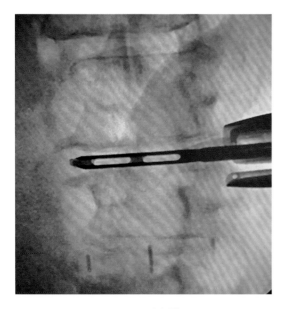

图 17.19　终板铰刀

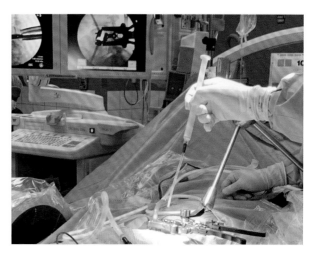

图 17.21　使用流体明胶

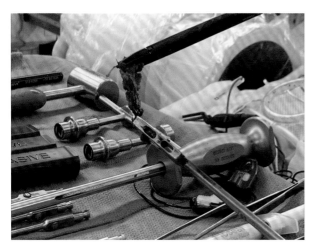

图 17.20　终板铰刀

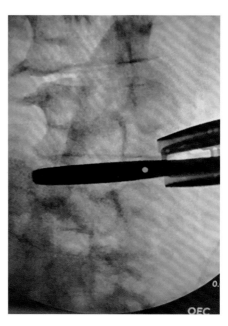

图 17.22　透视下试模

伪终板。然后使用滑锤来协助移除试模。一旦确定了合适的植入物尺寸，就用自体骨和（或）同种异体骨或其他合成材料填充植入物，注意不要过度填充。

椎间融合器通常是多孔的，因此植骨可以在其内生长并与相邻的椎体融合（图 17.23、图 17.24）。在透视引导并保护终板的情况下，将植入物连接到植入器上，并将其击入到椎间隙的中心（图 17.25、图 17.26）。椎间垫片可以使用植入滑板插入，其在置入过程中对于植入物位置维持和终板保护极为重要。

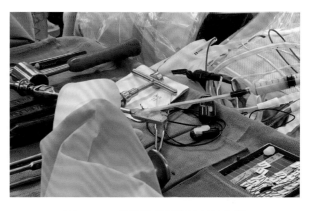

图 17.23　使用流体明胶处理融合器

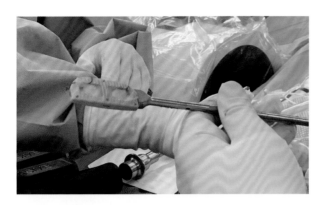

图 17.24　使用流体明胶处理融合器

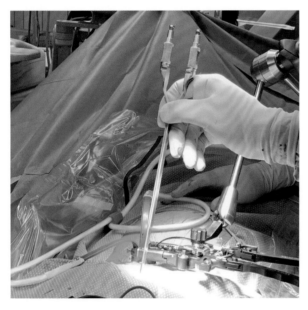

图 17.25　保护终板避免骨折

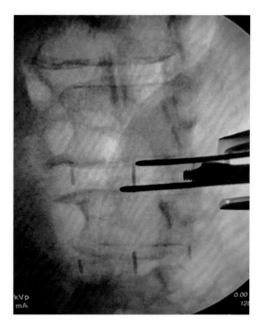

图 17.26　透视

植入物的大小应足以跨越椎间骨骺环，这确保了植入物的解剖稳定性、稳固融合及降低下沉风险（Berjano et al., 2015）。此外，在植入物放置过程中，器械轨迹应始终垂直于椎间隙，以避免损伤附近的神经血管结构，确保植入物的正确放置。这可以通过对外科医生的位置和轨迹平面的连续观察反馈来实现。

前纵韧带松解

在需要撑开前柱的情况下，前纵韧带可以在非开放入路的情况下得到松解，最大限度地减少组织损伤和并发症。根据最近发表的解剖序列重建分类方法，侧方入路融合器独立支撑（stand-alone）可被认为是前柱序列重建（anterior column realignment, ACR）+ Schwab 分级 1。根据所需恢复前凸度数和椎间隙条件，可使用前凸 20° 或 30° 的融合器。30°融合器可获得 1°~14° 的节段前凸，平均 7.8°（Uribe et al., 2018）。这避免了脊柱截骨手术可能发生的并发症，如椎间孔高度的进一步丢失和可能的神经压迫及硬膜外出血[9]。在手术治疗后凸畸形时，应在前纵韧带松解的同时进行椎间盘切除术，以确保脊柱前部松解和矢状 Cobb 角的矫正（Birnbaum et al., 2001）。在脊柱侧凸病例中，经皮后路椎弓根螺钉内固定的 LLIF 可适度增加前凸，并提供显著（40%~75%）的冠状力线矫正（Berjano 和 Lamartina, 2013）。当牵开器位置确定后，牵开片垫片将锚定在椎间隙后方（图 17.27）。

在松解前纵韧带前，应进行纤维环切开和广泛的椎间盘切除，应注意终板的准备和保护。通过椎间隙按顺序放置扩张器逐级撑开前纵韧带。当相邻椎体终板活动的阻力很小时，可以确定前纵韧带已彻底松解，进一步在透视下可明显地观察到腹侧椎间盘呈"鱼嘴样"开口。终板准备好后（图 17.28、图 17.29），可以将不同尺寸和角度的试模放入椎间隙，以确定最合适的尺寸和角度（图 17.30）。

确定好尺寸和角度，可以植入适当尺寸、增加前凸的、具有集成螺钉固定的 PEEK（聚醚醚酮）椎

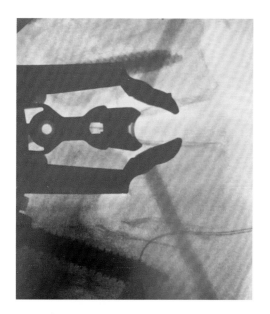

图 17.27　侧位透视显示牵开器位置

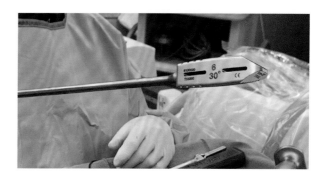

图 17.30　试模

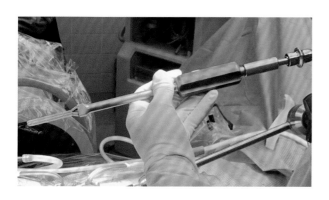

图 17.28　椎间盘内前方撑开器闭合

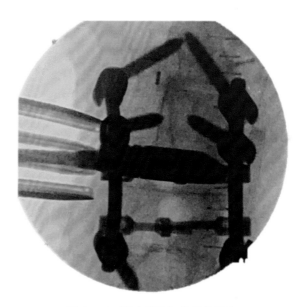

图 17.31　融合器及钉棒系统置入

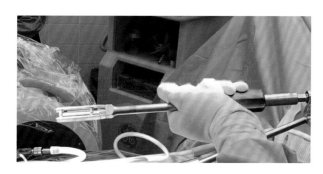

图 17.29　椎间盘内前方撑开器打开

间融合器（图 17.31）。如果行前纵韧带松解、使用增加前凸的融合器，LLIF 应辅以椎弓根螺钉固定，以减少潜在的并发症如内植物下沉，同时提供显著的稳定性。

关闭切口

在放置融合器并透视确认后，移除垫片和光源。拆卸牵开系统，慢慢取出牵开片，观察是否有明显出血。再次透视获得最终正位和侧位影像，以确保融合器的位置正确。使用双极电凝烧灼止血，并冲洗手术野。将手术床放平，使患者回到中立位。最后，使用 Vicryl 缝合线缝合腹外斜肌上方的筋膜，然后缝合皮肤和皮下层。

（Alexander von Glinski, Dia R. Halalmeh, Seong-Jin
Moon, Marc D. Moisi, Rod J. Oskouian 著
杜开利　张春强　全娅群 译　王　兵 审校）

参考文献

Berends, H.I., Journée, H.L., Rácz, I., van Loon, J., Härtl, R., Spruit, M., 2016. Multimodality intraoperative neuromonitoring in extreme lateral interbody fusion. Transcranial electrical stimulation as indispensable rearview. Eur. Spine J. 25 (5), 1581−1586.

Berjano, P., Lamartina, C., 2013. Far lateral approaches (XLIF) in adult scoliosis. Eur. Spine J. 22 (Suppl. 2), S242−S253.

Berjano, P., Damilano, M., Ismael, M., Longo, A., Bruno, A., Lamartina, C., 2015. Anterior column realignment (ACR) technique for correction of sagittal imbalance. Eur. Spine J. 24 (Suppl. 3), 451−453.

Birnbaum, K., Siebert, C.H., Hinkelmann, J., Prescher, A., Niethard, F.U., 2001. Correction of kyphotic deformity before and after transection of the anterior longitudinal ligament–a cadaver study. Arch. Orthop. Trauma Surg. 121 (3), 142−147.

DiGiorgio, A.M., Edwards, C.S., Virk, M.S., Mummaneni, P.V., Chou, D., 2017. Stereotactic navigation for the prepsoas oblique lateral lumbar interbody fusion: technical note and case series. Neurosurg. Focus 43 (2), E14.

Ebraheim, N.A., Xu, R., Huntoon, M., Yeasting, R.A., 1997. Location of the extraforaminal lumbar nerve roots. An anatomic study. Clin. Orthop. Relat. Res. (340), 230−235.

Love, J.G., 1939. Protruded intervertebral disks: with a note regarding hypertrophy of ligamenta flava. Jama 113 (23), 2029−2035.

Maiman, D.J., Larson, S.J., Luck, E., El-Ghatit, A., 1984. Lateral extracavitary approach to the spine for thoracic disc herniation: report of 23 cases. Neurosurgery 14 (2), 178−182.

Mayer, H.M., Brock, M., 1993. Percutaneous endoscopic discectomy: surgical technique and preliminary results compared to microsurgical discectomy. J. Neurosurg. 78 (2), 216−225.

Moisi, M., Fisahn, C., Tubbs, R.S., Page, J., Rice, R., Paulson, D., et al., 2016. Lateral thoracic osteoplastic rib-sparing technique used for lateral spine surgery: technical note. Cureus 8 (7), e668.

Ozgur, B.M., Aryan, H.E., Pimenta, L., Taylor, W.R., 2006. Extreme Lateral Interbody Fusion (XLIF): a novel surgical technique for anterior lumbar interbody fusion. Spine J. 6 (4), 435−443.

Smith, M.M., Foley, K.T., 1998. Micro endoscopic discectomy (MED): the first 100 cases. Neurosurgery 43 (3), 701.

Uribe, J.S., Schwab, F., Mundis, G.M., Xu, D.S., Januszewski, J., Kanter, A.S., et al., 2018. The comprehensive anatomical spinal osteotomy and anterior column realignment classification. J. Neurosurg. Spine 29 (5), 565−575.

延伸阅读

Dandy, W.E., 1989. Loose cartilage from intervertebral disk simulating tumor of the spinal cord. By Walter E. Dandy, 1929. Clin. Orthop. Relat. Res. (238), 4−8.

第18章　腹部自主神经

引言

自主神经系统分为两部分：交感神经和副交感神经，二者都由来自下丘脑的上运动神经元控制。来自下丘脑前部的上运动神经元控制下副交感神经纤维，来自下丘脑后部的神经元控制交感神经纤维。这些纤维随后进入脑干和脊髓，形成下丘脑脊髓束。

在交感神经系统中，下丘脑脊髓束在脊髓后角外侧的白质中行进，在第1胸椎到第1或第2腰椎之间节段中间外侧角内的神经元细胞体上结束。这些脊髓的轴突通过腹侧神经根分支向侧方走行，并通过白交通支进入交感神经干。在进入交感神经干后，它们可以在各自的脊髓水平或其上下的交感神经节上产生突触。形成突触后，节后神经（突触后）纤维可以离开交感神经干，主要沿着体腔内的血管走行，最终到达目标脏器或进入头部。一些节后纤维未分布到脏器，而是通过灰交通支重新进入脊神经节段，分布到四肢和体腔壁的平滑肌（竖毛肌）、血管、皮肤内腺体。由于交感神经系统的源神经元主要位于胸段脊髓内，因此只有在这里才能发现白交通支（T1~L2）。与此相反，灰交通支存在于所有脊柱节段，因此分布于胸段脊髓上方或下方的躯体节后纤维必须在交感神经干内上行或下行。从方位上看，白交通支在灰交通支的稍外侧；此外，由于有髓纤维的密度较小原因，它们通常显得更粗。此外，白交通支自体腔携带内脏传入纤维。在上腰椎区域，白交通支常从一个特定的神经节斜向上走行，它们通常来自下一节段或更下方的神经（Hollinshead, 1956）。灰交通支倾向于水平走行，或从神经节到相应的神经仅稍微向下走行。

交感干神经节

从颅底到脊柱的最尾端都可找到交感神经干

（图18.1）。奇神经节（沃尔瑟神经节，ganglion of Walther）是其最下方的单一神经节，连接尾骨前方的两个神经干。在颈部，交感神经干在颈动脉鞘后方走行，在胸段位于肋椎交界处前方椎旁。在腹部，经过内侧弓状韧带后方，交感干沿着腰椎椎体前外侧和骶骨前方走行，并位于髂总血管后方。一般有3个颈神经节，11个胸神经节，4个腰神经节，以及4~5个骶神经节。这些神经节的大小从6 mm到6 cm不等（Hollinshead, 1956），其中最固定、通常也是最大的位于第2腰椎。交感神经干的腰段穿过右侧的腰大肌和下腔静脉之间以及左侧的腰大肌和主动脉之间（图18.2）。交感神经干的骶段向下腹上丛发出2~3根分支（骶内脏支），这将在后面讨论。腰骶交感神经干的其他分支包括血管支、骨支和关节支（Woodburne and Burkel, 1988）。

内脏交感神经

为了到达腹部，来自胸交感神经干的节前内脏神经通过膈肌下降到主动脉前（椎前）神经节的突触。内脏大神经起于T5至T9节段，止于腹腔神经节；内脏小神经起于T10至T11节段，止于腹腔或主动脉肾神经节；最小（最低）内脏神经（如果存在）来自T12节段，止于主动脉肾神经节。在4%的个体中，有第4神经或副内脏神经，其路径和起止与最小内脏神经相似（Hollinshead, 1956）。由上述神经节和神经（来自交感、迷走神经纤维以及内脏感觉、运动神经元）形成的主动脉前丛在腹主动脉的前方下行。交感神经干的节前分支不直接发出突触，被认为是腰骶椎内脏支。这些分支组成了肠系膜间丛、肠系膜下丛和下腹上丛，它们是腹主动脉分叉处下方主动脉前丛的延伸部分。一些作者发现S2神经节提供了大部分的骶内脏支（Baader and Herrmann, 2003）。一些腰椎内脏神经，尤其是较下

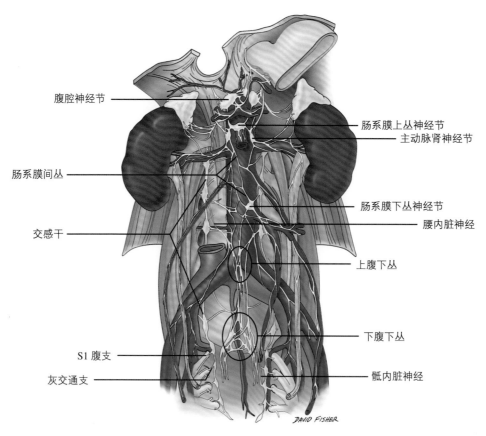

腹腔神经节

肠系膜上丛神经节
主动脉肾神经节

肠系膜间丛

肠系膜下丛神经节
腰内脏神经

交感干

上腹下丛

下腹下丛

S1 腹支

骶内脏神经

灰交通支

DAVID FISHER

图 18.1   腹膜后自主神经示意图。注意内脏交感神经（未标记）和迷走神经后干（未标记）进入腹腔神经节

的分支，趋向位于髂总动脉的后方。应该强调的是，术语"内脏的"并不能表示神经是节前或节后的。虽然腹部和骨盆的交感内脏神经确实是节前的，但大部分到达心脏和肺的高于 T5 的内脏神经则是节后的。

副交感神经通路 – 迷走神经

　　如术语"颅骶输出"所示，副交感神经系统的中枢神经元细胞体位于脑干和骶脊髓。4 对颅神经有脑干核，参与副交感神经系统；但本节仅讨论迷走神经，因为仅有该神经参与副交感神经的腹部分布。一般来说，迷走神经为整个腹部提供副交感神经纤维并延伸到接近结肠的脾曲处。这些纤维产生于脑干，特别是延髓的背侧运动核。有趣的是，大多数迷走神经纤维是感觉神经，而非运动神经。迷走神经在颈部下行，作为颈动脉鞘的组成部分，进入胸腔后经肺门后方穿过纵隔。左迷走神经在食管前形成神经丛，右迷走神经在食管后形成神经丛。

迷走神经在膈肌附近形成迷走神经前干和后干。这两条迷走神经干与食管并行穿过食管裂孔，并在此区域与交感神经节（如腹腔神经节）交织。接下来是腹部神经干，迷走神经和交感神经纤维混杂难以区分。前干主要到达肝丛，为肝脏和其相关导管以及胃服务。后干（图 18.1）有一根大分支进入腹腔丛，远端分支延伸至脾曲近端周围的胃肠道、胰腺、脾脏和肾脏。上述交感神经节内没有迷走神经纤维的突触，因为迷走神经就在其靶器官处或器官附近与肠神经节（黏膜下丛或 Meissner 神经丛，肌内 Auerbach 神经丛）形成突触。迷走神经内脏传入纤维的起始细胞位于颅底附近的结状神经节，终止于孤核（Crosby et al., 1962）。

副交感神经通路 – 骨盆内脏神经

　　副交感神经系统的骶部位于脊髓的 S2~S4 节段。这些神经元细胞体位于胸段和上腰段脊髓的中外侧角。这些神经元的节后纤维分布于骨盆和腹

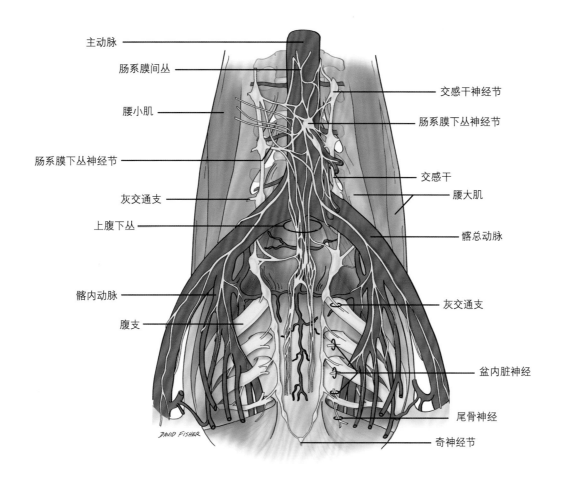

主动脉

肠系膜间丛

腰小肌

肠系膜下丛神经节

灰交通支

上腹下丛

髂内动脉

腹支

交感干神经节

肠系膜下丛神经节

交感干

腰大肌

髂总动脉

灰交通支

盆内脏神经

尾骨神经

奇神经节

DAVID FISHER

图 18.2　腹盆腔下部，注意该区域的自主神经及其与主动脉和髂总动脉的关系

部，远端大概至脾曲。这些神经也被称为骨盆内脏神经（图 18.2）或生殖神经（性神经），从骶前孔（S2~S4）发出后不久就能看到，并产生 3~10 根分支。应注意的是，这些纤维大部分位于 S3 脊神经。

腹盆区自主神经丛
膈丛

  该神经丛来自腹腔神经节和迷走神经的分支，与膈下动脉一起走行，并沿这些血管分布至膈、腹膜壁、肾上腺、下腔静脉、食管和胃食管交界处（Hollinshead, 1956）。右膈丛在腔静脉孔与右膈神经相连，在这个位置有一个小的（膈）神经节（Woodburne and Burkel, 1988）。左侧膈丛的纤维分布到食管，两侧腹腔神经节的纤维与膈神经相连。除了支配上述结构，也有分支发往肾上神经丛。膈丛通往肾上腺的分支是节前神经分支。

腹腔丛

  腹腔丛由胸交感内脏神经、迷走神经纤维和腹腔神经节的纤维形成（图 18.1）。它的分支包括肝丛、左胃丛、胃十二指肠丛和脾丛。需要注意的是，该神经丛不仅仅是与腹腔动脉相关的神经纤维，而且是腹腔、肠系膜上动脉和肾动脉区域的神经丛。因此，这些神经纤维还分布于主动脉的前外侧以及膈肌脚的前部。右侧腹腔神经节通常被前方的下腔静脉覆盖。腹腔丛主要分布于前肠衍生器官，如肝、脾和胃。

肠系膜上丛

  肠系膜上丛是腹腔丛最大的分支，是腹腔丛下部的延续。这一由交感神经纤维和迷走神经纤维交叉形成的网状结构位于肠系膜上动脉水平的主动脉前表面。肠系膜上丛神经节（图 18.1）可以与腹腔神经节融合，故两者无法区分。这个神经丛随着肠系膜上动脉向中肠衍生器官（如小肠、盲肠、阑尾、升结肠和横结肠）延伸而变得不那么密集。

肾上腺丛

腹腔丛、腹腔神经节、膈神经和内脏大神经的分支组成了肾上腺丛，而肾上腺丛的纤维主要分布在肾上腺的髓质部分。相较于其他支配同样大小器官的神经，肾上腺丛神经显得粗大很多。

肾丛

该神经丛是腹腔丛的外侧延续，大部分纤维来自主动脉肾神经节和最小内脏神经。节后纤维来源于腹腔神经节，大多数节前纤维来源于 T11 至 T12（或 L1）。这个神经丛与肾上腺体和卵巢的神经丛交错。主动脉肾神经节位于左、右肾动脉与主动脉的交界处。肾动脉后上方处常可见小的肾神经节。肾丛和肾上腺丛之间以及输尿管丛之间（见下文）有交通。通往肾丛的副交感神经纤维起源于迷走神经，它们通过腹腔丛到达肾丛。

输尿管丛

该神经丛来自于腹部和盆腔区域。其上段纤维来自肾丛、肠系膜间丛和下腹上丛；下段的神经来自上腹下丛，支配膀胱。节段上，通往输尿管丛的交感神经纤维起源于脊髓的 T11 至 L2 水平。节前迷走神经纤维经腹腔丛到达输尿管丛，至少到达下 1/3 处，与输尿管壁的神经节形成突触。

卵巢丛

卵巢丛与输尿管丛紧密相连，并有许多相同来源的分支。这些神经伴随卵巢血管走行。汇入的副交感神经来自迷走神经，也可以来源于下腹下丛（Crosby et al., 1962）。交感神经纤维从 T10 到 T11 椎体水平发出并到达卵巢。节后纤维产生于卵巢动脉起始处的卵巢神经节细胞或腹腔丛和肾丛中的神经元（Crosby et al., 1962）。卵巢丛分布于卵巢、阔韧带和输卵管，与子宫神经丛相通。沿着输卵管走行的神经纤维称为 Jacques 神经丛。卵巢内神经节细胞（Elis 神经节）可沿卵巢丛分布。Winterhalter

（1896）描述了卵巢的交感神经节。

肠系膜间丛

这些神经纤维（图 18.1）位于肠系膜上丛和下丛之间的主动脉上，与更多的近端主动脉前神经纤维、肾动脉和卵巢动脉沿线的神经丛以及输尿管近端沿线的神经丛直接相连。每个神经丛都包含小神经节（Baljet and Drukker, 1981）。

肠系膜下丛

此神经丛由神经束和小神经节组成。其向远端延伸，与腰段内脏神经汇合增粗成为上腹下丛，位于主动脉分叉下方。一些作者认为盆腔内脏神经纤维（副交感神经）从下腹下丛向后移行到肠系膜下丛，分布到后肠（即降结肠、乙状结肠和直肠）。直肠上丛是肠系膜下丛沿直肠上动脉的延伸。这些神经纤维支配乙状结肠的下部和直肠。

上腹下丛

上腹下丛（骶前神经或 Hovelacque 神经丛）（图 18.2 和图 18.3）是一种腹膜后结构，固定于主动脉分叉前方，以左髂总静脉、骶正中血管、第 5 腰椎、骶骨角和髂总动脉为界。一些作者和文献都把这个神经丛称为骶前神经；然而，它通常不仅仅是单一的神经，其在骨盆有复杂的网状结构且位于腰前。上腹下丛在腹膜外结缔组织内沿中线略偏左分布。它由主动脉丛（交感神经和副交感神经）、腰内脏神经（交感神经）和盆腔内脏神经（副交感神经）的分支组成，这些神经从下腹下丛通过腹下神经向上延伸。内脏传入神经也穿过上腹下丛。输尿管丛的中间部分由上腹下丛和腹下神经共同形成，通常穿过子宫肌层或伴随血管到达外膜。下腹上丛沿肠系膜下动脉和直肠上动脉向直肠盆壁和肛门内括约肌提供神经支配。上腹下丛也支配部分会阴。此副交感神经抑制直肠肌肉收缩和促进肛门内括约肌张力，从而产生排便阻力。

上腹下丛通常呈丛状，但也有变异的情况。神经丛可能由一根细而圆的神经形成；或呈丛状形态；或宽大且包含分散神经束的带状神经干；或两条彼此靠近的独立神经。

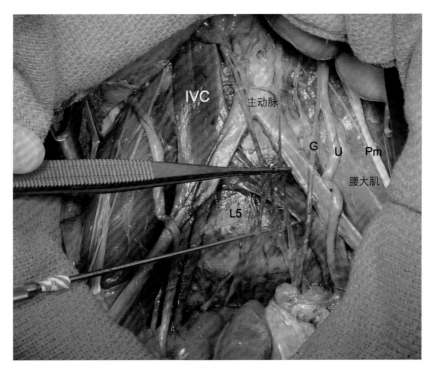

图 18.3　上腹部下丛的尸体解剖（用钳子夹住并在探头上移动。注意下腔静脉（IVC）和第 5 腰椎（L5）。左侧可见性腺静脉（G）、输尿管（U）和腰小肌（Pm）

Ⅰ型

这种类型（17.14%）表现为单一的细圆形神经。Paraskevas 等（2008）在他们的研究中将这种神经称为骶前神经；然而，在本文中，使用它的现代名称"腰前神经"。腰前神经形成于腹主动脉分叉以下，横贯身体左侧，到髂总静脉左前方，随后分叉成两条腹下神经，沿其路径与直肠上动脉和腹膜紧密相连。

Ⅱ型

这种类型（28.57%）出现在覆盖髂总动脉之间区域的经典丛状排列中。

Ⅲ型

这种类型（22.85%）中，神经干更宽、呈方形且更粗，神经束与结缔组织混合。此神经干通常从腹主动脉分叉延伸到骶骨岬。

Ⅳ型

这种类型（31.44%）表现为两条神经在分离之前彼此并排行进，在第 5 腰椎的水平向内侧延伸，在第 1 骶椎的外侧分开。

尽管上腹下丛被骶骨岬所包围，但仍在相当数量的标本中（37.14%；N = 35）神经丛延伸至骶骨岬外 12.3 mm。神经丛可位于中线右侧约 6.1 mm，宽达 41.2 mm，长达 98 mm（Paraskevas et al., 2008）。Delmas（1928）检查了上腹下丛的结构，发现上腹下丛始终接受来自第三和第四交感神经节的分支。神经丛有三个根，两个外侧根和一个中间根，前者来自盆腔内脏神经，后者是腹主动脉神经丛的延续。Argentino（1934）描述了一种类型的上腹下丛，其中有 3 个不同的根被神经纤维连接鞘所覆盖。Savas（1958）解剖了 126 具男女尸体，在 63.5% 的标本中发现了神经主干；细条纹状主干占 23.8%；宽丛状结构占 12.7%。此外，Savas（1958）是最先断言骶前神经即腰前神经的人之一，认为骶前神经实际上并不存在，只是上腹下丛的一部分。Paraskevas（2008）还发现交感神经纤维不仅来自腰椎区域，还来自通过腹腔丛的胸腔交感神经。

腰椎椎间融合导致射精障碍

男性性功能受上腹下丛支配，允许正常精子通过输精管和精囊。男性神经丛的交感神经支配允许生殖道平滑肌收缩，从而射出精液。同时通过交感神经刺激尿道近端肌肉，闭合膀胱颈部的括约肌，可以防止精液回流到膀胱（Paraskevas et al., 2008年）。腰椎椎间融合术入路可能引起明显的逆行性射精。Lindley 等（2012）指出，虽然前路腰椎椎间融合术（ALIF）已经越来越流行，但在接受 ALIF 的患者中，有 7.4% 发生逆行射精，接受人工椎间盘置换术的患者中 9.8% 发生逆行射精。Sasso 等（2003）报道了 ALIF 后逆行射精的发生率在 0.42% 至 5.9% 之间。通过腹膜后暴露 L4~L5 和 L5~S1 椎间隙可以降低逆行射精的发生率，据报道，经腹膜入路逆行射精的发生率则高 10 倍（Sasso et al., 2003）。通过腹膜后进入椎间隙和椎体需要避开大血管、腰骶神经丛，同时也要注意避开上腹下丛。锐性切开组织而非小心的钝性剥离可能切断上腹下丛与精囊、输精管和其他盆腔射精结构之间的连接，从而导致射精障碍。

下腹下丛

下腹下丛（图 18.1）由上腹下丛、盆腔内脏神经、骶骨内脏神经和内脏传入纤维融合而成，位于输精管和输尿管盆腔末端的水平。随后沿着精囊的后外侧和输精管走行（Drizenko et al., 2003）。一些作者报道了 S1~S5 脊神经参与下腹下丛。然而，Baljet 和 Drukker（1981）发现大多数从骶神经进入该神经丛的神经纤维来自 S3 腹侧支。对于女性，子宫骶韧带的横断可导致大部分腹下神经纤维损害（Maas et al., 2005）。此神经丛大部分位于膀胱下血管水平，因此不到达盆底下方（Fritsch, 1989）。Frankenhäuser（1866）描述了位于宫颈外侧的下腹下丛神经节，而 Lee（1841）可能在更早的二十多年前提到过相同的结构。下腹下丛中的交感神经纤维具有血管收缩作用，对平滑肌括约肌有驱动作用，对肠蠕动有抑制作用。对于男性，Röthlisberger 等（2018）将下腹下丛描述为扇形分布；在背侧，这些神经通过内脏神经将副交感神经传递到骶丛；在背内侧，分支被传递到直肠；在腹侧，有发往膀胱、精囊、前列腺和尿道的分支。下腹下丛也为横纹肌提供盆腔神经分支。大多数骨盆传入的痛觉纤维沿交感神经通路返回中枢神经系统，但宫颈、阴道、膀胱三角区和直肠除外；来自这些区域的痛觉纤维沿着副交感神经通路（S2~S4）走行。Moszkowicz 等（2011）发现，输尿管与子宫动脉后壁的交点恰好位于腹下神经和下腹下丛的交界处，性器官的前下支起源于下腹下丛的前下角，集中于阴道后外侧壁。

下腹下丛的分支

下腹下丛的分支可以根据它们所供应的器官或伴随它们的血管来命名。这些分支可以自由地相互交通，因此它们的命名是比较随意的。

子宫阴道丛

子宫阴道丛是下腹下丛在宫颈两侧阴道上部分的延续。该神经丛内的自主神经纤维主要负责血管舒缩，被 Latarjet 和 Rochet（1922）称为侧神经。如前所述，该神经丛的子宫部分与卵巢神经丛相连。子宫阴道丛位于子宫骶韧带的外侧，与子宫相连。

它的一些纤维与子宫血管一起走行，而不是通过子宫骶韧带。在子宫动脉内侧的主韧带中有很多这样的神经纤维。该神经丛的下分支（如海绵状神经）分布于阴道壁、前庭球的勃起组织、前庭大腺和阴蒂的勃起组织中，因此在女性的性反应中很重要。节前交感神经纤维起源于脊髓的 T10 至 L2 水平。输卵管伞部、输卵管壶腹部和卵巢的神经供应来自卵巢神经丛（T10 至 T11）。支配输卵管和子宫其余部分的神经来自 L1 和 L2。阴道通过子宫阴道丛接受交感神经支配，但其传入痛觉纤维与来自盆腔内脏神经（S2~S4）的副交感神经纤维一起走行。阴道下份接受阴部神经分支的躯体传入神经支配。盆腔内脏纤维在宫颈神经节内与阴道形成突触。来自子宫的传入纤维可能通过第 10~12 胸神经和第 1 腰神经传入脊髓。

膀胱输尿管丛

膀胱接受来自下腹下丛的直接分支和沿输尿管和膀胱下动脉走行的间接纤维（Baader and Herrmann, 2003）。子宫阴道丛和膀胱输尿管丛有不同程度的混合。通往膀胱的膀胱输尿管丛沿着膀胱血管走行并包含小神经节（Baljet and Drukker, 1981），在间质性膀胱炎等高敏感性膀胱疾病的患者中该结构会被切除（Gillespie, 1994）。膀胱的副交感神经支配使得逼尿肌收缩，从而为排空反射服务。交感神经系统供应三角区的平滑肌和区域血管。感觉信息沿交感神经和副交感神经传导，但过度膨胀引起的疼痛主要由交感神经系统传递（Woodburne and Burkel, 1988）。一旦膀胱充盈（由神经丛内的内脏传入纤维感知），膀胱顶部的平滑肌（逼尿肌）收缩，从而增加膀胱内压力。接下来，阴部神经（会阴支）支配盆膈和尿道外括约肌的躯体神经使肌肉得以放松，从而使尿液可以通过尿道排出。

直肠中丛

下腹下丛后部的这个分支由 4~8 根神经组成，常沿直肠中动脉走行至直肠，为直肠提供交感神经和副交感神经支配。下腹下丛也有直接分支参与这个神经丛。一些作者指出直肠只接受来自副交感神经纤维的运动神经支配。直肠传入痛觉纤维与副交感神经纤维（S2~S4）一起走行。

海绵体丛

海绵体丛是下腹下丛的延续，到达女性的勃起组织以及男性的盆底肌和前列腺。一些作者指出，海绵体神经完全起源于阴道丛。然而，女性的海绵状神经不是来自阴道丛，而是来自下腹下丛的最下层纤维（Baader and Herrmann, 2003）。这些纤维通过穿透泌尿生殖膈支配海绵体（Lepor et al., 1985）。刺激这些纤维会导致阴蒂充盈、阴道延长和阴道分泌物增加（Crosby et al., 1962）。在男性中，海绵体神经起源于下腹下丛的前下缘，并向前列腺的后外侧走行。这些纤维随后穿过前列腺顶端和海绵体上表面前方的盆底肌（Drizenko et al., 2003）。

腹盆区内脏痛觉通路

内脏传入神经（慢传导纤维）在副交感神经中占优势，但在交感神经中较少。例如，迷走神经中 90% 的纤维是感觉纤维，而内脏大神经中只有20%。然而，骨盆内脏痛觉主要通过交感神经系统（例如，骶骨内脏神经丛、上腹下丛、输尿管神经丛和卵巢神经丛）返回脊髓。这是骶前神经切除术成功缓解痛经的机制。有人认为腹膜内结构位于"骨盆疼痛线"之上，来自这些结构的传入痛觉纤维沿交感神经传递。腹膜下结构被认为位于"骨盆疼痛线"下方，来自该区域的传入痛觉纤维沿副交感神经（S2~S4）传导。例如，来自宫颈、阴道、膀胱三角区和直肠的痛觉经盆腔内脏神经返回脊髓。盆腔内脏神经（S2~S4）传导的内脏疼痛并不是从这些脊神经的背根进入，而是通过腹根进入（Hardy and Naftel, 2002）。通过腹根进入后，这些内脏痛觉纤维与躯体传入纤维接触较少，因此牵涉痛较少。一些作者还指出，来自卵巢、输卵管远端和子宫的痛觉纤维可以与输尿管丛（包括迷走神经纤维）一起走行。然而，也有人认为，腹盆区域的迷走神经不能传递疼痛信息，因为它的脑干中继中心（孤核）不能向丘脑和皮层传递信息，因此它的信息不能达到意识水平（Hardy and Naftel, 2002）。在一些脊髓横断后仍有痛经的妇女身上找到了由迷走神经传递痛觉的证据（Crosby et al., 1962）。女性在脊髓完全横断后能够体验到性高潮进一步佐证了该通路。内脏痛觉纤维主要终止于脊髓灰质的外侧边缘，靠近中外侧细胞柱。这与体细胞传入相反，体细胞传入主要终止于背侧灰质的内侧部分（Hardy and Naftel, 2002）。一般来说，来自肝脏、脾脏、胰腺和胃的交感传入纤维传入 T6 至 T9 节段；回肠、空肠来源传入 T8 至 T12 节段；肾上腺来源传入到 T6 至 L2 节段；肾脏来源传入到 T10 至 L1 节段；结肠来源传入到 T8 至 S2 节段。阴道近端的上部据报道几乎没有感觉（Crosby et al., 1962）。

（Graham Dupont, R. Shane Tubbs 著
杜开利　张春强 译　王　兵 审校）

参考文献

Argentino, A., 1934. Riceche morfologiche sul cosideto "nervo presacrale". Anat Bericht 28, 7.

Baader, B., Herrmann, M., 2003. Topography of the pelvic autonomic nervous system and its potential impact on surgical intervention in the pelvis. Clin. Anat. 16, 119–130.

Baljet, B., Drukker, J., 1981. Some aspects of the innervation of the abdominal and pelvic organs in the human female fetus. Acta Anat. 111, 222–230.

Crosby, E.C., Humphrey, T., Lauer, E.W., 1962. Correlative Anatomy of the Nervous System. The Macmillan Company, New York.

Delmas, J., Laux, G, 1928. Constitution, forme et rapports du nerf prèsacrè. Anat Bericht 12 (1928), 420.

Drizenko, A., Goullet, E., Mauroy, B., Demondion, X., Bonnal, J.-L., Biserte, J., Abbou, C., 2003. The inferior hypogastric plexus (pelvic plexus): its importance in neural preservation techniques. Surg. Radiol. Anat. 25 (1), 6−15.

Frankenhäuser, I., 1866. Nerven der weiblichenGeschlechtorgane. Jena Ztschr.

Fritsch, H., 1989. Topography of the pelvic autonomic nerves in human fetuses between 21−29 weeks of gestation. Anat. Embryol. 180, 57−64.

Gillespie, L., 1994. Destruction of the vesicoureteric plexus for the treatment of hypersensitive bladder disorders. Br. J. Urol. 74, 40−43.

Hardy, G.P., Naftel, J.P., 2002. Viscerosensory pathways. In: Haines, D.E. (Ed.), Fundamental Neuroscience. Churchill Livingstone, New York, pp. 293−302.

Hollinshead, W.H., 1956. Anatomy for Surgeons: The Thorax, Abdomen, and Pelvis, vol. 2. Hoeber Harper, New York.

Latarjet, A., Rochet, P., 1922. Le plexus hypogastrique chez la femme. Gyn. Obs. 6, 225−243.

Lee, C., 1841. The anatomy of the nerves of the uterus. Philos. Trans. 14, 34−54.

Lepor, H., Gregerman, M., Crosby, R., Mostofi, F.K., Walsh, P.C., 1985. Precise localization of the autonomic nerves from the pelvic plexus to the corpora cavernosa: a detailed anatomical study of the adult male pelvis. J. Urol. 133, 207−212.

Lindley, E.M., McBeth, Z., Henry, S.E., Burger, E.L., Cain, C.M., Patel, V.V., 2012. Retrograde ejaculation following anterior lumbar spine surgery. The Spine Journal 12 (9), S135.

Maas, C.P., Kenter, G.G., Trimbos, J.B., Deruiter, M.C., 2005. Anatomical basis for nerve-sparing radical hysterectomy: immunohisto- chemical study of the pelvic autonomic nerves. Acta Obstet. Gynecol. Scand. 84, 868−874.

Moszkowicz, D., Alsaid, B., Bessede, T., Penna, C., Benoit, G., Peschaud, F., 2011. Female pelvic autonomic neuroanatomy based on conventional macroscopic and computer-assisted anatomic dissections. Surg. Radiol. Anat. 33, 397−404.

Paraskevas, G., Tsitsopoulos, P., Papaziogas, B., Natsis, K., Martoglou, S., Stoltidou, A., Kitsoulis, P., 2008. Variability in superior hypogastric plexus morphology and its clinical applications: A cadaveric study. Sur. Radio. Anat. 30 (6), 481−488.

Röthlisberger, R., Aurore, V., Boemke, S., Bangerter, H., Bergmann, M., Thalmann, G.N., Djonov, V., 2018. The anatomy of the male inferior hypogastric plexus: what should we know for nerve sparing surgery. Clin. Anat. 31 (6).

Savas, A., 1958. Contribution in presacral nerve study. In: Proceedings of the Aristotle University of Thessaloniki, vol 2, pp. 283−297. Greece.

Sasso, R.C., Burkus, J.K., LeHuec, J.C., 2003. Retrograde ejaculation after anterior lumbar interbody fusion: Transperitoneal versus retroperitoneal exposure. Spine 28 (10), 1023−1026.

Winterhalter, E., 1896. Ein sympathisches ganglion immenschlichen ovarium. Arch. Gynak 51, 1−49.

Woodburne, R.T., Burkel, W.E., 1988. Essentials of Human Anatomy, eighth ed. Oxford University Press, New York.

延伸阅读

Carter, J.E., 1998. Surgical treatment for chronic pelvic pain. J. Soc. Laparoendosc. Surg. 2, 129−139.

Perry, C.P., 2000. Peripheral neuropathies causing chronic pelvic pain. J. Am. Assoc. Gynecol. Laparoscopists 7, 281−287.

Pollitt, C.I., Salota, V., Leschinskiy, D., 2011. Chemical neurolysis of the superior hypogastric plexus for chronic noncancer pelvic pain. Int. J. Gynaecol. Obstet. 114, 160−161.

第19章 腹主动脉

引言

主动脉的腹部段（图 19.1）始于第 12 胸椎前方的膈肌主动脉裂孔。腹主动脉有前支、侧支和后支之分。分叉水平在第 4 腰椎或第 4、5 腰椎间的椎间盘处，略偏中线的左侧（Mirjalili et al., 2012）（图 19.2）。计算机断层扫描的结果显示，成人肾动脉起始处以下主动脉的平均直径在女性为 16~18 mm，在男性为 19~21 mm（Rogers et al., 2013; Jasper et al., 2014）。主动脉的平均直径从远端到近端略有减小。通常来说老年人的腹主动脉常常扩张

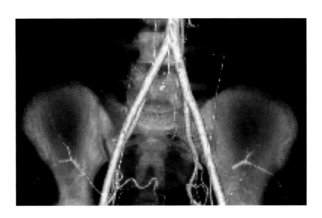

图 19.2　CT 血管造影显示主动脉分叉

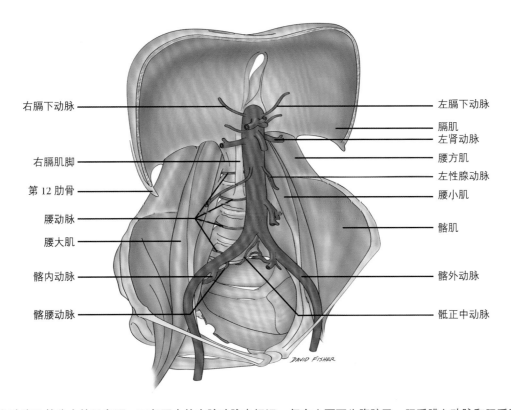

图 19.1　腹主动脉及其分支的示意图。三条正中的内脏动脉未标记，但自上而下为腹腔干、肠系膜上动脉和肠系膜下动脉

和迂曲。

这一章的目的是回顾腹主动脉及其分支基本解剖结构，这些解剖学知识对于采用侧方经腰大肌入路术式的脊柱外科医生来说非常重要。

腹腔干

腹腔干（图 19.1）大多数起源于腹主动脉，起自主动脉裂孔正下方的第 12 胸椎水平，并供应前肠来源结构。腹腔干长 1~3 cm，在脾静脉和胰腺上方近乎水平地向前走行并略微向右移行。通常，腹腔干分成 3 条分支，分别形成胃左动脉、肝总动脉和脾动脉。存在数种变异：腹腔干可发出肠系膜上动脉，或发出 1~2 根膈下动脉。此外，胃左动脉可由腹主动脉发出，其通常是腹腔干的分支（Panagouli et al., 2013），网膜囊位于其前方。腹腔丛环绕腹腔干，在极少数情况下，内侧弓状韧带可压迫腹腔干（Dunbar 综合征）（Ho et al., 2017）。

肠系膜上动脉

肠系膜上动脉（图 19.1）在第 1 腰椎椎体水平起源自腹腔干远端约 3 cm 处（Mirjalili et al., 2012）。该动脉供应中肠来源结构，在胰腺钩突部及十二指肠水平部的前下方走行。左肾静脉在胰体的后方将肠系膜上动脉与主动脉分隔。文献中已描述了数种解剖变异（Tubbs et al., 2016）。

肠系膜下动脉

肠系膜下动脉（图 19.1），其直径小于肠系膜上动脉，起自主动脉分叉处上方约 3~4 cm，大致在第 3 腰椎水平。

肾上腺动脉

两条肾上腺中动脉在膈肌脚外侧走行至肾上腺，并与同侧膈下动脉和肾动脉的肾上腺支吻合（Toni et al., 1988）。右肾上腺中动脉在右腹腔神经节旁沿下腔静脉后方走行，左肾上腺中动脉则在左腹腔神经节、胰腺上缘和脾动脉旁行进。

肾动脉

肾动脉（图 19.1）沿主动脉垂直发出，其发出点位于肠系膜上动脉自主动脉发出点的正下方，大约平第 1 腰椎水平（Mirjalili et al., 2012）。右肾动脉比左肾动脉，在下腔静脉、右肾静脉、胰头和十二指肠降部的后方穿行。相应的，左肾动脉在左肾静脉、胰体和脾静脉后方走行。肾动脉的起源、走行和分支方式常存在变异。

性腺动脉

性腺动脉（图 19.1）是两根细长的血管，起于主动脉，略低于肾动脉，在输尿管和生殖股神经旁向远端走行以供应卵巢和睾丸。

膈下动脉

正常情况下，膈下动脉（图 19.1）从腹腔干正上方的主动脉发出，位于第 12 胸椎水平，或直接起源于腹腔干。腹腔干有时还可以起源于肾动脉（Loukas et al., 2005; Gwon et al., 2007）。膈下动脉供应膈肌的下表面。在分为升支和降支之前，动脉在同侧肾上腺内侧缘附近的膈肌脚前方向外上走行。左升支穿过食管后部，并在食管裂孔左侧向前方分叉。其中一支走行于膈肌中央腱的前方，并与对应血管形成吻合，而另一支则与肌膈动脉和心包膈动脉一起供应胸壁。右升支在形成分支前走行于下腔静脉的后方；其中一个分支走行于膈肌下方，而另一分支则与膈肌中央腱前方对应的血管吻合。膈下动脉发出 2~3 支细小的肾上腺上动脉。

腰动脉

与肋间后动脉串联类似，主动脉通常从其背侧向两侧发出 4 对腰动脉（图 19.1）。有时可见较小的第 5 对腰动脉自骶正中动脉发出，但更常见的情况是髂腰动脉发出第 5 对腰动脉。腰动脉走行于交感干和腱弓的后方；在第 1 至第 4 腰椎椎体水平，腰动脉走行于腰大肌椎体附着点的后外侧。右侧腰动脉在下腔静脉后方走行。左侧第 1 腰动脉和右侧第 1、第 2 腰动脉位于对应膈肌脚的后方。椎间孔外，每根腰动脉分成内侧支、中间支和外侧支，其中内侧支发出神经节支或和脊髓支，中间支发出吻合支和背侧支，外侧支则为腹壁提供血供（Arslan et al., 2011）。

脊髓支称为大根动脉（或 Adamkiewicz 动脉），常起源于上腰动脉，特别是左侧（Biglioli et al., 2004），其损伤可导致脊髓梗死并继发神经损害（图 19.3 和图 19.4）。

腰动脉的外侧支走行于腹内斜肌和腹横肌之间，在腰大肌后方和腰方肌前方通过，以供应后腹壁的肌肉和皮肤。腰动脉与下后肋间动脉、肋下动脉、髂腰动脉、旋髂深动脉和腹壁下动脉汇合形成血管网，供应背部肌肉、椎骨及其关节和背部皮肤。

骶正中动脉

骶正中动脉（图 19.1）最常起于腹主动脉后方，略高于主动脉分叉处，沿中线附近下行至尾骨。如前上所述，它可以发出第 5 腰动脉。

总结

腹主动脉及其主要分支的解剖对腹膜后脊柱手术来说非常重要。

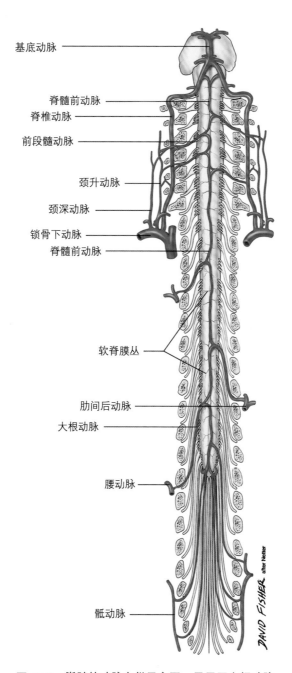

图 19.3　脊髓的动脉血供示意图，显示了大根动脉

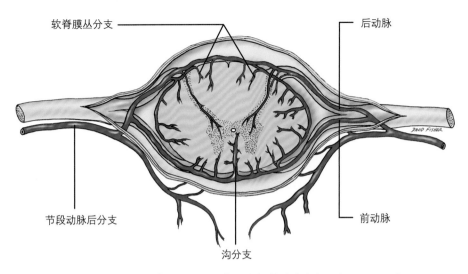

软脊膜丛分支　　　　　　　后动脉

节段动脉后分支　　　　　前动脉

沟分支

图 19.4　脊髓轴向横切面，显示脊髓内部的动脉血供。与图 19.3 对照

（Mishan Listmann, R. Shane Tubbs 著

杜开利　张春强 译　赵学凌 审校）

参考文献

Arslan, M., et al., 2011. Surgical view of the lumbar arteries and their branches: an anatomical study. Neurosurgery 68, 16—22.

Biglioli, P., et al., 2004. Upper and lower spinal cord blood supply: the continuity of the anterior spinal artery and the relevance of the lumbar arteries. J. Thorac. Cardiovasc. Surg. 127, 1188—1192.

Gwon, D.I., et al., 2007. Inferior phrenic artery: anatomy, variations, pathologic conditions, and interventional management. RadioGraphics 27, 687—705.

Ho, K.K.F., et al., 2017. Outcome predictors in median arcuate ligament syndrome. J. Vasc. Surg. 65, 1745—1752.

Jasper, A., et al., 2014. Evaluation of normal abdominal aortic diameters in the Indian population using computed tomography. J. Postgrad. Med. 60, 57—60.

Loukas, M., Hullett, J., Wagner, T., 2005. Clinical anatomy of the inferior phrenic artery. Clin. Anat. 18, 357—365.

Mirjalili, S.A., et al., 2012. A reappraisal of adult thoracic surface anatomy. Clin. Anat. 25, 827—834.

Moussallem, C.D., et al., 2012. Relationship of the lumbar lordosis angle to the abdominal aortic bifurcation and inferior vena cava confluence levels. Clin. Anat. 25, 866—871.

Panagouli, E., et al., 2013. Variations in the anatomy of the celiac trunk: a systematic review and clinical implications. Ann. Anat. 195, 501—511.

Rogers, I.S., et al., 2013. Distribution, determinants, and normal reference values of thoracic and abdominal aortic diameters by computed tomography (from the Framingham Heart Study). Am. J. Cardiol. 111, 1510—1516.

Toni, R., et al., 1988. Clinical anatomy of the suprarenal arteries: a quantitative approach by aortography. Surg. Radiol. Anat. 10, 297—302.

Tubbs, R.S., Shoja, M., Loukas, M., 2016. Bergman's Comprehensive Encyclopedia of Human Anatomic Variation. Wiley Blackwell, New Jersey.

延伸阅读

Fleischmann, D., et al., 2001. Quantitative determination of age-related geometric changes in the normal abdominal aorta. J. Vasc. Surg. 33, 97—105.

Goldberg, B.B., McGahan, J., 2006. Atlas of Ultrasound Measurements, second ed. Elsevier Mosby, Boston.

Groeneveld, M.E., et al., 2018. Systematic review of circulating, biomechanical, and genetic markers for the prediction of abdominal aortic aneurysm growth and rupture. J Am. Heart Assoc. 7.

Kiil, B.J., et al., 2009. The lumbar artery perforators: a cadaveric and clinical anatomical study. Plast. Reconstr. Surg. 123, 1229—1238.

Winston, C.B., et al., 2007. CT angiography for delineation of celiac and superior mesenteric artery variants in patients undergoing hepatobiliary and pancreatic surgery. AJR Am. J. Roentgenol. 189, 13—19.

第20章 下腔静脉在腹部的属支及关系

引言

下腔静脉（图 20.1~图 20.4）收纳几乎所有膈下方结构流出的血液，主要在腹腔内穿行，一小部分延伸到胸腔内的心包。下腔静脉起始于第 5 腰椎水平左右髂总静脉交界处，位于中线偏右约 1 cm，（Standring, 2016）。其沿着脊柱的前表面向上行进到主动脉的右侧，之后穿过肝脏后表面上的深凹痕，此处有时会完全被肝组织包裹，随后穿离腹腔。由于其靠近腰椎，外侧经腰大肌入路手术时可能会遇到下腔静脉的分支，特别是在右侧。此外，腹膜后还有其他重要静脉包括腰升静脉及其属支等。因此，开展此类手术的脊柱外科医生需要对该解剖结构有透彻的理解。

腹腔部分的解剖学关系

下腔静脉位于腹膜背侧壁层的后方，其起点位于右髂总动脉的正后方，在腹腔内向上穿行时位于小肠系膜的根部、右侧性腺动脉和十二指肠水平部的后方，随后沿胰头的后表面和十二指肠头端继续向上延伸，胆管和肝门静脉将下腔静脉与胰头及十二指肠分开。在十二指肠的上方，下腔静脉及其被覆的壁层腹膜构成网膜孔的后壁。

L3~L5 椎体及其椎间盘、前纵韧带、右侧交感干和右侧第 3、第 4 腰动脉在下腹腔内位于下腔静脉的后方，右侧腰大肌位于其后外侧。在上腹腔中，下腔静脉覆盖右侧肾动脉和肾上腺中动脉、右肾上腺的内侧缘、右膈下动脉和右腹腔神经节。

肝右叶、十二指肠降部、右肾内侧缘和右输尿管位于下腔静脉右侧（Standring, 2016），而肝尾状叶、右侧膈肌脚和腹主动脉位于其左侧。

成人下腔静脉直径可达 30 mm，其横截面形状根据静脉负荷在圆形和扁平之间波动。下腔静脉复

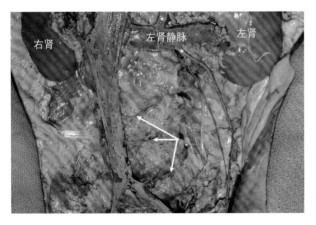

图 20.1 尸体标本所示下腔静脉（蓝色）。腰静脉（箭头）及远端髂腰静脉、左肾上腺静脉（上星号）和左性腺静脉（下星号）。右性腺静脉（未标记）流经右肾静脉（未标记）并流入下腔静脉

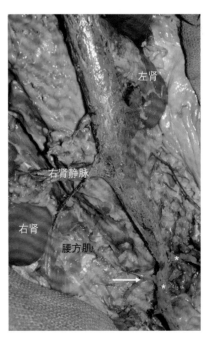

图 20.2 左、右髂总静脉（星号）和右髂腰静脉（箭头）

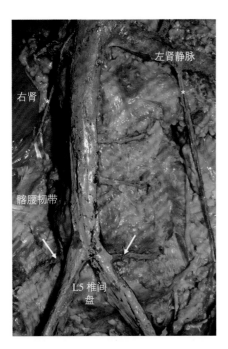

图 20.3 左、右性腺静脉用星号标出，左、右髂腰静脉用箭头标出。对于节段定位，需注意髂腰韧带和 L5 椎间盘

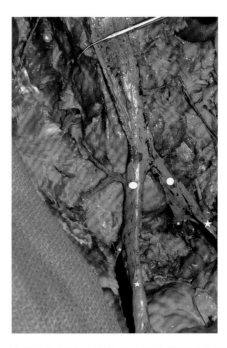

图 20.4 髂总静脉用白色圈标出，髂外静脉用大星号标出，髂内静脉用小星号标出

杂的胚胎发育引起许多解剖变异。常见的变异包括奇静脉延伸和双下腔静脉等，其中，左侧静脉血通常进入左肾静脉或左侧下腔静脉（Ang et al., 2013; Spentzouris et al., 2014）。

属支

下腔静脉在其第 5 腰椎椎体水平的起点处与髂总静脉汇合，从下到上，由腰静脉、右侧性腺静脉、

肾静脉、右肾上腺静脉、肝静脉和膈下静脉等汇合形成。

腰静脉

4 对腰静脉从后腹壁、侧腹壁和前腹壁区域汇入血液，并与相应的腰动脉相伴走行（见图 20.7、图 20.8）。腰静脉在后方与奇静脉和半奇静脉的分支吻合（图 20.5），在前方与腹壁静脉、旋髂静脉和

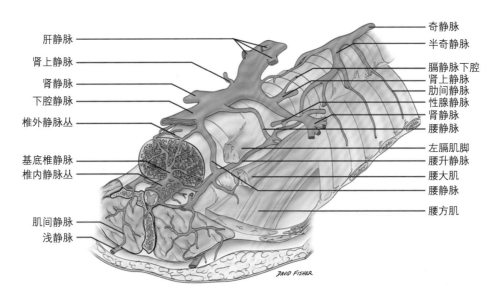

图 20.5 下腔静脉及其与奇静脉和椎静脉关系的示意图

胸外侧静脉的分支汇合。

如果下腔静脉受压，这些交通支可以作为从骨盆和下肢静脉回流的侧支通路。尽管椎内外静脉丛是较小的血管（图 20.6），但它们也可以通过腰静脉提供替代的回流途径。

通常来说，第 3 和第 4 腰静脉围绕相应的椎体并在下腔静脉后壁汇入。左腰静脉需穿过中线到达右侧下腔静脉，因此较长。第 1 和第 2 腰静脉的变异概率比第 3 和第 4 腰静脉大得多，它们都可以汇入下腔静脉、腰升静脉（图 20.5）、腰奇静脉或肾静脉（左侧：Standring, 2016）。通常这些静脉相互吻合，第 1 腰静脉常常向下走行与第 2 腰静脉合并，偶尔第 1 腰静脉也可以直接流入腰升静脉或经 L1 椎体前方汇入腰奇静脉。第 2 腰静脉可在下腔静脉与肾静脉交界处或其附近与下腔静脉汇合，偶有与第 3 腰静脉或腰升静脉汇合的情况。

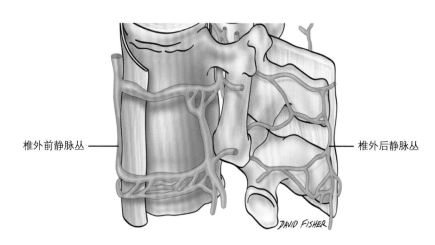

椎外前静脉丛　　　　　　　　　　　　　　　椎外后静脉丛

图 20.6　部分椎静脉丛（Batson 丛）的侧方视图

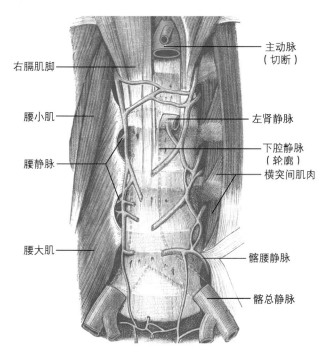

右膈肌脚

腰小肌

腰静脉

腰大肌

主动脉（切断）

左肾静脉

下腔静脉（轮廓）

横突间肌肉

髂腰静脉

髂总静脉

图 20.7　下腔静脉（虚线）的属支。注意腰静脉与椎体和腰大肌肌腱的关系

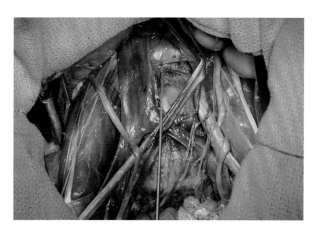

图 20.8　近端下腔静脉的尸体解剖 用镊子将主动脉分叉向左牵拉，以显示腰静脉（指针尖端）引流至下腔静脉的后外侧。注意左髂总静脉与髂动脉的关系

腰升静脉

成对的腰升静脉（图 20.5）走行于腰大肌内侧，连接髂总静脉、髂腰静脉和同侧的腰静脉。腰升静脉在脊柱的远端与胸腰椎交界区之间平行走行且位于脊柱的侧方。腰升静脉的走行和连接变异很大，在少数情况下，它可能完全缺失或单侧部分缺失。通常腰升静脉与肋下静脉合并形成右侧奇静脉和左侧半奇静脉（Standring，2016）。奇静脉和半奇静脉沿着 T12 椎体前表面走行，然后进入胸腔深处或穿过膈肌脚。

性腺静脉

在成人中，右侧性腺静脉在左肾静脉下方约 2 cm 处直接流入下腔静脉（Standring，2016），偶尔也可能流入右肾静脉（Tubbs et al.，2016）。左侧性腺静脉（图 20.3）汇入左肾静脉。性腺静脉可能出现全长或部分长度的双血管变异。

肾静脉

肾静脉通常在肾动脉前方行进。左肾静脉（图 20.1）的长度是右肾静脉的 3 倍，典型的左肾静脉和右肾静脉长度分别约为 7.5 cm 和 2.5 cm。左肾静脉沿着后腹壁走行，深入胰腺和脾静脉，并在汇入下腔静脉之前在近端肠系膜上动脉和腹主动脉之间穿过。右肾静脉（图 20.2）走行于十二指肠降部的后方，某些情况下走行于胰头的外侧。

肾上腺静脉

大多数情况下，肾上腺仅由肾上腺静脉这一条静脉回流血液。较短的右肾上腺静脉在 T12 水平直接汇入下腔静脉，而较长的左肾上腺静脉（图 20.5）通常汇入左肾静脉，偶尔与左膈下静脉汇合。肾上腺静脉的数种解剖变异已被证实（Cesmebasi et al.，2014）。

膈下静脉

通常来说，膈下静脉起源于胸腔内膈肌的上表面，但大部分膈下静脉沿着膈肌下表面走行，并在下腔静脉后外侧终止。两侧膈下静脉都接受来自膈肌的多个分支。右膈下静脉走行至腔静脉孔的右侧，而左膈下静脉走行至食管裂孔的左侧。左膈下静脉常与胃左静脉相通，门静脉高压可能会引起左膈下静脉曲张（Standring，2016）。当下腔静脉进入腹腔时，两条膈下静脉通常汇入下腔静脉，偶尔在汇入前合并成一条短的总干。右膈下静脉偶尔汇入膈肌上方的肝右静脉或下腔静脉，而左膈下静脉通常汇入左肾上腺静脉、左肝静脉或左肾静脉。

（Mishan Listmann，R. Shane Tubbs 著
杜开利　郭培宇 译　赵学凌 审校）

参考文献

Ang, W.C., Doyle, T., Stringer, M.D., 2013. Left-sided and duplicate inferior vena cava: a case series and review. Clin. Anat. 26, 990–1001.

Cesmebasi, A., et al., 2014. A review of the anatomy and clinical significance of adrenal veins. Clin. Anat. 27, 1253–1263.

Spentzouris, G., et al., 2014. The clinical anatomy of the inferior vena cava: a review of common congenital anomalies and considerations for clinicians. Clin. Anat. 27, 1234–1243.

Standring, S., 2016. Gray's Anatomy. Elsevier, Philadelphia.

Tubbs, R.S., Shoja, M., Loukas, M., 2016. Bergman's Comprehensive Encyclopedia of Human Anatomic Variation. Wiley Blackwell, New Jersey.

延伸阅读

Lolis, E., Panagouli, E., Venieratos, D., 2011. Study of the ascending lumbar and iliolumbar veins: surgical anatomy, clinical implications and review of the literature. Ann. Anat. 193, 516–529.

Loukas, M., et al., 2005. An anatomical classification of the variations of the inferior phrenic vein. Surg. Radiol. Anat. 27, 566–574.

Moeller, T.B., 2000. Normal Findings in CT and MRI. Thieme, New York.

Morita, S., et al., 2007. Flow direction of ascending lumbar veins on magnetic resonance angiography and venography: would "descending lumbar veins" be a more precise name physiologically? Abdom. Imag. 32, 749–753.

第21章　胸腰段外侧入路的解剖学考虑

引言

脊柱侧入路对脊柱外科医生提出了特殊的解剖学挑战和诸多考虑因素。也许最具挑战性的是胸腰段，一个特别复杂的区域，汇聚了腹膜后间隙、胸腔、膈肌和胸腰段脊柱。对于脊柱外科医生来说，下胸腔和膈肌区域是一个较难处理的部位（Uribe et al., 2011）。

胸腰段脊柱通常被认为包括T11~L2节段，是脊柱中的自然过渡区：①其代表相对僵硬、有肋骨支撑的胸椎和具有更多活动度的腰椎之间的一个过渡区（图21.1~图21.4）；②还代表了生理性胸椎后凸和腰椎前凸之间的中立区；③包含了从脊髓到圆锥再到神经根不同水平的神经结构过渡。由于这些特征，胸腰段是一些脊柱病变的常见部位，特别是创伤性病变（Vaccaro et al., 2004）。然而，非创伤性疾病也不能幸免（Uribe et al., 2010）。因此，脊柱外科医生必须全面了解该区域的解剖学考虑因素和挑战。

鉴于前路手术的并发症，侧路手术能提供椎管的侧方视野，避免进入胸腔相关并发症而得到普及（Uribe et al., 2011）。此外，外科医生能够更好地直接观察病灶和硬膜囊，而不像前方入路需要切除病变后才能看到硬膜囊（Uribe et al., 2011; Dakwar et al., 2012）。该区域的外侧入路，尤其是微创入路，可以提供极佳的手术通道，从而实现安全的神经减压、融合前终板准备以及放置内置物恢复正常力线（Mirbaha, 1973; Moskovich et al., 1993; McCormick, 1995）。

胸腰段的局部解剖
胸部/侧腹壁

在胸腰段脊柱水平，胸部和侧腹壁重要的肌肉包括背阔肌、外肋间肌、内肋间肌、腹横肌、腹外斜肌和腹内斜肌。这些肌肉的纤维可以被钝性地分开，以便进入腹膜后/胸膜后间室。在一些手术节段，骨性胸廓可能对入路构成障碍。通常来说，第11和第12肋是浮肋，不连接至胸骨或第7肋的肋软骨。第8~10肋不直接连接到胸骨，但是与第7肋的肋软骨有软骨性连接。胸腰段（T11~L1）的显露与更高节段不同，其肋骨的走向更朝向尾端（Angevin and McCormick, 2001）。因此，用肋

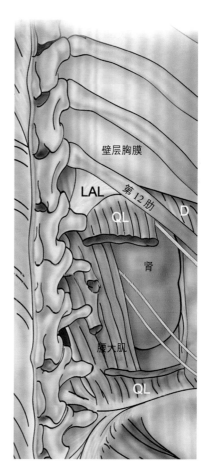

图21.1　胸腰段后方示意图。膈肌（D）、腰方肌（QL）和腰肋韧带（LAL）

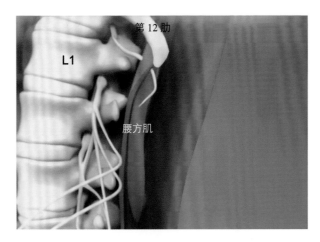

图 21.2 胸腰段侧方示意图

骨定位的切口比实际目标椎节高 2 个节段（例如第 10 肋水平的切口用于切除第 12 肋），同时切口和肋骨切除长度均向前方延伸 2~4 cm（Angevin and McCormick, 2001）。否则，如果切除目标节段的肋骨，上位肋骨将覆盖手术目标区域（Angevin and McCormick, 2001）。可以采用肋间（肋骨之间）或经肋（切除部分肋骨）入路进入胸腰段脊柱的外侧，只要脏层胸膜保持完整就不会造成实质影响（Resnick

and Benzel, 1998）。神经血管束位于肋骨下缘深处，侧方肋间或经肋入路中可以得到保留。牺牲肋间神经血管束通常不会导致显著的症状体征，即使术后出现片状的胸壁麻木往往也是暂时的。此外，关键是要避免结扎走行于肋骨下方的肋间神经，以防止术后神经痛（Angevin and McCormick, 2001）。

腹膜后间隙

腰椎侧方入路势必进入腹膜后间隙。腹膜将其与腹腔隔开。腹膜是一层浆膜，既有脏层又有壁层；脏层覆盖腹腔器官，而壁层附着于腹壁。腹膜后间隙包含与泌尿生殖道（肾脏和输尿管）、胃肠道（十二指肠、升/降结肠和部分胰腺）、血管系统（主动脉、下腔静脉）和肌肉骨骼组织（髂腰肌）相关的结构。

在横膈以上水平，侧方入路到达胸腰段脊柱时会进入胸膜后间隙。它是胸膜和胸壁之间的潜在空间。胸膜和腹膜一样，也是一种浆膜，包含脏层和壁层两层。脏层覆盖肺，而壁层附着于胸壁。外科医生在显露过程中应尽量保留脏层胸膜和壁层胸膜，以避免血气胸等并发症（Resnick and Benzel, 1998）。通常情况下，仅壁层胸膜损伤不会引起严

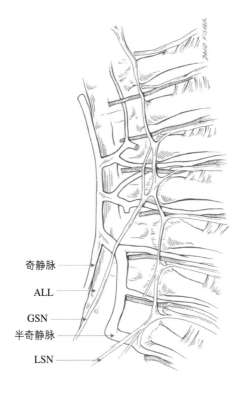

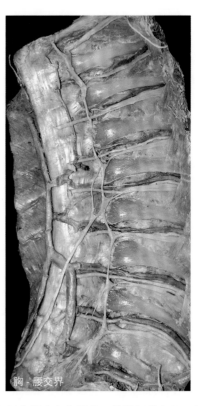

图 21.3 胸腰段前方尸体解剖视图（右）。注意这个位置的神经血管结构，如示意图（左）所示。前纵韧带（ALL）、内脏大神经（GSN）和内脏小神经（LSN）

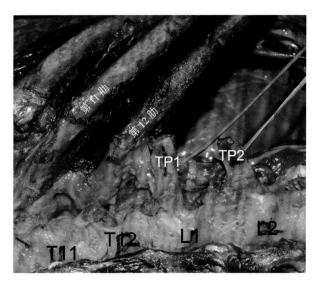

图 21.4 右侧胸腰段尸体解剖视图，显示第 12 肋、L1 横突（TP1）和 T12 椎体之间的关系。注意 L2 横突（TP2）、肋下神经（左）和髂腹下神经（右）

重的并发症。即使壁层胸膜被意外损伤，笔者也很少留置胸腔引流管。然而，损伤脏层胸膜则可能导致严重的并发症——张力性气胸，外科医生应考虑在术后立即行胸腔置管。

横膈

胸腰段外侧入路的复杂性主要来自横膈的解剖学挑战。膈肌是一种肌肉腱性结构，将胸腔和腹腔分隔开。在上方，横膈被壁层胸膜和心包覆盖；在下方，被腹横筋膜和腹膜延伸覆盖。从手术相关性来讲，横膈向前连接第 7、第 8 肋内侧部分，侧方与第 9、第 10 肋相连，后外侧则连接第 11、第 12 肋。在后方，横膈与内外侧弓状韧带相连。外侧弓状韧带横跨腰方肌，外侧附着于第 12 肋，内侧附着于 L1横突。内侧弓状韧带横跨腰大肌，外侧附着于 L1 横突，内侧附着于膈肌脚（Dakwar et al., 2012）。左右膈肌脚是从横隔下延伸到腰椎椎体前的腱性结构。膈肌脚的韧性纤维汇合形成主动脉裂孔。左右膈肌脚有所不同，右侧向尾部延伸与 L1~3 连接，而左侧延伸与 L1~2 连接。当采用真正的腹膜后 / 胸膜后胸腰段脊椎外侧入路时，上述结构与手术密切相关。通过松解横膈侧方和后方固定结构，可以使横膈向前移动，从而避免了在经横膈入路后不得不对其进行修复（Uribe et al., 2011; Dakwar etal., 2012）。使用 Cobb（椎板剥离器）或 Alexander 骨膜剥离器可分离横膈外

侧固定结构。然而，为了能充分向前移动横膈，应该将后方附着结构锐性切开。有了足够的移动距离，外科医生才能相对安全地从左侧和右侧进入腹膜后 /胸膜后间隙。全面了解患者的个体化解剖有助于避免并发症发生，密切关注血管、泌尿生殖系统和胃肠系统结构。许多外科医生选择左侧入路，因为动脉结构的损伤往往比静脉结构的损伤更容易修复，所以更喜欢相对靠近主动脉而不是下腔静脉的入路。

总结

胸腰段外侧入路为脊柱外科医生重建 T11 到 L2的前柱结构提供了极佳的入路。而且可以以相对微创的方式完成，效果良好。全面了解腹膜后、胸膜后间隙以及横膈与每个间隙之间的关系，对于避免并发症来说至关重要。

（Zane Tymchack, Andrew Jack, Alexander von Glinski,
Rod J. Oskouian, R. Shane Tubbs 著
杜开利　郭培宇　全娅群 译　赵学凌 审校）

参考文献

Angevin, P.D., McCormick, P.C., 2001. Retropleural thoracotomy. Technical note. Neurosurg. Focus 10 (1).

Dakwar, E., Ahmadian, A., Uribe, J.S., 2012. The anatomical relationship of the diaphragm to the thoracolumbar junction during the minimally invasive lateral extracoelomic (retropleural/retroperitoneal) approach. J. Neurosurg. Spine 16 (4), 359−364.

McCormick, P.C., 1995. Retropleural approach to the thoracic and thoracolumbar spine. Neurosurgery 37 (5), 908−914.

Mirbaha, M.M., 1973. Anterior approach to the thoracolumbar junction of the spine by a retroperitoneal-extrapleural technic. Clin. Orthop. Relat. Res. 91, 41−47.

Moskovich, R., Benson, D., Zhang, Z.H., Kabins, M., 1993. Extracoelomic approach to the spine. J. Bone Joint Surg. Br. 75 (6), 886−893.

Resnick, D.K., Benzel, E.C., 1998. Lateral extracavitary approach for thoracic and thoracolumbar spine trauma: operative complications. Neurosurgery 43 (4), 796−802 discussion 802-793.

Uribe, J.S., Dakwar, E., Cardona, R.F., Vale, F.L., 2011. Minimally invasive lateral retropleural thoracolumbar approach: cadaveric feasibility study and report of 4 clinical cases. Neurosurgery 68 (1 Suppl. Operative), 32−39 discussion 39.

Uribe, J.S., Dakwar, E., Le, T.V., Christian, G., Serrano, S., Smith, W.D., 2010. Minimally invasive surgery treatment for thoracic spine tumor removal: a mini-open, lateral approach. Spine 35 (26 Suppl. l), S347−S354.

Vaccaro, A.R., Kim, D.H., Brodke, D.S., Harris, M., Chapman, J.R., Schildhauer, T., Routt, M.L., Sasso, R.C., 2004. Diagnosis and management of thoracolumbar spine fractures. Instr. Course Lect. 53, 359−373.

第22章　胸椎侧方入路手术技术

引言

历史上大多数的脊柱手术入路是为了治疗脊柱结核而设计的,因为此病通常会侵袭椎体终板和椎间盘。Percival Pott 在 1788 年报道了椎旁结核性脓肿清创以及用消毒液冲洗的手术(Flamm, 1992)。Menard 在 1895 年首次报道了胸椎后路手术治疗Pott 病。他对脊柱结核引起的截瘫患者进行了肋骨横突切除、脓肿引流和椎管减压(Menard, 1895)。然而,这些入路无法充分暴露脊髓的腹侧部分。因此,它们无法完全解决这些区域的病灶。由于靠近重要结构(例如,主动脉、心脏、肺和食管),胸腔存在较大的解剖学难度;直到 20 世纪中叶,胸椎前方入路手术才开始开展。Hodgson 和 Stock 发表了一系列的胸椎前路技术文章,介绍了使用前路手术配合根治性清创术和自体骨移植治疗 Pott 病的疗效(Hodgson and Stock, 2006)。他们的工作创立了经胸入路手术,此后被广泛采用并改进。

经胸入路自问世以来一直是前路脊柱手术的重要途径,可用于治疗各种胸椎疾病,包括感染(例如结核、骨髓炎和寄生虫感染)、外伤(例如骨折脱位和压缩性骨折)、肿瘤(包括椎体的转移癌和原发性肿瘤)、畸形(例如脊柱后凸、脊柱侧弯和脊柱前凸)以及椎间盘退行性疾病(图 22.1)。开胸手术有很大的潜在并发症:气胸、局部组织损伤和肩胛带功能障碍,以及一些少见的并发症(Kwan and Cheung, 2016)。视频辅助胸腔镜手术(video-assisted thoracoscopic surgery, VATS)的开展显著减少了胸部的术区暴露,降低了与该入路相关并发症的发生率(Faro et al., 2005)。但 VATS 也存在一些不足,它需要单肺通气,以及与胸腔镜手术相关的技术问题(Berjano et al., 2014)。

由于存在与胸壁损伤相关的风险,McCormick(1995)提出了另一种经胸膜后入路进入胸椎前方的方法。这种方法提供了一条短而直接的入路到达胸椎前方,同时避免进入胸膜腔。此外,它比其他入路更偏侧方,可以直接观察整个椎体,并提供进入硬膜腹侧和椎间孔的途径(Angevine and

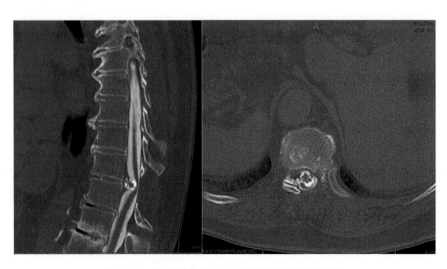

图 22.1　胸椎间盘 T10/11 钙化伴明显椎管狭窄

McCormick, 2001）。前路经胸入路（例如，经胸膜入路、经胸膜后入路、VATS、小切口侧方胸膜外入路和经胸膜入路）可用于直接处理脊髓腹侧的病灶，这与侧方胸腔外入路和经椎弓根入路不同，后两者旨在处理脊髓旁中央的病灶。

在腰椎侧方椎间融合术（lateral lumbar interbody fusion，LLIF）过程中，可以使用经胸膜或胸膜后入路进入胸椎（图 22.2）。经胸膜入路需切开壁层胸膜，向前移动肺，随后将扩张器置入胸膜间隙并沿着肋骨向下移动，直至到达目标椎体区域。相比之下，胸膜后入路需从肋间肌和壁层胸膜仔细分离肋骨（图 22.3~图 22.5）。一旦膈肌腰椎和肋骨附着点被松解，膈肌就会向前收缩并暴露出胸腰椎（图 22.6~图 22.8）。该入路保持了胸膜腔的完整性，并可以通过前方牵开胸膜后间隙来暴露脊柱。目前没有处理胸椎病灶的金标准，每种技术都有其优点和缺点，因此手术方法应该因人而异，以便为患者提供最佳治疗方案。

本章将描述经胸膜入路和胸膜后入路的技术特点，然后比较两种入路的注意事项和疗效。

手术技术
体位和准备

CT 和 MRI 可以精确定位和评估脊柱病变情况

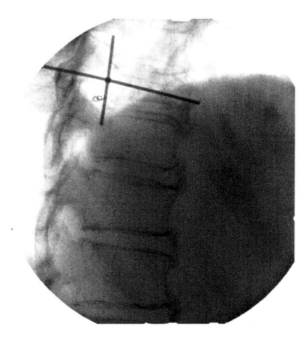

图 22.2 标记 T10 椎弓根的侧位透视图

和邻近的胸腔内结构，可用于围手术期准备，并用于确定要暴露的脊柱节段。CT 适合识别骨赘或椎间盘钙化（Williams et al., 1989）。如果病灶是血管病变或肿瘤病例，可以考虑进行脊髓血管造影以确定大根动脉是否可能发生栓塞（Anderson et al., 1993）。应充分检查肋骨，因为最后一根肋骨可以

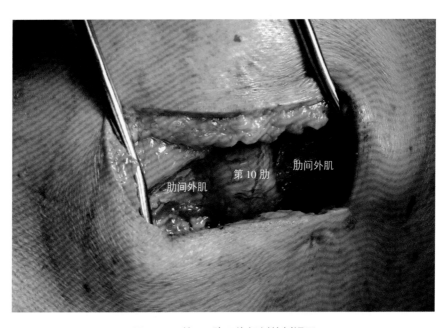

图 22.3 第 10 肋尸体解剖的侧视图

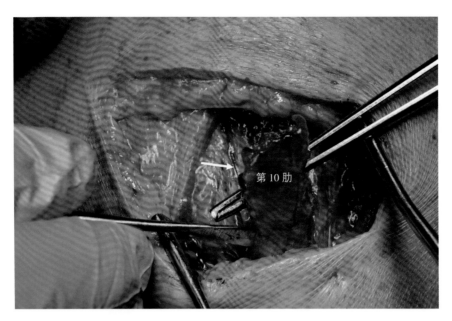

图 22.4　肋骨抬高，注意神经血管束（白色箭头）

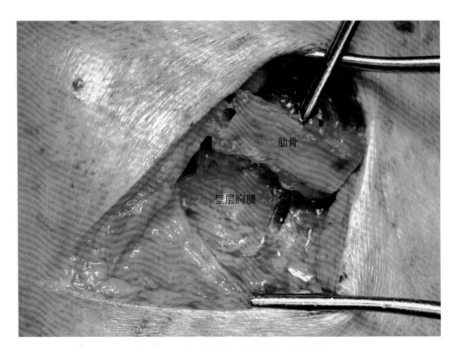

图 22.5　切除肋骨，注意下面的胸膜

作为划定胸腰交界区的标记。然而，应考虑肋骨数量的变异，否则可能会导致节段计数错误。此外，了解最后一根肋骨的大小很重要，因为它可能与横突混淆（Angevin and McCormick, 2001）。胸膜后入路的横向分离可快速显露神经血管结构（例如：肋间血管、胸导管、奇静脉、胸交感神经干）（McCormick, 1995）。鉴于这些血管的存在，一些

外科医生建议术前行血管造影。血管造影在血管丰富的病灶中更有用，如椎体血管瘤和转移性肾细胞癌（Bahm et al., 2018）。如果决定采用经胸膜入路，可以通过双腔气管插管进行单肺通气麻醉，并在术中进行监测，但胸膜后入路则不需要。插管后，将患者侧卧于可透视折叠的手术床上。手术床可在腰骶椎下方弯曲以方便暴露术区。手臂固定在肩外展

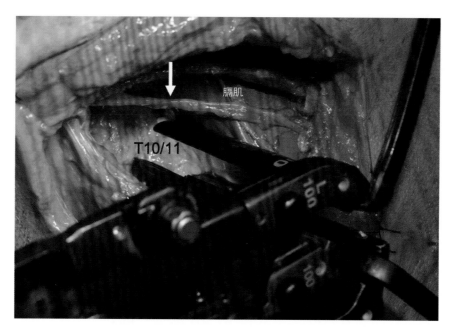

图 22.6　牵开器放置时注意神经血管束（白色箭头）

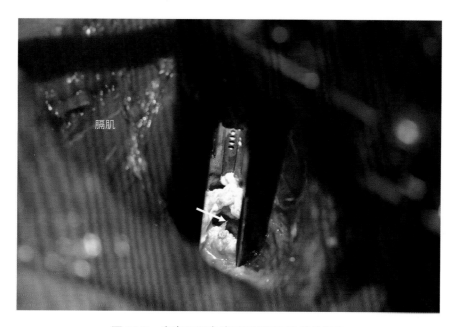

图 22.7　在牵开器末端可以看到切除的椎间盘

板上放置在患者头部上方。肩部和髋部垂直于地面，以便对脊柱进行术中透视，并使脊柱稳定在需要的体位。所有受压点都应放置适当的衬垫。宽布带横跨大转子，在腋窝下放置腋窝卷以防止体位相关的神经损伤（Bahm et al., 2018）。下肢在髋膝关节处弯曲，两腿之间放一个枕头。手术野应与相应的脊柱节段对齐，术野内应见到与开胸手术一样的胸腔

结构、脊柱和对侧椎旁区域。如果要暴露上胸椎，则颈底区和肩胛骨应处于手术区域内。对于下胸椎暴露，手术区域则包含上侧腹部和腰部区域。术中肌电图（electromyography，EMG），包括体感诱发电位（somatosensory evoked potentials，SSEPs）和运动诱发电位（motor evoked potentials，MEPs），在此术式中应广泛使用。

规划和节段识别

如果缺乏解剖学定位，建议根据心脏、主动脉和大血管的位置从任一侧进入上胸椎（T2~T9），而胸腰椎（T10~L2）应该从左侧进入以避免肝脏牵拉等潜在的损害。根据最后宜暴露病灶的原则选择从哪一侧进入。还应考虑既往开胸手术、胸膜固定术或感染。存在脊柱畸形的情况下，应在凸侧进行手术，保留凹侧进行通气。可以在 CT 引导下放置标记螺钉，有助于减少术中定位所需的透视时间。

通过术中透视确定目标节段（见图 22.2）。与腰椎入路一样，C 臂位于前方以获得前后位片和侧位片。使用一分为二的克氏针作为定位，在椎体前后缘以及目标节段的中后 1/3 交界处标记皮肤。多节段病例需要多个切口，从而暴露多个节段。皮肤准备范围要广，以便在需要时可以将切口延伸形成开胸切口。当目标节段难以识别时，可以使用术中 CT 或 O 臂。其他选择包括：CT 引导下可弯曲导针插入定位或术前在肋间动脉中放置弹簧圈进行定位。

开放和椎间盘暴露

鉴于胸椎周围存在重要结构（如大血管、肺、胸膜以及膈），目前有多种方法来安全地处理该区域的各种病变。每种技术都有其优点和缺点。因此，最佳的手术选择应该因人而异。微创前外侧经胸膜和胸膜后入路比传统开放入路具有优势。这些技术使外科医生能够避免同侧肺部收缩，从而可能降低术后肺部并发症的风险。然而，即使在胸膜后入路中，包裹也需要放置胸腔引流管，一般术后仅需放置一根引流软管。在定位和标记皮肤后，沿着肋骨做一个 4~5 cm 长的肋间斜行切口。对于单节段病例宜采用肋间入路，该入路经肋骨的上缘进入胸腔，且保留了神经血管束。对于多节段病例，必要时可牺牲肋骨，切除的骨在需要时可用作植骨材料。

经胸膜入路

在这种方法中，切开壁层胸膜，将扩张器置入胸膜间隙。然后，牵开器系统放在扩张器下方。这样，肺被推向前方。注意识别和夹闭目标节段上下方的节段性血管。术中可进行肺萎陷，也可不进行，但肺萎陷时更容易经胸膜入路的显露，但术后需要留置胸腔引流管。

胸膜后入路

胸膜后入路需要从附着的肋间肌和壁层胸膜上小心地分离肋骨。这保持了胸膜的完整性并使胸膜后间隙可被牵开，从而更好地暴露脊柱和目标节段。胸膜后入路提供了到达胸椎前方的最短直接路径，同时避免进入胸膜腔。这种暴露方式使整个椎体和腹侧椎管视野清晰，并且术后并发症发生率很低，特别是疼痛和肺部并发症。

切口水平

切口的大小取决于要进行手术的节段。T5~T10 病变入路通常需要 12 cm 的皮肤切口，从腋后线走向所需节段的肋骨上方后中线外侧 4 cm（见图 22.3）。对于 T7/T8 椎间盘突出，我们沿将要移除的 T9 肋骨进行切开。上胸椎入路通常需要所谓的"曲棍球棒"样切口。该入路平行于肩胛骨的内侧和下缘，同时沿附着的肌肉向下移动到肋骨。对于上胸（T3~T4）病变，使用平行于肩胛骨内侧和下缘的切口。这个切口向下穿过肩胛肌（即斜方肌和菱形肌）到达肋骨。这样外科医生能够识别游离的肩胛骨并暴露所需的肋骨。确认正确水平后，沿肋骨骨膜下将肋间肌分离约 8~10 cm。移除部分肋骨，近端保留 4 cm 使其继续附着在横突和椎体上。被切除肋骨下方的组织是整个胸腔的胸内筋膜。这保留了壁层胸膜与内侧胸壁的附着。壁层胸膜和胸内筋膜之间的潜在空间可容纳少量疏松结缔组织。平行肋骨切开筋膜，使用 Kittner 钳从胸内筋膜下表面广泛分离壁层胸膜。向近端继续分离以暴露脊柱，缝合修补小的胸膜撕裂。安装在手术台上的可伸缩牵开片可保持肺回缩。牵开片可通过使同侧肺部萎陷从而促进肺回缩，尤其是在高位胸椎水平。此外，在相邻肋骨之间使用自动曲柄牵开器有助于扩大暴露范围。使用电凝在保留的近端肋骨处打开胸内筋膜，将肋骨头与椎体分离。

椎间盘切除

为了切除胸椎间盘，切开覆盖椎间隙的胸内筋膜。分离椎间隙的筋膜和椎体骨膜，保留椎体中部水平横向延伸的肋间血管（见图 22.6~ 图 22.7）。用刮匙和神经钩确定椎弓根的边缘。

切开并清理椎间隙。可以使用高速磨钻去除终板并延伸至相邻椎体。椎弓根也可用磨钻移除，使用 Kerrison 钳咬除椎管外缘，这样在明确椎管位置的情况下完成了骨性椎体的切除。大量的骨质去除可确保足够的椎管减压。减压深度以椎体外侧缘 3.0~3.5 cm 为宜。椎体切除术应在椎间隙的任一侧延伸 1.5 cm。骨性出血可以通过在 Kittner 钳末端涂抹骨蜡来暂时控制。一旦后皮质边缘充分变薄，使用反向刮匙可快速分离后纵韧带。附着的终板、纤维环和骨皮质会被向下推入椎体切除缺损处。通常保留后纵韧带的背层薄纤维。胸椎间盘碎片常悬浮在这一层上。用神经钩轻轻探查韧带，以识别和取出这些碎片。一旦达到充分的减压效果，在相邻的椎体中钻出凹槽，并将截取的肋骨作为椎间植骨支撑放置其中。在胸椎间盘突出的情况下，可以使用刮匙和 Kerrison 咬骨钳切开和摘除椎间盘。椎间盘切除术后，使用火柴棒样或金刚砂钻头磨除同侧椎弓根，显露外侧椎管。使用带有金刚砂钻头的高速磨钻处理相邻的椎骨终板。必须注意不要穿透前纵韧带和位于前方的血管。完成椎间盘切除并经透视确认后，使用剥离子松解对侧纤维环，将填充自体骨和（或）同种异体骨的 cage 放置在椎间隙的中心。

椎体切除

椎体切除需要去除肋骨头以充分显露（图 22.8）。例如，在经 T7 肋骨床暴露 T7 椎体并切除过程中，切除 T8 肋骨头可暴露 T7~T8 椎间隙以及相邻的 T8 椎体和椎弓根。在切口中线附近游离肋间动静脉，可以安全地进行肋间动脉的近端结扎，因为闭塞血管远端会重新形成大量的肌肉和骨质血管网并维持脊髓血流。如前所述（图 22.9~图 22.10），切开椎间盘并用刮匙清理，使用高速磨钻在目标节段对椎体前缘进行矩形切割。然后在距离椎体外侧边缘大约 3.0~3.5 cm 以及椎间隙上下 1.5 cm 之间的区域内进行椎体切除（Angevin and McCormick, 2001）。使用单极电凝分离与肋骨头相连的肌肉。使用火柴棒样或金刚砂钻头处理同侧椎弓根的皮质下骨。骨壳应保留在椎弓根的内侧，以保护脊髓免受损伤。接下来，用火柴棒样钻头清理松质骨，在先前的皮质骨壳附近使用较大的金刚砂钻头。此时可见对侧椎弓根被钻出，期间内侧骨壳持续保护着脊髓。椎弓根切除后，使用刮匙和 Kerrison 咬骨钳去除大部分下椎间盘和上椎间盘。然后使用金刚砂

钻头处理后纵韧带（posterior longitudinal ligament, PLL）附着处的上终板，以便稍后可以将其分离。使用 Kerrison 咬骨钳仔细切除椎体皮质壳，然后咬除 PLL。请注意，Kerrison 只能指向头侧或尾侧以减少神经根损伤的风险。然后使用神经钩缓慢分离 PLL 与硬膜。此时，硬膜外静脉可引起大量出血，应在减压后用双极电凝控制。PLL 切除后，去除剩余的皮质椎体、椎弓根和椎间盘碎片。最后，使用钻头在上椎体的前外侧形成一个槽，大约是椎体宽度的 1/3~1/2，用于肋骨或同种异体骨植骨或放置椎间融合器（图 22.10~图 22.15）。

闭合

在胸膜后入路病例中，胸内筋膜走行在椎体腹侧。要求麻醉师提供正压可以帮助识别胸膜撕裂。如果未发现胸膜撕裂，则无须放置胸腔引流管。缝合修补小的胸膜撕裂。当撕裂较大或胸膜腔内有大量空气时应放置胸腔引流管。为了尽量减少胸壁畸形，应尽量靠近肋骨并沿切除区域进行缝合。

采用分层闭合。肋间引流管应置于胸膜腔内，并与闭式引流装置相连。一旦液柱停止移动，肺部听诊清晰，术后胸部 X 线片显示胸部充分扩张，即可安全移除胸管。

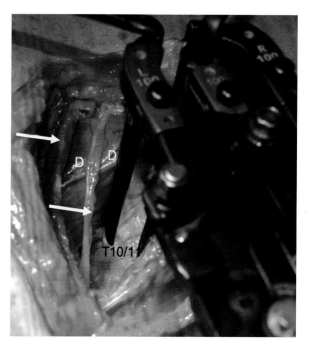

图 22.8　两个肋骨切除和牵开器放置之后。注意神经血管束和膈（D）

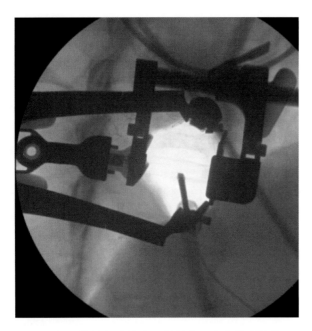

图 22.9　用于椎体切除的牵开器放置。注意使用旋转 180°
的前牵开片来保护脊髓

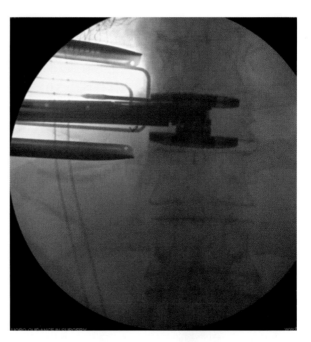

图 22.11　放置可扩张笼

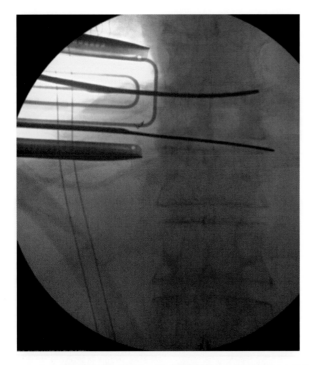

图 22.10　胸膜充分回缩后，使用椎体间滑动装置插入可扩
张笼。这可以防止终板损伤和沉降

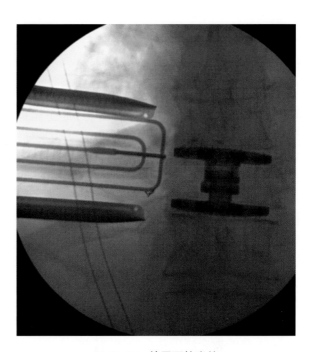

图 22.12　放置可扩张笼

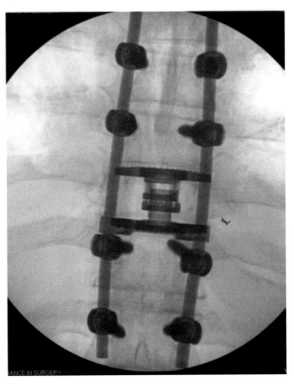

图 22.13　T9 椎体切除术后的影像

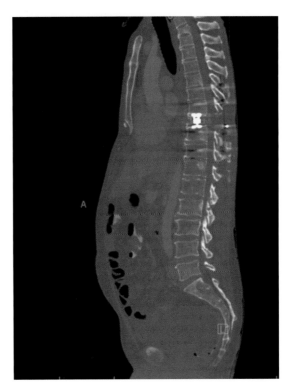

图 22.15　术后影像

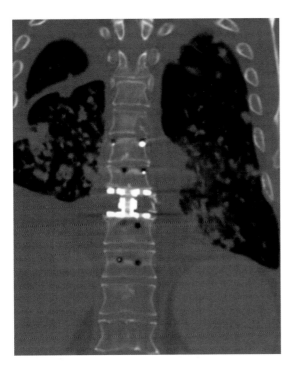

图 22.14　术后影像

技术对比

对于计划接受经胸膜手术的患者，必须进行详细的体格检查。有明显心脏危险因素（冠状动脉疾病、充血性心力衰竭、结构性心脏病）或肺部危险因素（慢性阻塞性肺病、吸烟）的患者在开胸手术中面临相当大的风险。但胸膜后入路不必进行这些检查，因为胸膜没有被切开；因此，可以为更多患者提供这类手术，包括有潜在合并症的患者。此外，经胸膜手术的所有患者都要放置一根胸腔引流管，这会导致疼痛并限制患者的术后活动，而只有 10% 的胸膜后手术患者需要放置胸腔引流管（McCormick，1995）。

与经胸入路相比，胸膜后入路的角度更直接，倾斜度更小，可以更好地观察椎体。在经胸入路期间，背侧皮质椎体的弯曲边缘会干扰外科医生的手术视野（Schwartz and McCormick，2007）。

经胸入路可用于 T2 手术，而胸膜后入路只能延伸至 T3（Schwartz and McCormick，2007）。如果在 T3 以上采用胸膜后入路，分离高位胸交感神经干可能会导致霍纳综合征。与经胸入路相比，胸膜后入路的切口更小，软组织剥离更少。事实上，在大量开胸术后患者中，9.2% 的患者诉术后疼痛至少持续6个月（Schwartz and McCor mick, 2007）。然而，这种较小的手术野有一个缺点，即它不能有效地处理涉及多个节段的病变（Uribe et al., 2011）。

在并发症方面，有一组基于130名接受经胸手术患者的报道：主要并发症发生率为27.7%，30天和90天死亡率分别为9.2%和20.8%（Schuchert et al., 2014）。住院时长中位数为9天。Meta分析估计，经胸入路的总体并发症发生率为11%~11.5%（Faciszewski et al., 1995; Fessler and Sturgill, 1998）。

一项研究纳入了7名因中央型胸椎间盘突出症接受胸膜后入路手术的患者，其平均住院时间为2.6天（Kasliwal and Deutsch, 2011）。另一项针对33名患者的研究发现，通过胸膜后入路手术治疗胸椎间盘突出症的平均住院时间为5天，围手术期并发症发生率为18.1%（Nacar et al., 2013）。McCormick等（1995）报道，没有肺部弥漫性疾病的患者通常会在3~4天内出院（McCormick et al., 1995）。Yen和Uribe（2018）报道了23名接受小切口侧方胸膜后入路椎间盘切除术且平均住院时间为5天的患者（Yen and Uribe, 2018），比较这两种方法，显然接受胸膜后入路的患者可以较早出院（见图22.14和图22.15），但从这些研究中无法明确并发症的发生率是否不同。

结论

胸腰椎交界处的胸椎入路是具有挑战性的手术入路，需要掌握该区域的手术解剖学。因此，执行此类入路的脊柱外科医生必须非常熟悉胸腰段解剖学。

（Maxwell T. Laws, Alexander von Glinski, Dia R. Halalmeh, Marc D. Moisi, Rod J. Oskouian 著

娄振凯　郭培宇　全娅群 译　赵学凌 审校）

参考文献

Anderson, T.M., Mansour, K.A., Miller Jr., J.I., 1993. Thoracic approaches to anterior spinal operations: anterior thoracic approaches. Ann. Thorac. Surg. 55 (6), 1447−1451 discussion 1451-1442.

Angevin, P.D., McCormick, P.C., 2001. Retropleural thoracotomy. Technical note. Neurosurg. Focus 10 (1) ecp.1.

Angevine, P.D., McCormick, P.C., 2001. Retropleural thoracotomy. Neurosurg. Focus 10 (1), 1−5.

Bahm, J., 2018. Neurosurgical operative atlas: spine and peripheral nerves. In: Yun, J., Angevine, P.D., McCormick, P.C. (Eds.), Retropleural Approach to the Thoracolumbar Spine. Georg Thieme Verlag KG, pp. 188−192.

Berjano, P., Garbossa, D., Damilano, M., Pejrona, M., Bassani, R., Doria, C., 2014. Transthoracic lateral retropleural minimally invasive microdiscectomy for T9-T10 disc herniation. Eur. Spine J. 23 (6), 1376−1378.

Faciszewski, T., Winter, R.B., Lonstein, J.E., Denis, F., Johnson, L., 1995. The surgical and medical perioperative complications of anterior spinal fusion surgery in the thoracic and lumbar spine in adults. A review of 1223 procedures. Spine 20 (14), 1592−1599.

Faro, F.D., Marks, M.C., Newton, P.O., Blanke, K., Lenke, L.G., 2005. Perioperative changes in pulmonary function after anterior scoliosis instrumentation: thoracoscopic versus open approaches. Spine 30 (9), 1058−1063.

Fessler, R.G., Sturgill, M., 1998. Complications of surgery for thoracic disc disease. Surg. Neurol. 49 (6), 609−618.

Flamm, E.S., 1992. Percivall Pott: an 18th century neurosurgeon. J. Neurosurg. 76 (2), 319−326.

Hodgson, A.R., Stock, F.E., 2006. The Classic: anterior spinal fusion: a preliminary communication on the radical treatment of Pott's disease and Pott's paraplegia. 1956. Clin. Orthop. Relat. Res. 444, 10−15.

Kasliwal, M., Deutsch, H., 2011. Minimally invasive retropleural approach for central thoracic disc herniation. Minim Invasive Neurosurg. 54 (04), 167−171.

Kwan, K., Cheung, K., 2016. Anterior Thoracic Instrumentation. Elsevier.

McCormick, P.C., 1995. Retropleural approach to the thoracic and thoracolumbar spine. Neurosurgery 37 (5), 908−914.

Menard, V., 1895. Traitement de la paraplegie du mal de Pott par drainage lateral : Costotransversektomie. Rev. Orthop. Paris 6, 134−146.

Nacar, O.A., Ulu, M.O., Pekmezci, M., Deviren, V., 2013. Surgical treatment of thoracic disc disease via minimally invasive lateral transthoracic trans/retropleural approach: analysis of 33 patients. Neurosurg. Rev. 36 (3), 455−465.

Schuchert, M.J., McCormick, K.N., Abbas, G., Pennathur, A., Landreneau, J.P., Landreneau, J.R., Pitanga, A., Gomes, J., Franca, F., El-Kadi, A.M., Peitzman, A.B., Ferson, P.F., Luketich, J.D., Landreneau, R.J., 2014. Anterior thoracic surgical approaches in the treatment of spinal infections and neoplasms. Ann. Thorac. Surg. 97 (5), 1750−1757.

Schwartz, T., McCormick, P.C., 2007. The Retropleural Approach to the Thoracic and Thoracolumbar Spine. Thieme.

Uribe, J.S., Dakwar, E., Cardona, R.F., Vale, F.L., 2011. Minimally invasive lateral retropleural thoracolumbar approach: cadaveric feasibility study and report of 4 clinical cases. Operative Neurosurgery 68 (Suppl. l_1), ons32−ons39.

Williams, M.P., Cherryman, G.R., Husband, J.E., 1989. Significance of thoracic disc herniation demonstrated by MR imaging. J. Comput. Assist. Tomogr. 13 (2), 211−214.

Yen, C.P., Uribe, J.S., 2018. Mini-open lateral retropleural approach for symptomatic thoracic disk herniations. Clin. Spine Surg. 31 (1), 14−21.

第23章　胸腰椎侧方入路手术技术

引言

腰椎侧方椎间融合术（lateral lumbar interbody fusion，LLIF）最初旨在处理腰椎病变，经过改进后可以处理大约 T4 到 L5 节段的胸椎和胸腰椎病变（Malham, 2015; Action to Control Car diovascular Risk in Diabetes Study G. et al., 2008）（图 23.1）。胸腰椎交界处侧方胸膜后和腹膜后入路的适应证与后路或经胸入路相似，包括椎间盘突出、骨折、肿瘤、假关节和近端交界性后凸畸形（Malham, 2015; Karikari et al., 2011; Malham and Parker, 2015; Meredith et al., 2013; Ozgur et al., 2006）。LLIF 与胸椎开放手术相比，失血量、软组织剥离、手术时间、围手术期并发症、术后疼痛和住院时间更少（Karikari et al., 2011; Anand et al., 2010; Beisse et al., 2005; Glassman et al., 2008; Han et al., 2002; Kar makar and Ho, 2004; Khoo et al., 2002; Landreneau et al., 1993; Mack et al., 1993; Park et al., 2014）。侧方入路允许在不伤及前纵韧带或后纵韧带（ALL 或 PLL）的情况下暴露脊柱的前柱和中柱，因此可以为椎间植入物提供更多支撑（Salzmann et al., 2017）。禁忌证包括严重的旋转脊柱侧弯、同侧脊柱侧弯手术史和血管变异。因此，术前应使用 MRI 检查手术区域的血管解剖结构，特别是对术区解剖结构不熟练的医生。例如，在胸椎间盘突出症中，医生应该注意主动脉，它一般位于椎体的左侧。在这种情况下，可以使用右侧入路，注意不要破坏主动脉环的左侧部分。脊柱侧方入路为脊柱外科医生带来多种解剖学挑战。其中最具挑战性的是胸腰椎交界处，其代表了一个特别复杂的区域，它汇集了腹膜后间隙、胸腔、膈肌和胸腰椎。下胸廓和膈肌解剖尤其困扰脊柱外科医生（图 23.2 和图 23.3）（Dakwar et al., 2011）。因此，在胸腰椎交界处（T11~L1）必须改进入路。

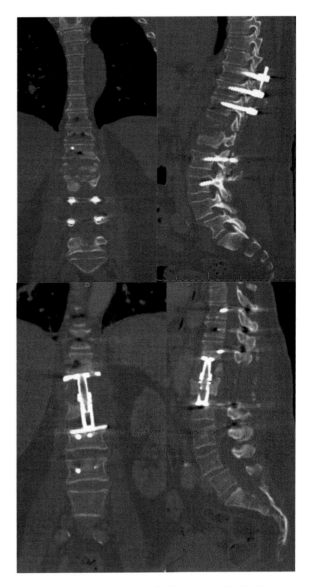

图 23.1　T12~L1、L1~L2，伴有 T12、L1 椎体破坏。T9~L2 脊柱融合术，椎外侧入路 T12、L1 椎体切除，T11~12、L1~L2 椎体间融合

体位

患者体位类似于腰椎入路（请参阅侧方经腰大

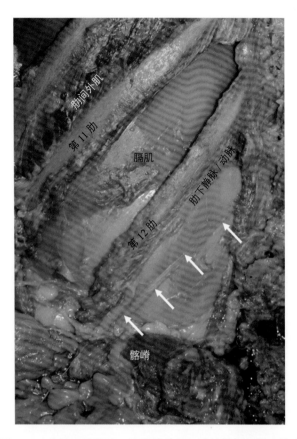

图 23.2 左侧尸体切面，胸腰椎外侧入路的局部解剖。箭头示左肋下神经

肌入路手术技术章节）。全身麻醉插管后，将患者安置在可透视折叠手术台上并取标准的 90° 侧卧位，手术台的中部可弯曲折叠至少 20°~30°。手术台折叠处位于拟手术部位的正下方，手术台可弯曲以方便暴露并进入目标节段。可以通过放置腋窝卷和骨突衬垫预防臂丛神经压迫和压疮。手臂板也用于悬挂患者的手臂，使肩部和肘部弯曲至 90°。与腰椎入路相比，此入路切口是可延伸的，必要时可在此基础上进行常规的前路开胸手术。C 臂像腰椎入路一样放置在前方，以获得前后位（AP）和侧位透视图。确保术中透视图的质量至关重要，要求患者在侧位片中垂直于地面。此外，射线路径应与 AP 视图中的脊柱前凸曲线相匹配，尤其是在胸腰椎交界处，适当的透视校准与仔细注意这一原则将有助于避免器械移动导致的血管或神经损伤。为获得准确的侧位图像，可将手术台调整为"头低脚高"的体位。侧位投影的征象包括以下内容：线性终板、线性皮质后缘和重叠的椎弓根。对于多节段病例，必要时可调整手术台以保持 AP 和侧位图像的良好质量。一旦获得准确图像，就使用两条交叉的克氏针在皮肤上标记椎体前后边界。在单节段病例中，切口标记在目标椎间盘的中段（更确切地说是在椎间隙的中后 1/3 交界处）。对于多节段的情况，可能需要一个以上的切口，通过每个切口进入各个节段。

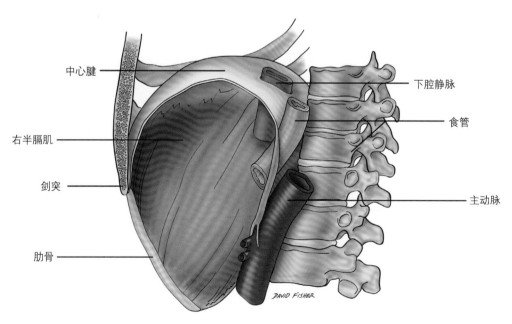

图 23.3 右侧膈肌示意图及其与下腔静脉、主动脉和食管的关系

切开和暴露椎间盘

接近胸腰椎交界处时，宜在手术节段上方 2 个节段水平做皮肤切口和肋骨切除，否则这些肋骨会遮挡手术部位，使外科医生更难暴露术野，且助手几乎不能看到所涉及的区域。此外，建议手术开始时外科医生先在患者前侧进行操作，以便沿肋骨显露到肋椎交界区。

对于单节段病例，可切除肋骨节段，或采取肋间入路为宜。使用肋骨扩张技术时，应通过位于目标椎间盘上方的肋骨上缘进入胸腔，以保留肋骨下缘的神经血管束。使用电凝沿肋骨间的肋间肌进行分离，随后下行至胸膜。此外，可以切除并舍弃目标椎间盘上方的肋骨，或在后续操作中用于植骨。然而，有一种保留肋骨的技术，其可以改善患者的预后、减少术后手术部位疼痛以及缩短住院时长（Moisi et al., 2016）。在该技术中，切断目标肋骨，将离断的部分向下翻转，注意不要损伤肋骨下缘的

神经血管束。当完成目标椎间盘的处理后，将肋骨翻转回其原解剖位置，并使用 0 号爱惜邦不可吸收缝合线进行修复。

对于多节段病例，采用肋骨切除技术以实现更好的显露。标准技术涉及切除一小部分肋骨并舍弃该部分。如前所述，切除部分可以保留并用于植骨。

例如，在 T12 椎体暴露中，在 T10 肋骨水平从腋后线到中线 4 cm 处做一个 12~14 cm 的皮肤切口。显露肋骨进行环形剥离并切除 10 cm 长。识别膈肌的胸膜面。胸内筋膜偏转向膈肌并紧紧地贴在其表面。还可以看到肋膈胸膜偏转。由于膈肌附着在肋骨上，因此初始暴露时组织贴合紧密。如果肋床上存在外侧胸内筋膜，则将其打开。在尾端，膈肌的胸膜面凹陷，可用锋利的骨膜剥离器将其从 T11 和 T12 肋骨的内表面分离（图 23.4、图 23.5）。腹膜后间隙与胸膜后间隙相连于此处，很容易向内侧继续分离，并将弓状韧带抬离腰方肌和腰大肌。可以看到肋下神经在腰方肌表面的外侧弓状韧带下方向外侧走行。同侧膈

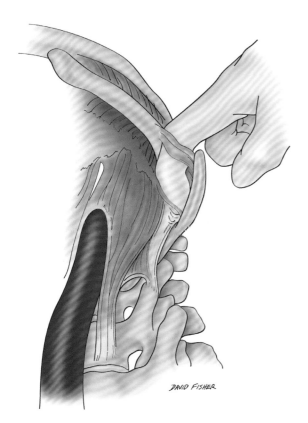

图 23.4　左侧胸膜后切面的示意图，首先通过肋间肌进行分离，然后用手指移动外侧弓状韧带进行深层分离。注意左侧膈肌脚

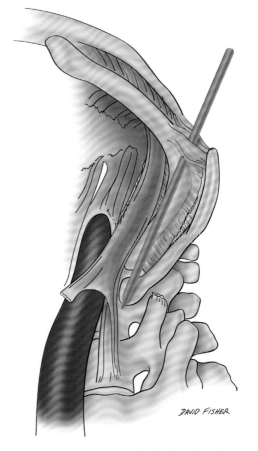

图 23.5　移动膈肌定位胸腰段（探头）

肌脚的分离使膈肌可以发生移位，便于抬高与T12椎体相连的腰大肌。这样就完成了T12椎体、相邻椎间盘和T12椎弓根的显露。在侧位透视引导下，通常在肋椎交界处放置3个末端带有刺激电极的扩张器。再次在透视引导下通过初始扩张器插入克氏针，穿过椎间隙的中部。然后将一个固定于手术台上的牵开器连接到最后一个扩张器上，注意不要将牵开片展开超过椎体的中点，以避免节段性血管损伤。一旦将牵开器调整到所需位置并固定到手术台上，就可以移除扩张器，将克氏针留在原位。在固定在所需位置之前，插入中央牵开片的椎间盘垫片可将牵开器稳定在椎间隙的后1/3处。另外两个侧向牵开片可以根据需要朝头尾方向移动，这样医生容易看到相关椎间隙。可以添加辅助垫片以防止软组织移动（如膈肌和肺）。使用Kittner内镜从肋间肌和肋骨上钝性分离壁层胸膜。对覆盖在椎间盘上方的肋骨头进行截骨，以帮助识别椎间隙上位椎体的后下角和下位椎体的后上角。切除T12肋骨近端4 cm，包括肋骨头，然后使用直骨刀对椎体周围的骨角进行楔形截骨术以实现减压。如果在前路融合时要保留自体骨作为植骨材料，则首选骨刀而不是高速磨钻。如果截骨具有难度，则需要使用高速磨钻。在器械对接的每个步骤，为了确保神经组织的安全，透视引导和肌电图神经监测至关重要。

椎间盘切除

一旦观察到环状结构，使用尖刺形的纤维环切开刀进行外侧纤维环切开，注意不要穿过前纵韧带和位于前方的血管。标准椎间盘切除术需使用咬骨钳、刮匙、椎间盘铰刀、终板刮匙及其他器械，并保留皮质终板。然后松解对侧纤维环，使用剥离子将椎间盘从终板分离。充分进行椎间盘清除来恢复椎间隙高度并降低沉降率。然而，为降低沉降的风险，应避免终板过度剥离。最后，必须始终注意不要在手术过程中改变患者体位（垂直于地面），以避免器械导致的血管和神经损伤。椎间盘被完全清理并完成减压后，按照试模准备椎间隙，确定合适的植入物尺寸。在准备间隙时，用自体骨或所需的植骨材料填充内植物。小心操作，不要因试模尺寸过大而损坏终板。较小的胸椎植入物通常用于较小的椎间隙和椎体。在透视引导下将植入物插入椎间隙的中心，使用钉棒系统或钢板等辅助内固定来稳定目标节段。

椎体切除

一旦建立了手术通道，就可以准备椎间隙。纤维环切除完成后，可以联合使用咬骨钳、铰刀和刮匙准备椎间隙。为了在手术中维持冠状平衡，必须松解对侧椎间盘。可以将钝性椎间隙器械/剥离子放置到椎体间隙来安全地完成。此外，笔者通常使用锋利的终板铰刀来完成彻底的终板准备。为防止下沉，应避免终板的破坏。除了仔细准备终板外，还必须垂直放入椎间融合器。笔者倾向于使用滑动装置来完成，如腰椎入路所示。

闭合

通过透视确认植入物正确放置后，小心分离和移除牵开器系统，观察是否有出血或软组织损伤（肺和膈肌）。将弓形韧带缝合重新连接到腰大肌和腰方肌。然后仔细检查胸膜。如果进入胸膜腔，则应放置胸管并在术后第1天或第2天取出，具体取决于引流量。无论如何，在这项技术中，笔者都会使用连续的0号薇乔缝合线确保胸膜的闭合。在完成最后一针之前，麻醉师应将肺部放气，以便在没有张力的情况下缝合最后一针。在肋间肌肉组织闭合期间，可以放置红色橡胶导管以确保气密闭合。如果发生严重的出血，可以置入胸管以防止血胸。用缝合线缝合相邻的肋骨以缩小胸壁。在缝合时要注意不要缝住肋间神经，这会显著增加术后疼痛感。即使未侵犯胸膜（胸膜后入路），也必须始终在麻醉后监护病房进行胸部X线检查以评判是否存在气胸。对手术部位进行冲洗，并实施严格的分层闭合。

潜在并发症

尽管与开放手术相比是一种微创方法，但LLIF会带来某些并发症。肺部并发症是手术中和手术后最常见的。一般而言，胸膜后和经胸膜入路均涉及关键呼吸结构。这使患者面临肺部并发症的风险，例如胸腔积液、血胸和（或）开放性或张力性气胸（Gabel et al., 2016）。Meredith等（2013）发现，接受胸段LLIF的患者在取出胸管后出现胸腔积液的发生率为44%，其中2例患者需要紧急治疗。在Baaj等的一项类似研究中（2012），胸段LLIF后肺部并发症的发生率要低得多（2.5%），在他们的研究队列中只有一名患者出现需要干预的血胸，另一名患者出现无并发症的胸腔积液。进一步的并发症包括脏层胸膜破裂，导致胸膜外游离空气和肺不张。然而，值得注意的是，与 LLIF 相关的肺部并发症很少见。Karikari 等（2011）报道，在 22 名接受 LLIF 治疗的各种胸椎疾病的患者中无一例出现胸腔积液。因此，谨慎细致的手术方法加上对相关胸部解剖学和胸部 LLIF 流程的全面理解至关重要（Beisse et al., 2005; Han et al., 2002; Khoo et al., 2002; Landreneau et al., 1993; Mack et al., 1993）。

在涉及 T12~L1 或 L1~L2 节段时，应考虑对膈肌的损伤。应从上方穿过膈肌以进入 T12~L1 椎间盘，从下方进入 L1~L2 椎间盘。应该注意的是膈肌没有被切开，因此不需要进行膈膜修复。因此，牵开器应穿过膈肌在肋骨的附着点（Kar makar 和 Ho, 2004）。据笔者了解，目前没有有关胸段 LLIF 造成膈肌损伤的报道，然而，这是一种潜在的并发症，尤其是在处理 T12~L1 和 L1~L2 椎间盘时。因此，局部解剖学知识对于避免膈肌损伤和安全到达目标节段是必不可少的，尤其是关于膈肌附着点。

虽然肺部并发症最常见，但胸段 LLIF 手术也存在非肺部并发症，其中主要是血管损伤。在脊柱水平，胸降主动脉（文献中尚未报道）或供应脊髓的血管可能发生损伤。这些血管中最关键和最脆弱的是大根动脉，它是前胸腰段脊髓的主要血液供应来源（Fanous et al., 2015; Schalow, 1990）。大根动脉最常位于 T9~L1 之间的脊髓左侧，一旦进入椎体和椎间隙，大根动脉就有受伤的风险。避免对其造成伤害至关重要，因为医源性损伤是灾难性的，可导致脊髓梗死、截瘫、脊髓休克和死亡等并发症（Fanous et al., 2015）。尽管没有报道过大根动脉损伤与胸段 LLIF 相关的病例，但仍需要仔细考虑，因为后果可能很严重。

胸段 LLIF 手术的另一个重要的非肺部并发症是硬膜损伤。在对 29 项研究和 1228 名患者进行的 meta 分析中，Phan 等（2016）发现接受腰椎 LLIF 的患者硬膜撕裂或脑脊液漏的发生率为 5.4%。尽管这些发现与腰椎手术有关，但在接受胸椎 LLIF 的患者中也报道了胸椎硬脊膜损伤的个案。在 Meredith 等的研究中，18 名患者中有 2 名（11%）发生硬膜损伤。一个发生了硬膜撕裂，在术中被修复，没有导致任何后果。另一个出现硬膜损伤，修复失败导致脑脊液渗漏并聚集在肺腔中，最终需要修复并放置蛛网膜下腔引流管。这些非肺部并发症虽然很少被报道，但需要进一步考虑胸段 LLIF 可能出现的并发症。

胸段 LLIF 手术，通过不同的方式，需要横断和切除肋骨以进入目标手术区域，同时存在神经系统并发症。

在 LLIF 手术过程中特别容易受伤的是肋下神经。肋下神经为前外侧腹肌提供主要的神经支配，它从 T12 神经根发出，最常走行在第 12 肋的下缘，增加了其在胸腰段手术过程中医源性损伤的可能性（Alonso et al., 2017; Grunert et al., 2017）。虽然没有关于肋下神经损伤与胸段 LLIF 手术相关的报道，但使用腰椎外侧入路的尸体研究表明，在经过腹外斜肌和皮下组织时以及随后切除第 12 肋过程中，肋下神经具有较高的损伤风险（Alonso et al., 2017; Grunert et al., 2017）。

虽然没有报道 LLIF 手术神经血管束直接损伤的病例，但 Malham 和 Parker（2015）报道了一例经胸膜 T9~T10 LLIF 手术导致术后持续神经性胸痛的病例，该病例需要药物干预治疗。尽管报道的病例没有提供导致此神经性疼痛的病因，但与这种手术入路相关的神经血管束损伤肯定是一种解释。LLIF 术后可能会出现胸痛，但可以通过尽量减少软组织损伤并采取措施恢复肋骨的解剖功能来避免此类并发症（Moisi et al., 2016）。因此，在这些病例中可以考虑使用肋骨保留技术，从而改善患者预后、减少术后手术部位疼痛并减少住院时间（Grunert et al., 2017）。了解肋下神经的解剖走行和神经支配、细致的皮下和肌肉组织钝性剥离以及仔细的肋骨切除应有助于避免胸腰段 LLIF 相关的肋下神经损伤，否则会导致各种感觉障碍和（或）腹壁疝（Alonso et al., 2017; Grunert et al., 2017）。

胸导管损伤未见报道，但仍可能是胸段 LLIF 手术的并发症。作为人体最大的淋巴管，胸导管起源于乳糜池，作为淋巴管的汇合处位于主动脉右侧，第 1 或第 2 椎体水平的前纵韧带前方（Phang et al., 2014）。进入胸腔时，胸导管在脊柱前表面右侧的主动脉和奇静脉之间上升，最终在第 5 或第 6 胸椎水平处向左侧交叉并继续上升和循环，最终汇入颈静脉（Phang et al., 2014）。然而，应该注意的是，胸导管的解剖结构和走行高度是可变的（Phang et al., 2014）。由于其走行多变且靠近前脊髓，胸导管损伤已被证明是前路和胸腔镜脊柱手术的罕见并发症（Amini et al., 2007; Eisenstein and OBrien, 1977）。Amini 等（2007）描述了一个病例左侧胸腔镜下 T12 椎间盘切除融合术并发胸导管穿孔需要修复，术后并发胸管乳糜漏，采取保守治疗延长了住院时间。虽然没有报道与胸段 LLIF 手术相关的胸导管损伤病例，但胸导管的解剖学可变性使其在使用前路或侧方入路的手术中存在一定损伤风险，因此应予以考虑。

总结

　　LLIF 技术是治疗腰椎和胸椎疾病的通用且安全的手术。它提供了一种微创手术技术，并丰富了脊柱外科医生治疗脊柱疾病的手术方式。

（Alexander von Glinski, Shiwei Huang, Ari D Kappel,
Dia R. Halalmeh, Marc D. Moisi, Rod J. Oskouian 著
娄振凯　杨　晋　全娅群 译　赵学凌 审校）

参考文献

Action to Control Cardiovascular Risk in Diabetes Study, G, et al., 2008. Effects of intensive glucose lowering in type 2 diabetes. N. Engl. J. Med. 358 (24), 2545−2559.

Alonso, F., et al., 2017. The subcostal nerve during lateral approaches to the lumbar spine: an anatomical study with relevance for injury avoidance and postoperative complications such as abdominal wall hernia. World Neurosurg. 104, 669−673.

Amini, A., Apfelbaum, R.I., Schmidt, M.H., 2007. Chylorrhea: a rare complication of thoracoscopic discectomy of the thoracolumbar junction. Case report J. Neurosurg. Spine 6 (6), 563−566.

Anand, N., et al., 2010. Mid-term to long-term clinical and functional outcomes of minimally invasive correction and fusion for adults with scoliosis. Neurosurg. Focus 28 (3), E6.

Baaj, A.A., et al., 2012. Complications of the mini-open anterolateral approach to the thoracolumbar spine. J. Clin. Neurosci. 19 (9), 1265−1267.

Beisse, R., et al., 2005. Surgical technique and results of endoscopic anterior spinal canal decompression. J. Neurosurg. Spine 2 (2), 128−136.

Dakwar, E., Vale, F.L., Uribe, J.S., 2011. Trajectory of the main sensory and motor branches of the lumbar plexus outside the psoas muscle related to the lateral retroperitoneal transpsoas approach. J. Neurosurg. Spine 14 (2), 290−295.

Eisenstein, S., O'Brien, J.P., 1977. Chylothorax: a complication of Dwyer's anterior instrumentation. Br. J. Surg. 64 (5), 339−341.

Fanous, A.A., et al., 2015. The impact of preoperative angiographic identification of the artery of Adamkiewicz on surgical decision making in patients undergoing thoracolumbar corpectomy. Spine (Phila Pa 1976) 40 (15), 1194−1199.

Gabel, B.C., et al., 2016. Pulmonary complications following thoracic spinal surgery: a systematic review. Glob. Spine J. 6 (3), 296−303.

Glassman, S.D., et al., 2008. Defining substantial clinical benefit following lumbar spine arthrodesis. J. Bone Joint Surg. Am. 90 (9), 1839−1847.

Grunert, P., et al., 2017. Injury to the lumbar plexus and its branches after lateral fusion procedures: a cadaver study. World Neurosurg. 105, 519−525.

Han, P.P., Kenny, K., Dickman, C.A., 2002. Thoracoscopic approaches to the thoracic spine: experience with 241 surgical procedures. Neurosurgery 51 (5 Suppl. l), S88−S95.

Karikari, I.O., et al., 2011. Extreme lateral interbody fusion approach for isolated thoracic and thoracolumbar spine diseases: initial clinical experience and early outcomes. J. Spinal Disord. Tech. 24 (6), 368−375.

Karmakar, M.K., Ho, A.M., 2004. Postthoracotomy pain syndrome. Thorac. Surg. Clin. 14 (3), 345−352.

Khoo, L.T., Beisse, R., Potulski, M., 2002. Thoracoscopic-assisted treatment of thoracic and lumbar fractures: a series of 371 consecutive cases. Neurosurgery 51 (5 Suppl. l), S104−S117.

Landreneau, R.J., et al., 1993. Postoperative pain-related morbidity: video-assisted thoracic surgery versus thoracotomy. Ann. Thorac. Surg. 56 (6), 1285−1289.

Mack, M.J., et al., 1993. Application of thoracoscopy for diseases of the spine. Ann. Thorac. Surg. 56 (3), 736−738.

Malham, G.M., 2015. Minimally invasive direct lateral corpectomy for the treatment of a thoracolumbar fracture. J. Neurol. Surg. A Cent. Eur. Neurosurg. 76 (3), 240−243.

Malham, G.M., Parker, R.M., 2015. Treatment of symptomatic thoracic disc herniations with lateral interbody fusion. J. Spine Surg. 1 (1), 86−93.

Meredith, D.S., et al., 2013. Extreme lateral interbody fusion (XLIF) in the thoracic and thoracolumbar spine: technical report and early outcomes. HSS J. 9 (1), 25−31.

Moisi, M., et al., 2016. Lateral thoracic osteoplastic rib-sparing technique used for lateral spine surgery: technical note. Cureus 8 (7), e668.

Ozgur, B.M., et al., 2006. Extreme Lateral Interbody Fusion (XLIF): a novel surgical technique for anterior lumbar interbody fusion. Spine J. 6 (4), 435−443.

Park, M.S., Deukmedjian, A.R., Uribe, J.S., 2014. Minimally invasive anterolateral corpectomy for spinal tumors. Neurosurg. Clin. N. Am. 25 (2), 317−325.

Phan, K., et al., 2016. Minimally invasive surgery in adult degenerative scoliosis: a systematic review and meta-analysis of decompression, anterior/lateral and posterior lumbar approaches. J. Spine Surg. 2 (2), 89−104.

Phang, K., et al., 2014. Review of thoracic duct anatomical variations and clinical implications. Clin. Anat. 27 (4), 637−644.

Salzmann, S.N., Shue, J., Hughes, A.P., 2017. Lateral lumbar interbody fusion-outcomes and complications. Curr. Rev. Musculoskelet. Med. 10 (4), 539−546.

Schalow, G., 1990. Feeder arteries, longitudinal arterial trunks and arterial anastomoses of the lower human spinal cord. Zentralblatt Neurochir. 51 (4), 181−184.

第24章 腰椎侧方经腰大肌入路手术并发症

引言

在过去 10 年中，笔者观察到微创前外侧腹膜后入路用于腰椎间融合术的情况不断增加（Walker et al., 2019; Uribe and Deukmed jian, 2015）。这些技术具有微创脊柱手术中常见的许多优点，例如减少疼痛、失血和神经损伤（Knight et al., 2009; Saraph et al., 2004; Zoidl et al., 2003）。直接和间接外侧入路，包括腰大肌前入路和经腰大肌入路是不同的。与后路相比，这些腹膜后入路的具体优势包括：

（1）大部分椎间隙的充分显露和更彻底的终板准备（Tatsumi et al., 2015）；

（2）减少更大的椎体间融合器在终板上的下沉发生率（Le et al., 2012; Marchi et al., 2013）；

（3）更好的间接减压和更满意的椎间隙高度恢复，尤其是在冠状面（Phillips et al., 2013）；

（4）更少的伤口愈合问题和避免二次手术通过瘢痕组织入路（Joseph et al., 2015）；

（5）减少术中失血，从而降低输血率并改善患者预后（Ozgur et al., 2006; Rodgers et al., 2010; Lehmen and Gerber, 2015; Hu, 2004）。

尽管侧方腰椎椎体间融合术（LLIF）方法与其他流行/传统技术如前路腰椎椎体间融合术（ALIF）、经椎间孔腰椎椎体间融合术（TLIF）和后路腰椎椎体间融合术（PLIF）相比具有相当大的优势，但它也有其特殊风险。潜在的并发症包括肠损伤、血管损伤，最常见的是腰丛神经损伤（Walker et al., 2019; Uribe and Deukmedjian, 2015; Grunert et al., 2017; Ahmadian et al., 2013）。在开放式和极外侧腰椎椎间融合手术（分别为 OLIF 和外侧经腰大肌椎间融合）中，细微的解剖学差异也会影响并发症的发生。从广义上讲，这些并发症可分为腹膜后并发症和腹膜并发症。最常见的腹膜后入路相关并发

症是对周围神经、腰神经根分支和腰丛的直接或间接损伤。尽管这些不太常见，但内脏器官、输尿管或血管结构也有可能损伤。迄今为止，关于 LLIF 并发症的数据仅限于非随机、非对照观察报道；很少有研究涉及大型队列研究（Rodgers et al., 2011; Grimm et al., 2016; Isaacs et al., 2010; Aichmair et al., 2013; Lykissas et al., 2014）。许多关于 LLIF 并发症的系统综述也已发表（Joseph et al., 2015; Lehmen and Gerber, 2015; Hijji et al., 2017; Hartl et al., 2016; Barbagallo et al., 2014）。一般来说，OLIF 技术的腰大肌和腰丛损伤率较低，因为它是在腰大肌前方进行的。然而，这也解释了 OLIF 术中交感神经和血管损伤率较高的原因。在泌尿系统损伤（肾脏和输尿管）或内脏损伤（腹膜和肠道）方面没有发现差异（Walker et al.2019）。关于术后并发症，Walker 等发现术后肠梗阻或血肿（皮下和腰大肌）的发生率没有差异，但发现该组的感染率略高（3.1% vs 1.1%）（Xu et al., 2018）。

在本章中，笔者将回顾与 LLIF 相关的特定类型的并发症及其发生率。

入路相关并发症
神经损伤

LLIF 最常见的并发症是神经性的，这是外科医生最关心的问题，主要是因为该技术近年才出现（Xu et al., 2018; Kwon and Kim, 2016）。许多报道 LLIF 术后神经系统并发症的观察性研究已经发表（Aichmair et al., 2013; Lykissas et al., 2014; Tohmeh et al., 2011; Pumberger et al., 2012; Cahill et al., 2012）。根据最近一项对 6819 名接受 LLIF 治疗的患者进行的系统性回顾结果，并发症发生率在 0.7%~78.8% 之间（Hijji et al., 2017）。该回顾还发现，LLIF 的并发症导致的持续性神经功能障碍的发生率为 3.98%，

"持续性"被定义为术后感觉或运动障碍持续时间超过 6 个月（Hijji et al., 2017）。关于与周围神经损伤相关的非持续性并发症，该研究作者发现 LLIF 手术后短暂性神经功能障碍的发生率为 36.07%，这可能归因于肌肉纤维损伤（与经腰大肌手术入路相关）和腰大肌收缩引起的神经刺激（Hijji et al., 2017）。

最近的一项 meta 分析比较了 OLIF 和外侧经腰大肌椎间融合术。外侧经腰大肌椎间融合术后暂时性大腿或腹股沟感觉症状（麻木 / 疼痛；21.7% vs. 8.7%）和暂时性髋屈肌无力（19.7% vs. 5.7%）的发生率更高。髋关节屈曲无力可被视为该入路的副作用而不是并发症，正如开放式后路融合术后的切口疼痛和背部伸展无力，是与入路相关的副作用（并且很少被报道）（Cheng et al., 2016）。侧方经腰大肌手术后髋关节屈曲无力的发生率较为稳定，但将髋关节屈曲无力与导致下肢远端无力的神经损伤归为一组，是导致已发表文献中结果相互矛盾的重要原因（Lehmen and Gerber, 2015）。此外，Walker 等发现，接受经腰大肌入路后最后一次随访时持续性运动神经无力的患者明显增加（2.8% vs 1.0%）。相比之下，虽然在侧方经腰大肌椎间融合病例中没有交感神经丛损伤病例，但在 OLIF 研究中报道的发生率为 5.4%。所有研究都详细描述了该情况，这种并发症表现为同侧下肢的温度调节功能障碍。需要强调的是，不能忽略 OLIF 手术中神经损伤的风险。通常是因为腰大肌背向牵开，便于内置物在倾斜角度下的垂直放置。在尝试松解对侧椎间盘时或在工具和植入物过深的情况下，这种倾斜的入路也会使对侧神经孔处于危险之中（Silvestre et al., 2012）。

术中神经监测

10 多年前，为了避免神经损伤，引入了整合神经监测的侧方椎间融合术。诱发肌电图（EMG）与连续扩张器的组合被称为神经映射（Uribe et al., 2010a, b）。它使得外科医生通过视觉和声音阈值反应实时定位神经结构。这种方法旨在减少与腰丛损伤相关的持续性神经并发症，并提高侧方入路的安全性（Ozgur et al., 2006; Pum berger et al., 2012）。然而，尽管整合了神经监测，但短暂的运动和感觉障碍仍然很常见（Tohmeh et al., 2011）。随着该方法的应用越来越广泛，已开发出该技术的几种变化，包括一些不需要术中神经监测的变化（Bergey et al.,

2004; Hardenbrook et al., 2013）。将神经监测整合到经腰大肌脊柱手术入路的要求仍然存在争议。从定义的角度来看，术后髋关节屈曲的相关问题并没有被认为是神经损伤的结果，因此神经监测无助于避免入路过程中的腰肌损伤（Cheng et al., 2016）。

在一篇发表于 2015 年纳入经腰大肌入路相关论文的系统文献综述中，Lehmen 和 Gerber 比较了采用整合神经监测和不采用整合神经监测（浅对接等）的侧入路并发症和副作用的加权平均数。在这项对来自 80 项研究的 7763 名患者的分析中，作者发现采用整合和非整合监测方法后出现髋关节屈曲无力的结果相似（20.9% vs. 20.7%），反映了文献中关于钝性分离继发的腰大肌损伤的总体一致性。然而，大腿感觉的改变在无监测方法中的发生率是普通监测方法的 2 倍多（35.6% vs. 16.4%），而新出现远端无力的发生率是普通监测方法的 3 倍多（5.1% vs. 1.6%）（Lehmen and Gerber, 2015）。鉴于大量论文表明整合神经监测并不能避免神经损伤，Acosta 等建议如果使用被称为"腰大肌上（suprapsoas）"入路的浅对接方法替代传统的微创侧方经腰大肌入路，神经损伤会更少。使用这种方法，通过将牵开器放置在腰大肌侧面而不是穿过腰大肌，可以最大限度地减少对神经的伤害。当抵达腰大肌水平时，小心地分离肌肉纤维，并避开进入外侧椎间隙入路区域内的任何神经结构（Acosta et al., 2013）。位于套管顶部的传感器可在腰大肌内集中刺激，但不能检测到腰肌外侧的运动纤维，仅能监测髂腹股沟神经和髂腹下神经走行在 L1/L2 水平腰大肌内的部分。L1 和 L2 神经根以及部分 L2 和 L3 神经根不含运动纤维，因此在肌电图监测中保持"沉默"（Tubbs, 2018）。Grunert 等发现 50% 的神经损伤发生在腰大肌外侧、腹膜后间隙某处或腹壁皮下组织（Grunert et al., 2017）。鉴于神经丛的这种复杂走行和 Grunert 研究的发现，许多神经结构无法使用尖端探头进行充分监测，因此详细的解剖学知识对于避免神经损伤至关重要。

尽管经腰大肌手术的替代方法正在出现，但更广泛的文献支持使用整合神经监测。支持神经监测的最有说服力的论点是它降低了运动神经并发症的发生率，这在文献中一直有报道。许多比较研究已经证明，与没有整合神经监测或浅对接方法的类似入路相比，神经监测下侧方腰大肌入路导致的神经并发症发生率显著降低。Cheng 等比较了直接使用整合神经监测的传统侧方经腰大肌椎体间融合和与采用浅对接方法的侧方椎体间融合在术后出现神经障碍的情况（Cheng et al., 2015）。在 120 名患者的系列研究中，作者发现使用浅对接监测的神经并发症发生率（包括感觉障碍）几乎是神经监测的经腰大肌入路的 2 倍（28% vs 14.2%），在单节段手术中则近 3 倍（10.2% vs. 28.6%）（Cheng et al., 2015）。尽管神经监测具有这些优势，但关于其价值的争论仍在继续，了解腰丛和腹膜后间隙对于预防经腰大肌入路的严重并发症是必不可少的。

腰丛

腰丛源自上 3 对腰神经腹侧支以及部分第 4 腰神经腹侧支，有时可源自第 12 胸神经侧支，并形成于腰大肌内（Tubbs, 2018）。腰丛的短直属分支支配腰大肌、腰方肌和腰横突间肌。腰丛的重要分支包括股神经、髂腹下神经、髂腹股沟神经、生殖股神经、股外侧皮神经和闭孔神经（Tubbs et al., 2017）。腰丛与 LLIF 手术通道密切相关，使其容易受到损伤，具体取决于手术节段（Grunert et al., 2017; Tubbs et al., 2017; Van Campenhout et al., 2010; Regev et al., 2009）。在一项尸体研究中，Grunert 等表明，在 L1~L4 的所有节段中，50% 的神经丛神经损伤都发生在运动神经和感觉神经以及神经根上（Gru nert et al., 2017）。Banagan 报道手术节段神经损伤率较低，为 25%（Banagan et al., 2011），他们在直视下放置扩张器套管，而 Grunnert 等则使用了标准的手术技术。此外，Banagan 等仅研究了 L3~L5，而 Grunert 观察了 L1~L5，发现大部分神经损伤位于 L1~L3（Grunert et al., 2017; Banagan et al., 2011）。关于套管放置，多项研究描述了某些解剖学"安全区"（Uribe et al., 2010a, b；Benglis et al., 2009）可以避免神经或神经丛损伤。Uribe（Uribe et al., 2010a, b）将每个椎体节段从前缘到后缘分为 4 个部分（Ⅰ~Ⅳ）。Moro 等采取了同样的方法（Moro et al., 2003）。两者都证实了 Benglis 的发现，即腰骶丛在从 L2~L5 的椎间盘间隙水平呈现背侧到腹侧的迁移（Benglis et al., 2009）。

通常，仅考虑腰丛与侧身的关系，腰丛的走行就被过于简单化了：Dakwar 等描述了与腰大肌相关的更为复杂的走行（Dakwar et al., 2011）。此外，尽

管进行了广泛的研究，但行侧入路后发生神经损伤的类型和机制仍然未知。文献中描述的大多数类型的损伤不涉及神经结构变化，例如压迫牵拉、短暂刺激或局部缺血（Ahmadian et al., 2013; Pumberger et al., 2012）。这些损伤可归类为 Sunderland Ⅰ级，这可能解释了为什么 LLIF 后 90% 的神经功能障碍是可逆的（Rodgers et al., 2011; Lykissas et al., 2014）。特别是考虑到恢复时间从 6 周到 24 个月不等，LLIF 导致的不同 Sunderland 分级似乎是合理的（Rodgers et al., 2011; Pumberger et al., 2012）。Grunert 等在上述尸体研究中强调了这一点，他们观察了部分和完整的横断面（Grunert et al., 2017）。部分横断面可归为 Sunderland Ⅳ级，完全横断面可归为 Sunderland Ⅴ级，请记住，Sunderland 分级与恢复相关（Sunderland, 1990）。为了确定受伤风险高的神经位置，Grundert 等将入路分为 4 个侧向解剖区，从外侧到内侧，从浅到深：Ⅳ区包括外腹壁的皮下组织；Ⅲ区内腹壁肌肉；Ⅱ区腹膜后组织；Ⅰ区是腰大肌。这些区域可以帮助判断临床实践中神经可能出现损伤的位置（Tubbs, 2018）。根据这种分类，Tubbs 等根据手术节段判断某些神经结构是否处于危险之中（Tubbs, 2018）。

L1/L2

在这个水平，肋下神经从 T12 神经根发出，在穿过腹壁之前沿着第 12 肋的下缘走行，因此它可能在Ⅲ区和Ⅳ区受到损伤（Grunert et al., 2017）。这种损伤可以通过钝性分离皮下和肌肉组织来避免，而无须过度使用单极电凝。此外，髂腹下神经和髂腹股沟神经从 T12/L1 神经根发出。它们在腰大肌内或后方走行，离开腰大肌（Ⅰ区）并在腰方肌前表面的腹膜后间隙（Ⅱ区）内下降到后腹壁。穿过腹壁（Ⅲ区）后，它们分散到皮下组织（Ⅳ区）内的小分支中。因此，在对 L1/L2 进行手术时，这些神经可能会在所有区域受到损伤，因此应如上所述仔细进行钝性分离（Grunert et al., 2017）。

生殖股神经起源于 L1/L2，从后向前穿过腰大肌（Ⅰ区），并在其前表面（Ⅱ区）继续下降。生殖股神经的这个交叉点在 L3 和 L4 之间变化（Dakwar et al., 2011），具有一些解剖变异；正如 Grunert 等所描述的那样，神经在 L1/L2 处更偏向头侧方向穿过，导致 L1/L2 处的神经损伤（Grunert et al., 2017）。前

面提到的浅对接技术有助于避免损伤生殖股神经，因为它可见于腰大肌的前表面（Grunert et al., 2017; Acosta et al., 2013）。此外，尤其是在 L1/L2 节段，外科医生必须意识到不存在下肢运动纤维。因此，由于肌电图"沉默"，选择更靠后的对接点或过度牵开是不可取的。此外，L1 和 L2 神经根携带腹部运动纤维，因此损伤可导致腹壁疝形成（Ahmadian et al., 2013）。Grunert 等发现腰方肌前表面的髂腹下神经和髂腹股沟神经损伤最多，腰方肌构成腹膜后间隙的外侧壁（Grunert et al., 2017）。因此，插入套管之前，在该水平使用手指触诊腰方肌具有实际意义。根据 Uribe 等报道，除了避免压迫腰方肌外，也建议限制牵开时间（Uribe et al., 2010a, b）。

L2/L3

与生殖股神经不同，在牵开器放置过程中并非所有神经都可见。例如，股外侧皮神经起源于 L2 和 L3 神经根，在肌内向下走行至大约 L4 水平，然后从腰大肌外侧离开进入腹膜后间隙（Grunert et al., 2017; Tubbs et al., 2017; Moisi et al., 2016）。随后继续沿髂肌前表面下行至髂前上棘（Grunert et al., 2017）。除了股外侧皮神经外，L2 神经根在离开椎间孔后穿过腰大肌。Grunert 等描述了涉及这些结构的肌肉损伤（Grunert et al., 2017）；事实上，这种肌肉内走行突显了神经监测的价值。鉴于此，应尽量避免在经腰大肌入路期间过度牵开。

L3/L4

股外侧皮神经在腹膜后间隙下降，而不是在 L2/L3 水平的肌肉内位置（Tubbs et al., 2017）。Grunert 等证实了 Dakwar 等描述的其位于腰大肌前表面的走行（Dakwar et al., 2011）。因此，与 L2/L3 水平的 Ⅰ 区损伤相反，股外侧皮神经可在 L3/4 水平的腹膜后间隙（Ⅱ区）出现损伤（Grunert et al., 2017）。这可以通过使用前面提到的"浅对接"技术来避免。此外，由 L2~L4 神经根形成的股神经在 L3/L4 椎间隙的后部走行，同时在 L4/L5 向前走行（Davis et al., 2011）。由于股神经走行的多样性，它更靠前、更靠中线的位置解释了为什么将牵开器放置在"安全区"时仍可能损伤。

L4/L5

Regev 等发现 L4/L5 水平损伤的风险最大（Regev et al., 2009）。通过解剖 12 具尸体的腰丛并用铜线标记其分支，Tubbs 等阐明了这些神经在不同层面上的走行（Tubbs et al., 2017）。通过侧位透视，他们发现神经纤维最集中的区域位于 L4 下份的后下方至 L5 椎体的后 1/3 之间（Tubbs et al., 2017）。

血管损伤

传统的前路入路使外科医生能够彻底去除椎间盘内容物并植入大型融合装置以用于前柱支撑。然而，由于需要移动腹内血管，因此传统的开放式前路入路与大血管损伤相关。Fantini 等报道，在他们对 345 例前路腰椎手术的回顾性分析中，腹部主要血管损伤的发生率为 2.9%（Fantini et al., 2007）。LLIF 的一个重要优势是它可以在不移动腹部大血管的条件下完成椎间隙暴露并植入大型椎体间融合装置。通过侧方经腰大肌入路进入腰椎运动节段进行椎体间融合，可以保留前纵韧带并大大降低大血管损伤的风险（Rodgers et al., 2011）。这减少了对血管外科医生的需求，并减少了手术过程中血管损伤的发生。然而，确有文献报道了 LLIF 期间发生大血管损伤的情况，通常是由于植骨材料、融合器甚至牵开片安置不当损伤了前纵韧带或纤维环（Aichmair et al., 2015; Assina et al., 2014; Santillan et al., 2010）。

Blizzard 等介绍了一个肾动脉损伤的病例，该病例可能是由牵开片之间插入了动脉的血管壁或牵开过程中的直接损伤引起的。这种动脉损伤导致左肾出现约 60% 的梗死（Blizzard et al., 2016）。肾血管系统在血管数量和走行方面存在高度可变性。约 30% 的患者可有伴随主血管到达肺门的副动脉以及供应上极或下极但不进入肺门的异常动脉（Ozkan et al., 2006; Costa et al., 2019）。这些异常动脉的走行难以预测，血管可经腰大肌和椎体前方直接进入肾脏上部甚至后部。因此，需对肾脏、椎旁肌肉组织和肾脏血管系统进行触诊和部分显露以确定安全的牵开器放置位置（Blizzard et al., 2016）。

Aichmair 等介绍了第一例 LLIF 期间手术相关的腹主动脉损伤。血管损伤的原因很可能是：远端终板和前皮质被破坏，在尝试推进固定良好的假体装置时引起前方骨刺移动（Aichmair et al., 2015）。

对 1874 名接受 OLIF 治疗的患者和 4607 名接受侧方经腰大肌入路椎间融合治疗的患者进行系统性回顾和 meta 分析，Walker 等发现 OLIF 中大血管损伤的风险（1.8%）高于侧方经腰大肌入路椎体间融合术（0.4%）（Walker et al., 2019）。在经腰大肌入路中，如果正确操作以保持与椎体透视的垂直性，前纵韧带会保护大血管免受操作器械的影响（Walker et al., 2019）。在经腰大肌组中统计出的 0.4% 的大血管损伤率与之前一项大型多中心研究中报道的发生率一致（Uribe and Deukmedjian, 2015）。作者提到，如果进行前柱松解手术，血管损伤风险可能更高，因此他们将这些高风险手术排除在他们的研究之外（Walker et al., 2019）。

解剖学研究表明，左侧经腰大肌入路的血管损伤率较低。下腔静脉在右侧 LLIF 中有高达 70.8% 的损伤风险，而主动脉在左侧入路中有 29.2% 的风险（Hu et al., 2011）。虽然从左侧进入通常会在大血管和腰大肌之间形成一条通道，但在 Walker 等的系统性回顾和 meta 分析中，显示仍有 1.8% 的发生率（Walker et al., 2019）。除入路侧选择外，手术节段也很重要。从 L1~L2 水平下移到 L4~L5 水平，腰大肌进入椎间隙的安全区域会逐渐缩小，因为此区域内的神经结构在椎体上向前移动，大血管向椎体的前部后移（Moro et al., 2003; Assina et al., 2014; Hu et al., 2011）。因此，对于 L4~L5 节段的操作，适当的患者选择、细致的术前计划和严格遵守安全手术区域可以最大程度地减少血管并发症风险。对预期患者进行风险评估的另一个重要考虑因素是脊柱畸形的程度。大血管向退行性脊柱侧凸引起的脊柱畸形的凹侧移动（Regev et al., 2009, 2010）。这种位置变化大大增加了侧方入路过程中损伤的风险，在评估侧方经腰大肌椎间融合手术的患者时应考虑在内（Assina et al., 2014）。

同样令人担忧的是，LLIF 可以在门诊手术中心进行，但如果发生血管损伤，则很难获得血管外科和普外科会诊（Hijji et al., 2017; Assina et al., 2014）。图 24.1 展示的是一例接受腰椎融合术（包括多节段 LLIF）患者的血管损伤病例。3 周后，患者开始出

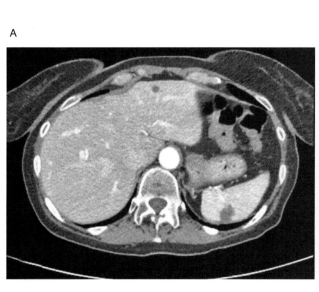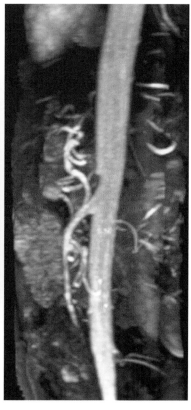

图 24.1　血管损伤。CT 轴位图像显示脾梗死（A），3D MIP MRA 显示腹腔干和分支闭塞（B）

现厌食、恶心和剧烈腹痛。CT 显示由于腹腔动脉闭塞导致脾梗死。

Assina 等描述了一个病例，其中牵开器尖端横切右髂总静脉，并处在左髂总静脉的管腔内。在门诊外科中心进行侧方经腰大肌入路手术的医生不得不将患者送往医院，根据作者的说法，这可能会恶化损伤情况。经过几次治疗后，患者出院到急症护理康复机构。7 天后，她出现腹膜后脓肿和急性败血症。在接下来的几天里，她的血流动力学变得越来越不稳定，最终死于继发性感染性休克的多器官衰竭。同样，这应该引起外科医生注意到对大血管造成严重伤害的可能性，特别是如果该手术得到普及并在门诊手术中心等环境中得到更广泛的应用时（Assina et al., 2014）。

内脏损伤

神经是侧方入路中最常受伤的结构。肠损伤极为罕见，文献报道发生率为 0.41%（图 24.2）（Hijji et al., 2017）。尽管如此，仍然存在肠损伤合并潜在严重并发症的风险（Rodgers et al., 2011; Patel et al., 2012）。Yilmaz 等在 4 具新鲜冷冻尸体上对腰椎脊柱进行了极外侧入路手术，将克氏针放置到每个椎

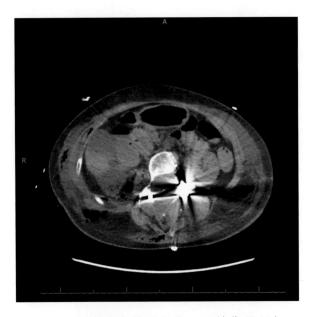

图 24.2　右升结肠腹膜后损伤。CT 轴位显示（4.2×7×13.3）cm 右侧腹膜后积液，其中含有从中腹部向下延伸到骨盆的气体。与沿右侧胸部、腹部和骨盆壁的皮下气体和液体相邻

间隙。测量克氏针与结肠之间的距离，显示结肠在 L2/L3 和 L3/L4 水平时的损伤风险最大（Yilmaz et al., 2018）。文献中描述了其他病例和一系列经腰大肌椎间融合后肠损伤的病例：Balsano 等报道了一名 70 岁男性，他接受了 L3/4 和 L4/5 极外侧经腰大肌椎间融合术。患者结肠脾曲穿孔，需要通过保留 3 个月的临时结肠造口实现外科干预（Balsano et al., 2015）。Tormenti 等报道了 8 例接受侧方经腰大肌入路的脊柱侧凸患者中有 1 例发生了肠穿孔。具体地说，是发生了盲肠穿孔，需要紧急开腹探查并行肠切除术。正如 Tormenti 等所建议的，脊柱侧凸的旋转部分改变了局部解剖结构，并可能显著增加腹膜内和腹膜后结构损伤的风险（Tormenti et al., 2010）。此外，Tormenti 等提出，目前缺少文献分析脊柱侧弯患者的局部解剖变异或与侧方经腰大肌椎间融合手术相关的解剖学变异情况。

为了防止对腹膜和腹膜后组织造成伤害，必须完全进入腹膜后间隙。Rustagi 等在一项纳入 590 例接受经腰大肌腰椎椎间融合术患者的回顾性队列研究中发现，有 3 名患者（0.51%）出现内脏损伤。最令人担忧的是内脏手术在损伤后延迟了 4.7 天（3~7 天）（Rustagi et al., 2019）。所有 3 例均表现为升结肠穿孔，其中 1 例结肠附着在椎间融合器上（Rustagi et al., 2019）。

另一种常见损伤是腰大肌血肿（图 24.3），可并发脓肿（Moller et al., 2011; Murray et al., 2012）。图 24.4 展示一例右腹壁脓肿，该患者在 LLIF 术后出现白细胞增多。此外，LLIF 手术后可出现血肿（图 24.5）。对 LLIF 并发症进行系统性回顾发现，腰大肌血肿的总体发生率为 1.08%（Hijji et al., 2017）。与 ALIF 不同，同一系统性回顾未发现逆行射精或尿道损伤（Hijji et al., 2017）。在上腰椎区域行 LLIF，腹膜后剥离较为困难，增加肾损伤的风险，特别是在 L2 和 L3 水平，（Aichmair et al., 2015）。Iwanaga 等（Assina et al., 2014）表明肾脏最接近 L1~L2 水平的椎间隙。此外，肾脏病变和肾血管的变化会带来肾损伤的风险。输尿管损伤是一种相对罕见的并发症；然而，在手术过程中识别这种损伤至关重要，它可以表现为血尿。因此，外科医生应在 LLIF 期间警惕输尿管损伤，尤其是在靠上的节段（Santillan et al., 2010）。

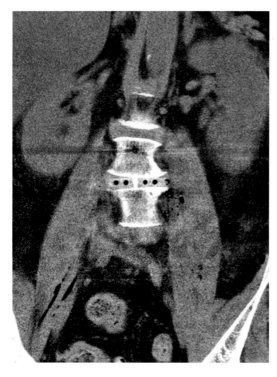

图 24.3　腰肌损伤。CT 冠状位显示左侧腰大肌在侧方腰椎椎间融合术后出现血肿和肺气肿

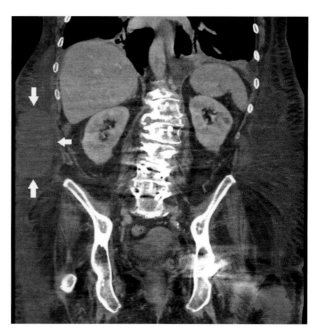

图 24.4　侧方腰椎椎间融合术后的腹壁脓肿。CT 冠状位显示右腹壁皮下组织积液（白色箭头）

其他伤害

与 LLIF 相关的另一个具有临床意义的并发症是意外的硬膜损伤。对 29 项研究和 1228 名患者进行 meta 分析，发现硬膜撕裂和或脑脊液渗漏在腰椎 LLIF 手术患者中的大致发生率为 5.4%（Hu et al., 2011）。

脊柱特异性并发症

与其他类型的脊柱融合术一样，LLIF 最常见的脊柱特异性并发症是沉降和假关节形成，这些并发症的报告各不相同。也可能发生椎体骨折（图 24.6）。

最近发表的系统性回顾和 meta 分析纳入 446 名接受腰大肌前入路治疗的患者（791 个节段）和 1131 名接受经腰大肌入路治疗的患者（2077 个节段）（Walker et al., 2019）。基于影像学报告，8 项腰大肌前入路研究中有 5 项分析了沉降发生率，涉及 566 个节段，加权平均率为 12.2%。19 项经腰大肌入路研究中有 13 项分析了 1537 个节段，其中沉

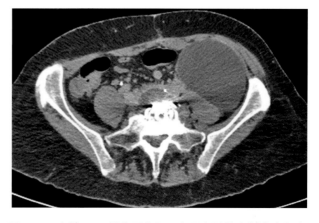

图 24.5　血肿。CT 轴位图像显示大量血肿的左侧腹腔积液。在侧方经腰大肌椎间融合水平处也存在椎前液体聚集

降发生的加权平均率为 13.8%，两者没有显著差异。值得注意的是，报告的沉降率差异很大，在腰大肌前入路研究中从 4.4% 到 21.6% 不等，在经腰大肌入路研究中从 0% 到 31.3% 不等。另一项回顾性研究（3482 名患者）报道了 321 例脊柱特异性 LLIF 并发症，发生率为 9.22%（Hijji et al., 2017）。当具有高弹性模量的植入物或融合器沉入弹性模量相对较

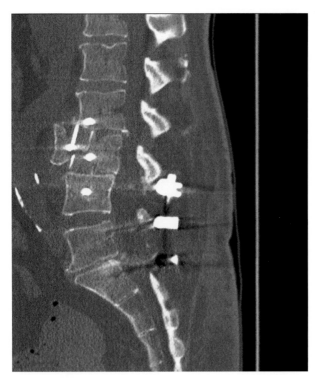

图 24.6　椎体骨折。CT 矢状位图像显示 L3 椎体骨折移位，外侧腰椎椎体间融合装置下沉

脊柱不稳并伴有假关节形成（Hakalo et al., 2003）。LLIF 中的融合器沉降率似乎明显低于 ALIF 和 TLIF 方法（Hartl et al., 2016; Hsieh et al., 2007）。人们通常认为，沉降是 ALIF 和 TLIF 手术中相对常见的情况。例如，Hsieh 等对 57 名患者进行研究，发现 ALIF 和 TLIF 的沉降率分别为 21.7% 和 23.5%（Hsieh et al., 2007）。相比之下，最近一项对 LLIF 并发症的全面系统性回顾发现，2482 名患者的融合器沉降率为 6.61%（Hijji et al., 2017）。这一比例甚至优于 Rao 等最近报道的在 147 名 ALIF 患者中 10.2% 的沉降率（Rao et al., 2017）。

准备终板和融合器置入对于避免终板损伤至关重要，根据笔者的经验，终板损伤会导致更高的沉降率。此外，侧方经腰大肌入路允许使用宽植入物并保留纵韧带，这两者可能是其相对于其他微创外科技术（MIS）有较低融合器沉降率的原因（Oliveira et al., 2010; Tan et al., 2005）。进行 LLIF 时应考虑椎间植入物的移位。对侧纤维环准备不当和植入物尺寸选择不当会导致融合器侧向移位（图 24.8）。然而，在椎间盘准备和确定植入物尺寸的过程中，前纵韧带破裂很可能导致前移（Fantini et al., 2007）。植入物超出椎间盘间隙形成突出（植入物悬垂）（图 24.9）可能是在确定植入物大小时完全依赖 AP 透

低的椎体时，就会发生沉降（Hakalo et al., 2003）（图 24.7）。沉降导致脊柱后凸、椎间隙减小，最终导致

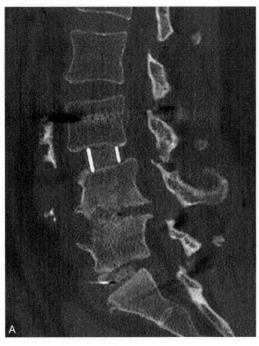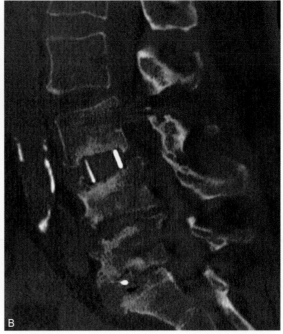

图 24.7　融合器沉降。基线（A）和 3 年后（B）的 CT 矢状位图像显示外侧腰椎椎体间融合装置的终板压痕和硬化

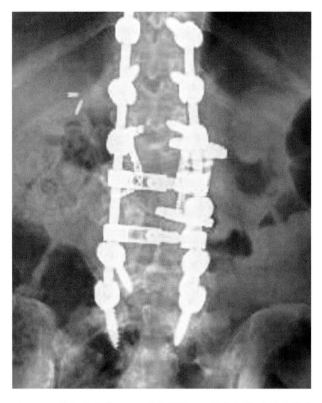

图 24.8　植入物移位。AP 位片显示 L3 椎体切除后融合器横向移位

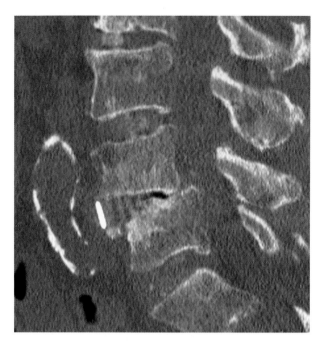

图 24.9　融合器悬垂。CT 矢状位图像显示外侧腰椎椎间融合器延伸超过 L5 上终板的前缘，在前滑脱的情况下被破坏

视图造成的。该情况会危及对侧椎间孔和神经结构，将植入物放置在椎间盘的前 1/3 处尤其如此（Blizzard et al., 2016）。

　　8 项腰大肌入路研究中有 4 项分析了 262 个节段，假关节发生率为 9.9%（95% CI 4.1~21.7），19 项经腰大肌入路研究中有 14 项分析了 1275 个节段，其发生率为 7.5%（95% CI 4.9~11.4），两者没有显著差异（$P=0.57$）（Walker et al., 2019）。假关节是指骨融合失败（Chun et al., 2015）。LLIF 的假关节形成率为 5.89%，与其他 MIS 技术（例如 ALIF 和 TLIF）的发生率相当（Hijji et al., 2017; Wu et al., 2010; Ni et al., 2015）。有许多方法可以降低脊柱手术中的假关节形成率。重组人骨形态发生蛋白 2（rhBMP2）的使用受到了相当大的关注，最近的一项系统性回顾比较了有或没有 rhBMP-2 的融合率，发现两组之间没有显著差异（Galimberti et al., 2015）。通过脉冲电磁场进行骨刺激是另一种提高融合率的策略，其设备已获得美国 FDA 的批准（Fo

ley et al., 2008; Waldorff et al., 2017; Mooney, 1990; Simmons Jr. et al., 2004）。然而，支持脉冲电磁场预防脊柱手术中假关节的证据相互矛盾（Park et al., 2014; Aleem et al., 2016）。其他通过仪器和生物疗法来提高融合率并减少脊柱融合后假关节发生率的方法正在不断研发（Chun et al., 2015）。

结论

　　LLIF 是一种安全有效地治疗多种脊柱退行性疾病的手术。与 ALIF、PLIF 和 TLIF 等其他技术相比，它具有更优的早期稳定性并允许大面积植入物放置（Kwon and Kim, 2016）。正如本综述中所讨论的，LLIF 中最常见的并发症是短暂性肌无力或与经腰大肌入路相关的继发性感觉障碍。关于脊柱融合本身引起的并发症，LLIF 在假关节形成率方面优于其他脊柱融合技术，并且具有相当或更低的沉降率。最后，其他并发症也很少见，输血频率非常低，其他内科并发症的病例也很少。通过适当的患者选择、术前计划、细致的手术技术和术后护理，LLIF 是一种安全的脊柱融合方法，且并发症少。应通过累积并分析临床结果相关数据来持续提高手术技术，以期更准确地分析包括 LLLF 在内的所有类型微创脊柱融合手术的并发症情况（Martin 2nd et al., 2002; Asher et al., 2014; Parker et al., 2017）。

（Alexander von Glinski, Darius Ansari, Bradley Kolb, Gary B. Rajah, Daniel T. Ginat, Dia R. Halalmeh, Marc D. Moisi, Rod J. Oskouian 著

娄振凯　杨　晋译　赵学凌　审校）

参考文献

Ahmadian, A., Deukmedjian, A.R., Abel, N., Dakwar, E., Uribe, J.S., 2013. Analysis of lumbar plexopathies and nerve injury after lateral retroperitoneal transpsoas approach: diagnostic standardization. J. Neurosurg. Spine 18 (3), 289−297.

Acosta, F.L., Drazin, D., Liu, J.C., 2013. Supra-psoas shallow docking in lateral interbody fusion. Neurosurgery 73 (1 Suppl. Operative), ons48−51 discussion ons2.

Aichmair, A., Lykissas, M.G., Girardi, F.P., Sama, A.A., Lebl, D.R., Taher, F., et al., 2013. An institutional six-year trend analysis of the neurological outcome after lateral lumbar interbody fusion: a 6-year trend analysis of a single institution. Spine 38 (23), E1483−E1490.

Aichmair, A., Fantini, G.A., Garvin, S., Beckman, J., Girardi, F.P., 2015. Aortic perforation during lateral lumbar interbody fusion. J. Spinal Disord. Tech. 28 (2), 71−75.

Aleem, I.S., Aleem, I., Evaniew, N., Busse, J.W., Yaszemski, M., Agarwal, A., et al., 2016. Efficacy of electrical stimulators for bone healing: a meta-analysis of randomized Sham-controlled trials. Sci. Rep. 6, 31724.

Asher, A.L., Speroff, T., Dittus, R.S., Parker, S.L., Davies, J.M., Selden, N., et al., 2014. The National Neurosurgery Quality and Outcomes Database (N2QOD): a collaborative North American outcomes registry to advance value-based spine care. Spine 39 (22 Suppl. 1), S106−S116.

Assina, R., Majmundar, N.J., Herschman, Y., Heary, R.F., 2014. First report of major vascular injury due to lateral transpsoas approach leading to fatality. J. Neurosurg. Spine 21 (5), 794−798.

Balsano, M., Carlucci, S., Ose, M., Boriani, L., 2015. A case report of a rare complication of bowel perforation in extreme lateral interbody fusion. Eur. Spine J. 24 (Suppl. 3), 405−408.

Banagan, K., Gelb, D., Poelstra, K., Ludwig, S., 2011. Anatomic mapping of lumbar nerve roots during a direct lateral transpsoas approach to the spine: a cadaveric study. Spine 36 (11), E687−E691.

Barbagallo, G.M., Albanese, V., Raich, A.L., Dettori, J.R., Sherry, N., Balsano, M., 2014. Lumbar lateral interbody fusion (LLIF): comparative effectiveness and safety versus PLIF/TLIF and predictive factors affecting LLIF outcome. Evid. Based Spine Care J. 5 (1), 28−37.

Benglis, D.M., Vanni, S., Levi, A.D., 2009. An anatomical study of the lumbosacral plexus as related to the minimally invasive transpsoas approach to the lumbar spine. J. Neurosurg. Spine 10 (2), 139−144.

Bergey, D.L., Villavicencio, A.T., Goldstein, T., Regan, J.J., 2004. Endoscopic lateral transpsoas approach to the lumbar spine. Spine 29 (15), 1681−1688.

Blizzard, D.J., Gallizzi, M.A., Isaacs, R.E., Brown, C.R., 2016. Renal artery injury during lateral transpsoas interbody fusion: case report. J. Neurosurg. Spine 25 (4), 464−466.

Cahill, K.S., Martinez, J.L., Wang, M.Y., Vanni, S., Levi, A.D., 2012. Motor nerve injuries following the minimally invasive lateral transpsoas approach. J. Neurosurg. Spine 17 (3), 227−231.

Cheng, I., Briseño, M.R., Arrigo, R.T., Bains, N., Ravi, S., Tran, A., 2015. Outcomes of two different techniques using the lateral approach for lumbar interbody arthrodesis. Global Spine J. 5 (4), 308−314.

Cheng, I., Acosta, F., Chang, K., Pham, M., 2016. Point-counterpoint: the use of neuromonitoring in lateral transpsoas surgery. Spine 41 (Suppl. 8), S145−S151.

Chun, D.S., Baker, K.C., Hsu, W.K., 2015. Lumbar pseudarthrosis: a review of current diagnosis and treatment. Neurosurg. Focus 39 (4), E10.

Costa, A., Matter, M., Pascual, M., Doerfler, A., Venetz, J.P., 2019. [Renal, vascular and urological variations and abnormalities in living kidney donor candidates]. Prog. Urol. 29 (3), 166−172.

Dakwar, E., Vale, F.L., Uribe, J.S., 2011. Trajectory of the main sensory and motor branches of the lumbar plexus outside the psoas muscle related to the lateral retroperitoneal transpsoas approach. J. Neurosurg. Spine 14 (2), 290−295.

Davis, T.T., Bae, H.W., Mok, J.M., Rasouli, A., Delamarter, R.B., 2011. Lumbar plexus anatomy within the psoas muscle: implications for the transpsoas lateral approach to the L4-L5 disc. J. Bone Joint Surg. Am. 93 (16), 1482−1487.

Fantini, G.A., Pappou, I.P., Girardi, F.P., Sandhu, H.S., Cammisa, F.P., 2007. Major vascular injury during anterior lumbar spinal surgery: incidence, risk factors, and management. Spine 32 (24), 2751−2758.

Foley, K.T., Mroz, T.E., Arnold, P.M., Chandler Jr., H.C., Dixon, R.A., Girasole, G.J., et al., 2008. Randomized, prospective, and controlled clinical trial of pulsed electromagnetic field stimulation for cervical fusion. Spine J. 8 (3), 436−442.

Galimberti, F., Lubelski, D., Healy, A.T., Wang, T., Abdullah, K.G., Nowacki, A.S., et al., 2015. A systematic review of lumbar fusion rates with and without the use of rhBMP-2. Spine 40 (14), 1132−1139.

Grimm, B.D., Leas, D.P., Poletti, S.C., Johnson 2nd, D.R., 2016. Postoperative complications within the first year after extreme lateral interbody fusion: experience of the first 108 patients. Clin. Spine Surg. 29 (3), E151−E156.

Grunert, P., Drazin, D., Iwanaga, J., Schmidt, C., Alonso, F., Moisi, M., et al., 2017. Injury to the lumbar plexus and its branches after lateral fusion procedures: a cadaver study. World Neurosurg. 105, 519−525.

Hakalo, J., Wronski, J., Ciupik, L., 2003. [Subsidence and its effect on the anterior plate stabilization in the course of cervical spondylodesis. Part I: definition and review of literature]. Neurol. Neurochir. Pol. 37 (4), 903−915.

Hardenbrook, M.A., Miller, L.E., Block, J.E., 2013. TranS1 VEO system: a novel psoas-sparing device for transpsoas lumbar interbody fusion. Med. Devices (Auckl) 6, 91−95.

Hartl, R., Joeris, A., McGuire, R.A., 2016. Comparison of the safety outcomes between two surgical approaches for anterior lumbar fusion surgery: anterior lumbar interbody fusion (ALIF) and extreme lateral interbody fusion (ELIF). Eur. Spine J. 25 (5), 1484−1521.

Hijji, F.Y., Narain, A.S., Bohl, D.D., Ahn, J., Long, W.W., DiBattista, J.V., et al., 2017. Lateral lumbar interbody fusion: a systematic review of complication rates. Spine J. 17 (10), 1412−1419.

Hsieh, P.C., Koski, T.R., O'Shaughnessy, B.A., Sugrue, P., Salehi, S., Ondra, S., et al., 2007. Anterior lumbar interbody fusion in comparison with transforaminal lumbar interbody fusion: implications for the restoration of foraminal height, local disc angle, lumbar lordosis, and sagittal balance. J. Neurosurg. Spine 7 (4), 379−386.

Hu, S.S., 2004. Blood loss in adult spinal surgery. Eur. Spine J. 13 (Suppl. 1), S3−S5.

Hu, W.K., He, S.S., Zhang, S.C., Liu, Y.B., Li, M., Hou, T.S., et al., 2011. An MRI study of psoas major and abdominal large vessels with respect to the X/DLIF approach. Eur. Spine J. 20 (4), 557−562.

Isaacs, R.E., Hyde, J., Goodrich, J.A., Rodgers, W.B., Phillips, F.M., 2010. A prospective, nonrandomized, multicenter evaluation of extreme lateral interbody fusion for the treatment of adult degenerative scoliosis: perioperative outcomes and complications. Spine 35 (26 Suppl. l), S322−S330.

Joseph, J.R., Smith, B.W., La Marca, F., Park, P., 2015. Comparison of complication rates of minimally invasive transforaminal lumbar interbody fusion and lateral lumbar interbody fusion: a systematic review of the literature. Neurosurg. Focus 39 (4), E4.

Knight, R.Q., Schwaegler, P., Hanscom, D., Roh, J., 2009. Direct lateral lumbar interbody fusion for degenerative conditions: early complication profile. J. Spinal Disord. Tech. 22 (1), 34−37.

Kwon, B., Kim, D.H., 2016. Lateral lumbar interbody fusion: indications, outcomes, and complications. J. Am. Acad. Orthop. Surg. 24 (2), 96−105.

Le, T.V., Baaj, A.A., Dakwar, E., Burkett, C.J., Murray, G., Smith, D.A., et al., 2012. Subsidence of polyetheretherketone intervertebral cages in minimally invasive lateral retroperitoneal transpsoas lumbar interbody fusion. Spine 37 (14), 1268−1273.

Lehmen, J.A., Gerber, E.J., 2015. MIS lateral spine surgery: a systematic literature review of complications, outcomes, and economics. Eur. Spine J. 24 (Suppl. 3), 287−313.

Lykissas, M.G., Aichmair, A., Hughes, A.P., Sama, A.A., Lebl, D.R., Taher, F., et al., 2014. Nerve injury after lateral lumbar interbody fusion: a review of 919 treated levels with identification of risk factors. Spine J. 14 (5), 749−758.

Marchi, L., Abdala, N., Oliveira, L., Amaral, R., Coutinho, E., Pimenta, L., 2013. Radiographic and clinical evaluation of cage subsidence after stand-alone lateral interbody fusion. J. Neurosurg. Spine 19 (1), 110−118.

Martin 2nd, R.C., Brennan, M.F., Jaques, D.P., 2002. Quality of complication reporting in the surgical literature. Ann. Surg. 235 (6), 803−813.

Moisi, M., Fisahn, C., Tubbs, R.S., Page, J., Rice, R., Paulson, D., et al., 2016. Lateral thoracic osteoplastic rib-sparing technique used for lateral spine surgery: technical note. Cureus 8 (7), e668.

Moller, D.J., Slimack, N.P., Acosta Jr., F.L., Koski, T.R., Fessler, R.G., Liu, J.C., 2011. Minimally invasive lateral lumbar interbody fusion and transpsoas approach-related morbidity. Neurosurg. Focus 31 (4), E4.

Mooney, V., 1990. A randomized double-blind prospective study of the efficacy of pulsed electromagnetic fields for interbody lumbar fusions. Spine 15 (7), 708−712.

Moro, T., Kikuchi, S., Konno, S., Yaginuma, H., 2003. An anatomic study of the lumbar plexus with respect to retroperitoneal endoscopic surgery. Spine 28 (5), 423−428 discussion 7-8.

Murray, M.R., Weistroffer, J.K., Schafer, M.F., 2012. Case report of an abscess developing at the site of a hematoma following a direct lateral interbody fusion. Spine J. 12 (7), e1−4.

Ni, J., Fang, X., Zhong, W., Liu, N., Wood, K.B., 2015. Anterior lumbar interbody fusion for degenerative discogenic low back pain: evaluation of L4-S1 fusion. Medicine (Baltim.) 94 (43), e1851.

Oliveira, L., Marchi, L., Coutinho, E., Pimenta, L., 2010. A radiographic assessment of the ability of the extreme lateral interbody fusion procedure to indirectly decompress the neural elements. Spine 35 (26 Suppl. l), S331−S337.

Ozgur, B.M., Aryan, H.E., Pimenta, L., Taylor, W.R., 2006. Extreme Lateral Interbody Fusion (XLIF): a novel surgical technique for anterior lumbar interbody fusion. Spine J. 6 (4), 435−443.

Ozkan, U., Oğuzkurt, L., Tercan, F., Kizilkiliç, O., Koç, Z., Koca, N., 2006. Renal artery origins and variations: angiographic evaluation of 855 consecutive patients. Diagn. Interv. Radiol. 12 (4), 183−186.

Park, P., Lau, D., Brodt, E.D., Dettori, J.R., 2014. Electrical stimulation to enhance spinal fusion: a systematic review. Evid. Based Spine Care J. 5 (2), 87−94.

Parker, S.L., Chotai, S., Devin, C.J., Tetreault, L., Mroz, T.E., Brodke, D.S., et al., 2017. Bending the cost curve-establishing value in spine surgery. Neurosurgery 80 (3S), S61−S69.

Patel, V.C., Park, D.K., Herkowitz, H.N., 2012. Lateral transpsoas fusion: indications and outcomes. Scientific World J. 2012, 893608.

Phillips, F.M., Isaacs, R.E., Rodgers, W.B., Khajavi, K., Tohmeh, A.G., Deviren, V., et al., 2013. Adult degenerative scoliosis treated with XLIF: clinical and radiographical results of a prospective multicenter study with 24-month follow-up. Spine 38 (21), 1853−1861.

Pumberger, M., Hughes, A.P., Huang, R.R., Sama, A.A., Cammisa, F.P., Girardi, F.P., 2012. Neurologic deficit following lateral lumbar interbody fusion. Eur. Spine J. 21 (6), 1192−1199.

Rao, P.J., Phan, K., Giang, G., Maharaj, M.M., Phan, S., Mobbs, R.J., 2017. Subsidence following anterior lumbar interbody fusion (ALIF): a prospective study. J. Spine Surg. 3 (2), 168−175.

Regev, G.J., Chen, L., Dhawan, M., Lee, Y.P., Garfin, S.R., Kim, C.W., 2009. Morphometric analysis of the ventral nerve roots and retroperitoneal vessels with respect to the minimally invasive lateral approach in normal and deformed spines. Spine 34 (12), 1330−1335.

Regev, G.J., Haloman, S., Chen, L., Dhawan, M., Lee, Y.P., Garfin, S.R., et al., 2010. Incidence and prevention of intervertebral cage overhang with minimally invasive lateral approach fusions. Spine 35 (14), 1406−1411.

Rodgers, W.B., Gerber, E.J., Rodgers, J.A., 2010. Lumbar fusion in octogenarians: the promise of minimally invasive surgery. Spine 35 (26 Suppl. l), S355−S360.

Rodgers, W.B., Gerber, E.J., Patterson, J., 2011. Intraoperative and early postoperative complications in extreme lateral interbody fusion: an analysis of 600 cases. Spine 36 (1), 26−32.

Rustagi, T., Yilmaz, E., Alonso, F., Schmidt, C., Oskouian, R., Tubbs, R.S., et al., 2019. Iatrogenic bowel injury following minimally invasive lateral approach to the lumbar spine: a retrospective analysis of 3 cases. Global Spine J. 9 (4), 375−382.

Santillan, A., Patsalides, A., Gobin, Y.P., 2010. Endovascular embolization of iatrogenic lumbar artery pseudoaneurysm following extreme lateral interbody fusion (XLIF). Vasc. Endovascular Surg. 44 (7), 601−603.

Saraph, V., Lerch, C., Walochnik, N., Bach, C.M., Krismer, M., Wimmer, C., 2004. Comparison of conventional versus minimally invasive extraperitoneal approach for anterior lumbar interbody fusion. Eur. Spine J. 13 (5), 425−431.

Silvestre, C., Mac-Thiong, J.M., Hilmi, R., Roussouly, P., 2012. Complications and morbidities of mini-open anterior retroperitoneal lumbar interbody fusion: oblique lumbar interbody fusion in 179 patients. Asian Spine J. 6 (2), 89−97.

Simmons Jr., J.W., Mooney, V., Thacker, I., 2004. Pseudarthrosis after lumbar spine fusion: nonoperative salvage with pulsed electromagnetic fields. Am. J. Orthop. 33 (1), 27−30.

Sunderland, S., 1990. The anatomy and physiology of nerve injury. Muscle Nerve 13 (9), 771−784.

Tan, J.S., Bailey, C.S., Dvorak, M.F., Fisher, C.G., Oxland, T.R., 2005. Interbody device shape and size are important to strengthen the vertebra-implant interface. Spine 30 (6), 638−644.

Tatsumi, R., Lee, Y.P., Khajavi, K., Taylor, W., Chen, F., Bae, H., 2015. In vitro comparison of endplate preparation between four mini-open interbody fusion approaches. Eur. Spine J. 24 (Suppl. 3), 372−377.

Tohmeh, A.G., Rodgers, W.B., Peterson, M.D., 2011. Dynamically evoked, discrete-threshold electromyography in the extreme lateral interbody fusion approach. J. Neurosurg. Spine 14 (1), 31−37.

Tormenti, M.J., Maserati, M.B., Bonfield, C.M., Okonkwo, D.O., Kanter, A.S., 2010. Complications and radiographic correction in adult scoliosis following combined transpsoas extreme lateral interbody fusion and posterior pedicle screw instrumentation. Neurosurg. Focus 28 (3), E7.

Tubbs, R.,S., 2018. Surgical Anatomy of the Lumbar Plexus. Thieme.

Tubbs, R.I., Gabel, B., Jeyamohan, S., Moisi, M., Chapman, J.R., Hanscom, R.D., et al., 2017. Relationship of the lumbar plexus branches to the lumbar spine: anatomical study with application to lateral approaches. Spine J. 17 (7), 1012−1016.

Uribe, J.S., Deukmedjian, A.R., 2015. Visceral, vascular, and wound complications following over 13,000 lateral interbody fusions: a survey study and literature review. Eur. Spine J. 24 (Suppl. 3), 386−396.

Uribe, J.S., Arredondo, N., Dakwar, E., Vale, F.L., 2010a. Defining the safe working zones using the minimally invasive lateral retroperitoneal transpsoas approach: an anatomical study. J. Neurosurg. Spine 13 (2), 260−266.

Uribe, J.S., Vale, F.L., Dakwar, E., 2010b. Electromyographic monitoring and its anatomical implications in minimally invasive spine surgery. Spine 35 (26 Suppl. l), S368−S374.

Van Campenhout, A., Hubens, G., Fagard, K., Molenaers, G., 2010. Localization of motor nerve branches of the human psoas muscle. Muscle Nerve 42 (2), 202−207.

Waldorff, E.I., Zhang, N., Ryaby, J.T., 2017. Pulsed electromagnetic field applications: a corporate perspective. J. Orthop. Translat. 9, 60−68.

Walker, C.T., Farber, S.H., Cole, T.S., Xu, D.S., Godzik, J., Whiting, A.C., et al., 2019. Complications for minimally invasive lateral interbody arthrodesis: a systematic review and meta-analysis comparing prepsoas and transpsoas approaches. J. Neurosurg. Spine 1−15.

Wu, R.H., Fraser, J.F., Hartl, R., 2010. Minimal access versus open transforaminal lumbar interbody fusion: meta-analysis of fusion rates. Spine 35 (26), 2273−2281.

Xu, D.S., Walker, C.T., Godzik, J., Turner, J.D., Smith, W., Uribe, J.S., 2018. Minimally invasive anterior, lateral, and oblique lumbar interbody fusion: a literature review. Ann. Transl. Med. 6 (6), 104.

Yilmaz, E., Iwanaga, J., Moisi, M., Blecher, R., Abdul-Jabbar, A., Tawfik, T., et al., 2018. Risks of colon injuries in extreme lateral approaches to the lumbar spine: an anatomical study. Cureus 10 (1), e2122.

Zoidl, G., Grifka, J., Boluki, D., Willburger, R.E., Zoidl, C., Krämer, J., et al., 2003. Molecular evidence for local denervation of paraspinal muscles in failed-back surgery/postdiscotomy syndrome. Clin. Neuropathol. 22 (2), 71−77.

延伸阅读

Chin, K.R., Pencle, F.J.R., Brown, M.D., Seale, J.A., 2018. A psoas splitting approach developed for outpatient lateral interbody fusion versus a standard transpsoas approach. J. Spine Surg. 4 (2), 195−202.

Fogel, G.R., Rosen, L., Koltsov, J.C.B., Cheng, I., 2018. Neurologic adverse event avoidance in lateral lumbar interbody fusion: technical considerations using muscle relaxants. J. Spine Surg. 4 (2), 247−253.

Huang, C., Xu, Z., Li, F., Chen, Q., 2018. Does the access angle change the risk of approach-related complications in minimally invasive lateral lumbar interbody fusion? An MRI study. J. Korean Neurosurg. Soc. 61 (6), 707−715.

Mueller, K., McGowan, J., Kane, S., Voyadzis, J.M., 2019. Evaluation of retraction time as a predictor of postoperative motor dysfunction after minimally invasive transpsoas interbody fusion at L4-L5. J. Clin. Neurosci. 61, 124−129.

Sakai, T., Tezuka, F., Wada, K., Abe, M., Yamashita, K., Takata, Y., et al., 2016. Risk management for avoidance of major vascular injury due to lateral transpsoas approach. Spine 41 (5), 450−453.

第 **25** 章　胸腰椎侧方入路手术技巧

引言

　　与任何外科手术一样，侧方腰椎椎间融合术（lateral lumbar interbody Fusion，LLIF）并非没有风险。全面了解 LLIF 所涉及的手术解剖结构并制订适当的策略对于最大程度地提高患者疗效和避免并发症至关重要。本章重点介绍了在手术的每个步骤中最大限度地减少某些潜在风险并使手术更加高效和安全的技巧。

患者体位

　　患者的正确体位至关重要。因此，建议在患者体位摆放过程中考虑以下几点，以确保安全舒适地进入目标椎间盘：

1. 可以适度折叠手术台以方便入路，特别是以便于打开第 12 肋和髂骨之间的间隙并增加进入 L4~L5 椎间隙的容易度。手术台不宜过度弯曲，以免牵拉腰大肌内的腰丛。在某些情况下，可以考虑在髂骨下方放置垫子，而无须折叠手术台。此外，手术台折叠后应保护潜在的压疮点。需要注意的是，在不轻微弯曲同侧髋关节的情况下折叠手术台可能会导致腰丛神经损伤（O'Brien，2017）。然后用胶带将髂骨和胸部固定在床上，避免限制手术台的折叠。仔细确定患者的体位对于最大限度地进入间隙至关重要，尤其是在腰椎和胸腰椎水平。

2. 在脊柱侧弯病例中，可以从任一侧实现冠状矫正。从凹侧入路可以通过单一皮肤切口、多筋膜切开以及腰大肌牵开来完成多节段手术。最好将手术台铰链朝向凸面弯曲，这有助于减少异常曲度并更容易接近目标椎间盘（McAfee et al.，2013）。

3. 必须确保患者的体位垂直于水平地面。此外，应

仔细检查正位和侧位透视图，以确定可能阻碍进入目标椎间盘的解剖异常（Goodrich and Volcan，2013; Berjano et al.，2015; Lu et al.，2012）。应调整 C 臂的位置以匹配椎间隙的角度。需特别注意，C 臂的头尾角必须提供终板的清晰侧视图。在此过程中，应根据腰椎前凸重新调整 C 臂，以确保良好的侧位和正位透视图质量。在更复杂的节段性三维畸形中，每个手术节段都需要单独调整手术台以获得真实的正位和侧位 X 线片，该情况常见于自闭症谱系障碍患者。

4. 确定患者体位并固定到位后，除紧急情况外，医疗团队应注意不要移动手术床的位置。此过程中的一个关键做法是将患者适当摆放并固定在手术台上，以防止患者在手术过程中发生任何移动。

规划和定位

　　在侧位透视引导下确定目标节段，标记皮肤，描绘目标椎间盘的解剖位置（椎体的前后边界及其位置）和解剖标志（髂骨、肋骨）。大血管因靠近手术通道而处于危险之中，尤其是在腰部区域。因此，应在术前通过轴位 MRI 对每个手术节段水平的腰大肌解剖和邻近的脉管系统（主动脉、下腔静脉和髂血管）进行评估（Kepler et al.，2011）。如果这些结构位于髂腰肌外侧或靠近髂腰肌，则不应尝试该手术，尤其是在低位腰椎水平。正如 Kepler 等（2011）所指出的，神经血管组织在 L4~L5 水平发生损伤的风险最高。

　　同一节段的手术史、既往其他腹膜后手术和放疗可能会因在到达目标椎间盘的入路中存在瘢痕而影响腹膜后入路的安全。此外，异常的血管解剖结构、Ⅱ级或更高级别的退行性脊柱滑脱以及更靠前的腰丛可能会阻碍进入目标节段。上述情况下，操作通道将会位于血管和（或）神经附近（Goodrich and Volcan, 2013; Berjano et al., 2015; Lu et al., 2012），需考虑采用其他手术技术。

在手术过程中可以使用导航辅助透视来减少对患者和手术团队的辐射暴露。使用导航可以实时评估器械通道（Webb et al., 2010）。了解腰骶丛的解剖结构是至关重要的，应意识到神经结构的肌肉外走行对于避免牵开器牵引所造成的伤害。需要进一步了解 EMG 监测下的"沉默"神经纤维并在手术过程中将其纳入考虑。

术前应该与麻醉师和电生理学家进行沟通，以确认没有使用肌松药并验证是否存在抽搐，以确保在整个手术中进行准确的神经监测。

切开和椎间盘暴露

使用不透射线的器械结合术中透视来标记切口。通过透视确认目标节段后，应看到中线棘突、与棘突等距的对称椎弓根和线性上终板（Goodrich and Volcan, 2013; Lu et al., 2012）。在透视引导下标记皮肤后做一 3~4 cm 长的切口。

1. 对于单节段病例，可在目标椎间盘的中段做个 3~4 cm 长的单入路切口。
2. 对于两节段病例，皮肤切口在两个目标节段之间的中间位置，越过中间椎体。
3. 对于多节段病例，可能需要一个以上的切口；外科医生可以通过每个切口进入各个节段。然而，每个节段都应该通过腰大肌进行不同的扩张来单独操作。

开始切开时应避免电灼，以避免损伤皮肤内敏感的浅表感觉神经（Goodrich and Volcan, 2013）。随后可使用 Peon 钳钝性分离腹外斜肌、腹内斜肌和腹横肌的纤维。钝性穿过腹横筋膜后显露腹膜后脂肪，注意不要进入腹膜腔。外科医生可使用示指识别腹膜后间隙并帮助将初始扩张器引导到正确位置。

在创建经腰大肌的入路通道时，应注意以下事项：

1. 扩张器的轨迹应指向腰大肌的前部，至少应指向腰大肌的中间 1/3，以将腰椎神经丛损伤的风险降至最低（Goodrich and Volcan, 2013）。如果器械需对接在髂腰肌前方，可以考虑在肌肉下方松解以找到椎间盘的起点。
2. 台装式牵开器应放置在目标椎间盘中后 1/3 交界处，注意不要将牵开片展开超过相邻椎体的中

点，以避免节段性血管损伤（Goodrich and Volcan, 2013）。此外，必须注意不要将牵开片张开得太大，以免牵拉支配腰大肌的内在神经分支（Goodrich and Volcan, 2013; Berjano et al., 2015）

3. 就在插入后垫片之前，应使用刺激探头确保潜入牵开器底部的少许组织内没有神经结构。如果由于椎间隙狭窄或骨赘较大而难以放置垫片，可使用实时透视来帮助将垫片准确地放置在椎间隙中。
4. 牵开器手柄应与椎间隙平行，以便观察单极探头并确保与 C 臂对齐。
5. 应避免牵开时间过长，这会导致神经损伤和术后大腿疼痛，尤其是在 L4~L5 节段（O'Brien, 2017）。Bendersky 等（2015）在他们的回顾性分析中发现，每个手术节段的牵开时间超过 20~40 分钟会导致腰丛损伤，这通常由于压迫性或缺血性损伤。所以，应将牵开时间限制在最低限度。在手术延迟或需要延长牵开时间的情况下，建议松开牵开器，让肌肉和软组织放松（Goodrich and Volcan, 2013）。
6. 建议在间歇使用实时透视并配合电生理监测下放置探头、扩张器和牵开器，从而使器械可以快速准确地对接。因此，与向目标椎间盘推进并进行多次照射相比，总体辐射照射更少。
7. 如果病变在胸段，切口应沿肋骨向肋角倾斜，以确保良好的显露。手术开始时，外科医生应在患者前方而非后方进行操作，这样可以为术者提供更好的肋骨到肋椎交界区视野。如果第 11 和第 12 肋骨覆盖手术入路并阻碍进入上腰椎，则可以切除肋骨节段，或者建议采用肋间入路。然而，有一种保留肋骨的技术，它可以改善患者的预后、减少术后手术部位的疼痛并缩短住院时长（Moisi et al., 2016）。在这种技术中，横断一段肋骨并将之向下翻转，同时注意保留肋骨下缘的神经血管束（图 25.1）。主要操作完成后，将肋骨翻转回其解剖位置并用 0 号爱惜邦不可吸收缝合线缝合（图 25.1）（Moisi et al., 2016）。
8. 第 11 和第 12 肋骨之间放置牵开器可导致肋骨骨折。因此，对于胸腰椎交界处的入路，笔者选择在不牺牲神经血管束的情况下完全切除第 12 肋骨。
9. 大量出血可能有前部血管损伤。遇到这种情况，

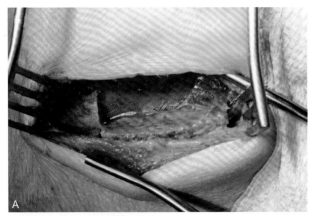

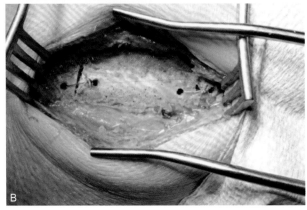

图 25.1　尸体标本展示肋骨保留技术。(A)肋骨段与其神经血管束向下翻转。(B)保留肋骨段,将其翻转回其解剖位置 (Adapted from Moisi M, Fisahn C, Tubbs R et al., Lateral thoracic osteoplastic rib-sparing technique used for lateral spine surgery: Technical Note. Cureus 2016, 8(7), p. 6, 8.)

最好寻求血管外科医生的帮助,并考虑改为前入路探查止血。

10. 笔者不会定期给肺放气以避免产生死腔。

11. 如果在胸腰椎或胸椎入路过程中发生严重出血,可在术中放置胸管以避免血胸。

　　精心规划设计切口和器械对接点对于避开神经和血管组织至关重要。此外,必须保持手术工作平面垂直于目标椎间盘的矢状面,这可以避免器械的非垂直插入以及血管神经损伤风险。强烈建议在整个手术过程中严格进行神经监测,确定到达目标椎间盘的安全轨迹,以便安全地通过腰大肌。

椎间盘切除

1. 成功的骨融合和最大程度直接椎间孔减压的关键是充分撑开椎间隙。此外,为了正确和稳定的植入物放置,需要在完全切除软骨终板的情况下保留皮质终板。所以,应避免过度切除终板,以尽量减少椎间盘沉降的风险。然而,充分的椎间盘切除和终板游离有助于恢复椎间盘高度并降低融合器沉降风险(Goodrich and Volcan, 2013; Lu et al., 2012)。在骨赘阻碍进入椎间隙的情况下,可以在透视引导下使用骨凿以方便进入。一旦进入椎间隙,剥离子可深入对侧并帮助扩大椎间隙。

2. 在纤维环切除过程中,必须注意避免穿过前纵韧带和位于前方的血管和神经,可朝向后方的牵开片和置入垫片,自腹侧向背侧作纤维环切开切口(Goodrich and Volcan, 2013)。此外,一些组织应保留在垫片的腹侧,以保持垫片稳定并防止牵开器发生移位(Goodrich and Volcan, 2013; Lu et al., 2012)。在椎间盘切除和器械取出过程中,应不断验证深度,避免推进过远,牵拉对侧组织,损伤对侧神经血管结构。

3. 除非必要,否则在手术过程中不要移动患者的体位,这一点至关重要。患者的移位可能导致器械倾斜插入并造成血管和神经损伤(Lu et al., 2012)。此外,目标节段的椎间隙在 AP 位视图中应与 X 线射线的走向相垂直,侧位视图中则与地面保持垂直,从而保证其在手术过程中的安全性。这也使外科医生能够避免椎间盘的过度准备和终板损伤。

4. 始终保持器械的垂直方向至关重要。器械可以很容易地向前推入椎管内或椎管外。此外,建议准备适合所需植入物的通道。如果建立了靠后或靠前的通道,则可能难以纠正。

5. 在脊柱后凸畸形的手术治疗中,椎间盘切除可与前纵韧带松解一起进行,以提供脊柱前柱松解和矢状 Cobb 角矫正。如果使用前凸融合器进行前纵韧带松解和融合,LLIF 应辅以椎弓根螺钉固定,以消除植入物沉降等潜在并发症并提供稳定性(Goodrich and Volcan, 2013)。此外,有可以矫正冠状畸形的冠状面椎间融合器。

椎体切除

　　融合器沉降仍然是椎体切除术的一个重要并发症,主要是由于融合器基底和椎体终板表面区域匹配不佳(Goodrich and Vol can, 2013)。应尝试植入宽基底融合器，以更好地覆盖终板，从而减少基底处的应力。植入融合器的设计可能与沉降率有关。Pekmezci 等（2012）发现矩形基底设计比圆形基底设计具有更低的下沉率，即使终板中央部分存在因椎间隙过度撑开或首次椎体融合失败而导致的缺陷。这为椎体切除术后的重建提供了更安全的选择，尤其是当终板中心受损时。同一项研究还证明了在首次沉降后改用矩形设计要优于圆形设计。总之，使用可用的最宽的可扩展矩形融合器可在椎体切除后重建中提供更高的稳定性和更低的沉降率。

通过侧位和正位透视引导，牵开器系统应置于椎体中部。在牵开器对接期间，后方牵开片应尽可能向后放置。应注意避免节段性血管损伤，这可能导致难以控制的大量失血。一旦显露出血管，就应将之电凝并分离。此外，通常不使用垫片，建议使用第 4 个牵开片来保护腹膜内容物（腰部区域）和胸膜内容物（胸部区域），从而为手术创造一个安全区域。在椎体切除过程中，上下牵开片应在两个相邻的椎间隙之间展开。EMG 探头用于确保与附近的神经根有足够的距离。笔者建议在开始椎体切除之前，使用常规方式切除目标节段上下方的椎间盘。

植入物放置

植入物放置有一些特殊的考虑因素，以期降低神经损伤的风险和沉降率。其中包括：

1. 必须注意不要因试模高度过大而损坏终板。此外，必须保护终板的皮质环，以最大程度地降低沉降率（Goodrich and Volcan, 2013）。

2. 必须破坏对侧纤维环以实现平行分离、植入物的最佳生物学位置和最佳的冠状面序列。

3. 植入物的大小应足以跨越骨突环，从而确保植入物的解剖稳定性、牢固融合并降低沉降风险。较小的植入物更容易引起沉降，尤其是当植入物的终板覆盖面积小于 30% 时（Goodrich and Volcan, 2013; Lu et al., 2012）。

4. 严格遵守神经监测对于安全放置植入物至关重要，尤其是较宽的植入物。

5. 通过与目标节段上下方椎间盘的高度进行比较，可以估计椎间盘高度恢复到生理水平的情况。试模可以帮助选择合适高度的植入物。

6. 在植入物放置过程中，器械轨迹应始终与椎间隙保持垂直，以避免损伤附近的神经血管，从而确保植入物的正确放置。这可以由助手通过对外科医生的位置和操作平面的持续反馈来确认。

7. 使用植入物滑动装置来确保融合器垂直进入椎间隙。

闭合

醋酸甲泼尼龙（Depo-Medrol）可注射于髂腰肌，以尽可能地减少术后由于腰大肌牵开时肌肉纤维损伤和神经刺激所致的局部疼痛和炎症，尤其是在手术部位（Hijji et al., 2017）。移除牵开器系统后，充分止血有助于预防腰大肌血肿形成。最后，腹壁肌肉的闭合应该分层进行，以避免切口疝，通过复位手术台将各层靠近在一起以便进行闭合。

胸椎 LLIF 手术，可通过连续的 0-Vicryl 缝合线缝合来闭合可能出现的胸膜撕裂。在最后一针缝好时，配合麻醉师在呼气期间进行打结。在肋间肌肉组织闭合期间，可以放置红色橡胶导管以确保闭合是气密的。如果无法实现气密性闭合，则应将胸管留在原位。即使没有侵犯胸膜，也必须始终在麻醉后监护室进行胸部 X 线检查以检查是否有气胸。

（Dia R. Halalmeh, Alexander von Glinski, Christopher E. Childers, Marc D. Moisi, Rod J. Oskouian 著
娄振凯 杨晋 译 赵学凌 审校）

参考文献

Bendersky, M., Solá, C., Muntadas, J., et al., 2015. Monitoring lumbar plexus integrity in extreme lateral transpsoas approaches to the lumbar spine: a new protocol with anatomical bases. Eur. Spine J. 24, 1051−1057.

Berjano, P., Gautschi, O.P., Schils, F., Tessitore, E., 2015. Extreme lateral interbody fusion (XLIF®): how I do it. Acta Neurochir. 157 (3), 547−551.

Goodrich, J.A., Volcan, I.J. (Eds.), 2013. Extreme Lateral Interbody Fusion (XLIF). Quality Medical Pub, St. Louis, MO.

Hijji, F.Y., Narain, A.S., Bohl, D.D., Ahn, J., Long, W.W., DiBattista, J.V., et al., 2017. Lateral lumbar interbody fusion: a systematic review of complication rates. Spine J. 17 (10), 1412−1419.

Kepler, C.K., Bogner, E.A., Herzog, R.J., Huang, R.C., 2011. Anatomy of the psoas muscle and lumbar plexus with respect to the surgical approach for lateral transpsoas interbody fusion. Eur. Spine J. 20 (4), 550−556.

Lu, Y., Wong, J.M., Chi, J.H., 2012. Lateral lumbar interbody fusion: indications and techniques. In: Schmidek and Sweet Operative Neurosurgical Techniques. WB Saunders, pp. 1963−1972.

McAfee, P.C., Shucosky, E., Chotikul, L., Salari, B., Chen, L., Jerrems, D., 2013. Multilevel extreme lateral interbody fusion (XLIF) and osteotomies for 3-dimensional severe deformity: 25 consecutive cases. Int. J. Spine Surg. 7, e8—e19.

Moisi, M., Fisahn, C., Tubbs, R.S., Page, J., Rice, R., Paulson, D., Oskouian, R.J., 2016. Lateral thoracic osteoplastic rib-sparing technique used for lateral spine surgery. Cureus 8 (7). https://doi.org/10.7759/cureus.668.

O'Brien, J.R., 2017. Nerve injury in lateral lumbar interbody fusion. Spine 42, S24.

Pekmezci, M., McDonald, E., Kennedy, A., Dedini, R., McClellan, T., Ames, C., Deviren, V., 2012. Can a novel rectangular footplate provide higher resistance to subsidence than circular footplates? An ex vivo biomechanical study. Spine 37 (19), E1177—E1181.

Webb, J.E., Regev, G.J., Garfin, S.R., Kim, C.W., 2010. Navigation-assisted fluoroscopy in minimally invasive direct lateral interbody fusion: a cadaveric study. Int. J. Spine. Surg. 4 (4), 115—121.